"十二五"职业教育国家规划教材

经全国职业教育教材审定委员会审定

 全国中医药行业高等职业教育"十二五"规划教材

中医诊断学

（供中医学、针灸推拿、中医骨伤专业用）

主　编　郭靠山（邢台医学高等专科学校）

副主编　姜瑞雪（湖南中医药大学）

骆继军（重庆三峡医药高等专科学校）

于文涛（河北中医学院）

熊丽辉（长春中医药大学）

徐　雅（北京中医药大学）

中国中医药出版社

·北　京·

图书在版编目（CIP）数据

中医诊断学 / 郭靠山主编 . —北京：中国中医药出版社，2015.9（2017.6重印）

全国中医药行业高等职业教育"十二五"规划教材

ISBN 978 – 7 – 5132 – 2620 – 2

Ⅰ . ①中…　Ⅱ . ①郭…　Ⅲ . ①中医诊断学－高等职业教育－教材

Ⅳ . ① R241

中国版本图书馆 CIP 数据核字（2015）第 133013 号

中 国 中 医 药 出 版 社 出 版

北京市朝阳区北三环东路 28 号易亨大厦 16 层

邮政编码　100013

传真　010 64405750

山东临沂新华印刷物流集团印刷

各地新华书店经销

*

开本 787×1092　1/16　印张 15.5　彩插 0.25　字数 347 千字

2015 年 9 月第 1 版　2017 年 6 月第 3 次印刷

书号　ISBN 978 – 7 – 5132 –2620 – 2

*

定价 32.00 元

网址　www.cptcm.com

全国中医药职业教育教学指导委员会

全国中医药行业高等职业教育"十二五"规划教材

《中医诊断学》编委会

前　言

中医药职业教育是我国现代职业教育体系的重要组成部分，肩负着培养中医药多样化人才、传承中医药技术技能、促进中医药就业创业的重要职责。教育要发展，教材是根本，在人才培养上具有举足轻重的作用。为贯彻落实习近平总书记关于加快发展现代职业教育的重要指示精神和《国家中长期教育改革和发展规划纲要（2010—2020 年)》，国家中医药管理局教材办公室、全国中医药职业教育教学指导委员会紧密结合中医药职业教育特点，充分发挥中医药高等职业教育的引领作用，满足中医药事业发展对于高素质技术技能中医药人才的需求，突出中医药高等职业教育的特色，组织完成了"全国中医药行业高等职业教育'十二五'规划教材"建设工作。

作为全国唯一的中医药行业高等职业教育规划教材，本版教材按照"政府指导、学会主办、院校联办、出版社协办"的运作机制，于2013年启动了教材建设工作。通过广泛调研、全国范围遴选主编，又先后经过主编会议、编委会议、定稿会议等研究论证，在千余位编者的共同努力下，历时一年半时间，完成了84种规划教材的编写工作。

"全国中医药行业高等职业教育'十二五'规划教材"，由70余所开展中医药高等职业教育的院校及相关医院、医药企业等单位联合编写，中国中医药出版社出版，供高等职业教育院校中医学、针灸推拿、中医骨伤、临床医学、护理、药学、中药学、药品质量与安全、药品生产技术、中草药栽培与加工、中药生产与加工、药品经营与管理、药品服务与管理、中医康复技术、中医养生保健、康复治疗技术、医学美容技术等17个专业使用。

本套教材具有以下特点：

1. 坚持以学生为中心，强调以就业为导向、以能力为本位、以岗位需求为标准的原则，按照高素质技术技能人才的培养目标进行编写，体现"工学结合""知行合一"的人才培养模式。

2. 注重体现中医药高等职业教育的特点，以教育部新的教学指导意见为纲领，注重针对性、适用性及实用性，贴近学生、贴近岗位、贴近社会，符合中医药高等职业教育教学实际。

3. 注重强化质量意识、精品意识，从教材内容结构、知识点、规范化、标准化、编写技巧、语言文字等方面加以改革，具备"精品教材"特质。

4. 注重教材内容与教学大纲的统一，教材内容涵盖资格考试全部内容及所有考试要求的知识点，满足学生获得"双证书"及相关工作岗位需求，有利于促进学生就业。

5. 注重创新教材呈现形式，版式设计新颖、活泼，图文并茂，配有网络教学大纲指导教与学（相关内容可在中国中医药出版社网站 www. cptcm. com 下载），符合职业院校学生认知规律及特点，以利于增强学生的学习兴趣。

在"全国中医药行业高等职业教育'十二五'规划教材"的组织编写过程中，得到了国家中医药管理局的精心指导，全国高等中医药职业教育院校的大力支持，相关专家和各门教材主编、副主编及参编人员的辛勤努力，保证了教材质量，在此表示诚挚的谢意！

我们衷心希望本套规划教材能在相关课程的教学中发挥积极的作用，通过教学实践的检验不断改进和完善。敬请各教学单位、教学人员及广大学生多提宝贵意见，以便再版时予以修正，提升教材质量。

国家中医药管理局教材办公室
全国中医药职业教育教学指导委员会
中国中医药出版社
2015 年 5 月

编写说明

　　《中医诊断学》是"全国中医药行业高等职业教育'十二五'规划教材"之一。本教材是依据习近平总书记关于加快发展现代职业教育的重要指示和《国家中长期教育改革和发展规划纲要（2010—2020年）》精神，为充分发挥中医药高等职业教育的引领作用，满足中医药事业发展对于高素质技术技能中医药人才的需求，由全国中医药职业教育教学指导委员会、国家中医药管理局教材办公室统一规划、宏观指导，中国中医药出版社具体组织，全国中医药高等职业教育院校联合编写，供中医药高等职业教育教学使用的教材。

　　《中医诊断学》是根据中医学的理论体系，研究诊察病情、判断疾病、辨别证候的基本理论、基本方法和基本技能的一门学科，是基础理论到临床各科的桥梁，是中医药学专业课程体系中的主干课。本教材可供中医学、针灸推拿、中医骨伤等专业使用。

　　本教材分绪论和上、中、下三篇，其主要内容包括绪论、四诊、辨证、诊断综合运用等。本教材在编写过程中，紧密结合中医药高等职业教育的教学要求，力求系统、完整、准确地保留中医特色，同时在内容、体例方面有所创新，力争从基本理论、基本思维、基本方法等方面构建中医诊断学课程的完整知识框架。

　　本教材充分借鉴了历版教材的成功经验，坚持突出中医学专业特点，依据临床中医学专业职业岗位的需求，选取教学内容。以基层岗位需求为导向，以综合职业能力培养为准绳，以中医执业助理医师考试为依据，以临床实际诊断工作任务为顺序，设计最佳的学习情境，重新整合教学内容，使课程更贴近职业岗位、贴近社会、贴近学生。

　　本教材绪论由郭靠山、安素红编写，第一章、第二章由姜瑞雪、张明丽编写，第三章、第四章由熊丽辉、杨海燕编写，第五章由胡昌珍编写，第六章由周雪明编写，第七章由徐雅、于文涛、安素红编写，第八章由黄敬文编写，第九章、第十章由骆继军、姜侠编写。教材彩图由姜瑞雪提供。

　　本教材的编写，得到了全国中医药院校中医诊断学界同行的高度重视和积极参与，先后召开了两次编委会议，并专门建立了本教材的QQ群，历经无数次的网络交流、信息沟通，反复修改，数易其稿，各位编委以严肃认真和高度负责的态度辛勤工作，确保了本教材的如期完成，但由于时间较紧及限于编者的水平，难免还有疏误之处，希望在使用过程中广大师生和读者提出宝贵意见，以便再版时修订提高，使本教材更臻完善。

《中医诊断学》编委会

2015年3月

目　录

附 录

绪　论

　　中医诊断学，是根据中医学的理论体系，研究诊察病情、判断疾病、辨别证候的基本理论、基本方法和基本技能的一门学科。它是基础理论到临床各科的桥梁，是中医学的重要组成部分。

　　诊，指诊察了解；断，即分析判断。"诊断"就是通过对病人的询问、检查，以掌握的病情资料为依据，对人体健康状态和病证本质进行辨识，并对所患病、证做出概括性判断。正确的诊断来源于对患者的周密诊察和精确的辨证分析，没有正确的诊断就不会有正确的治疗。所以诊断在防治疾病中是极为重要的一环。

一、中医诊断学的发展简史

　　中医诊断疾病的理论和方法，早在《周礼·天官》就有"以五气、五声、五色，视其死生"的记载。公元前5世纪，著名医家扁鹊即以"切脉、望色、听声、写形"等为人诊病。

　　在中医学经典著作《黄帝内经》中，不仅在诊断方法上涉及望、闻、问、切等内容，而且指出诊断疾病必须结合致病的内、外因素全面考虑，并提出了诊病和辨证相结合的诊断思路。《难经》对四诊内容做了进一步的充实，其所提出的诊脉独取寸口，对后世脉诊产生了重要影响。

　　西汉时期，名医淳于意首创"诊籍"（即病案），开始把记录病人的姓名、居址、病状、方药、日期等作为复诊参考。东汉时期的伟大医家张仲景把病、脉、证、治相结合，制定了诊病、辨证、论治规范，创立了辨证论治理论体系，至今仍有重要的临床意义。东汉末年，著名医家华佗的《中藏经》也记载了丰富的诊病经验，以论脉、论病、论脏腑寒热虚实、生死顺逆之法著名。

　　晋隋唐时期的医家，多把诊断与治疗结合起来进行研究，但也有把诊断作为专门学科进行论述者，如西晋王叔和的《脉经》，既阐明脉理，又分述寸口、三部九候、二十四脉等脉法，是我国最早的脉学专著，对后世影响很大。在传染病的诊断方面，葛洪的《肘后备急方》对天行发斑疮（（天花））、麻风等，基本上能从发病特点和临床症状上做出诊断。隋代巢元方的《诸病源候论》是我国第一部论述病源与证候诊断的专著，以内科疾病为主，载列各种疾病的证候1739候，内容丰富，诊断指标明确。唐代医家孙思邈认为，诊病不要为外部现象所迷惑，要透过现象看本质。他在《备急千金要方·大医精诚》中指出："五脏六腑之盈虚，血脉营卫之通塞，固非耳目之所察，必先诊候以审之。"

宋金元时期，诊断学又有新的发展，宋代朱肱《南阳活人书》强调，治伤寒切脉是辨别表里虚实的关键。陈言的《三因极一病证方论》论述了内因、外因、不内外因三因辨证。金元时期，专攻诊断者，颇不乏人。滑伯仁的《诊家枢要》专论诊法，戴起宗的《脉诀刊误集解》对脉学极为有益。金元四大家对诊断学的论述各有特色，如刘完素诊病重视病机，朱震亨重视气血痰郁的辨证，李杲重视外感内伤证候的异同，张从正重视症状鉴别。

明清时期，对四诊和辨证的研究，取得了一系列成就。四诊的研究，以脉诊和舌诊的发展尤为突出。在脉诊方面，明代伟大的医药学家李时珍所著《濒湖脉学》，取诸家脉学精华，详分27种脉，编成歌诀，便于诵习。清代李延昰《脉诀汇辨》、贺升平《脉要图注详解》等把脉学与生理、病理及证候结合起来进行研究。在舌诊方面，继元代杜清碧增补敖氏《伤寒金镜录》后，明代申斗垣《伤寒观舌心法》、清代张登《伤寒舌鉴》等对察舌辨证多有研究，并多附有舌图，为其共同特点。在四诊综合研究方面，清代《医宗金鉴·四诊心法要诀》以四言歌诀简要地介绍四诊理论和方法，便于使用。明清时期对辨证的研究更为深入，尤以温疫、温热类疾病的诊断与辨证最为突出。叶天士《外感温热篇》创卫气营血辨证，吴鞠通《温病条辨》创三焦辨证，分别开创了对温热病病变特征与转变规律研究的先河。

近代出版的诊断学专著，主要有曹炳章的《彩图辨舌指南》、陈泽霖的《舌诊研究》、赵金铎的《中医证候鉴别诊断学》、朱文锋的《中医诊断与鉴别诊断学》与《常见症状中医鉴别诊断学》等，尤其是《中医诊断学》规划教材的编撰，对促进中医诊断学的系统、完整、准确起到了重要作用。随着医学的发展和研究的深入，中医诊断方法也开始从宏观向微观、从直接向间接、从定性向定量方向发展。声学、电学、光学、磁学等知识和生物医学工程、电子计算机技术的渗透，使部分诊断手段更加科学化、客观化、规范化。近年来开展的病证规范化研究，对于统一病证诊断术语，明确各科疾病诊断标准，建立科学的病证诊疗体系，有重要意义。

二、中医诊断学的主要内容

中医诊断学主要包括诊法、辨证、诊病和病案书写等内容。

（一）诊法

诊法，是诊察疾病，收集病情资料的基本方法，主要包括望、闻、问、切"四诊"。

望诊，是通过视觉对患者全身和局部的表现，以及舌象、排出物等进行有目的的观察，以发现异常表现，测知脏腑病变。闻诊，是通过听声音、嗅气味以辨别患者内在的病情。问诊，是对患者或陪诊者进行询问以了解病情及有关情况。切诊，是通过诊察患者的脉候和身体其他部位，根据其异常征象来了解病变情况。

通过四诊所收集到的病情资料，主要包括症状、体征和病史。病人主观感到的痛苦或不适，如头晕、耳鸣、腹痛、胸闷等，称为"症状"；客观检测出的异常现象，如面色青紫、咳嗽、大便脓血、舌苔黄、脉洪大等，称为"体征"。症状和体征又可统称为症状，简称"症"。症是判断病种、辨别证候的主要依据。

（二）辨证

"证"是中医学的一个特有概念。它是对疾病过程中所处一定（当前）阶段的病位、病因、病性以及病势等所做出的病理性概括，是综合致病因素和机体反应两方面情况，而对疾病当前本质所做的结论。

"证"包括证名、证候、证型等概念。"证名"是将疾病当前阶段的病位、病性等本质情况概括成一个诊断名称，如痰蒙心神、肝郁气滞、膀胱湿热、肝肾阴虚等均为证名。临床上有时也将证称为"证候"，即证为证候的简称。但严格来说二者是有区别的，"证候"是指每个证所表现的、具有内在联系的症状及体征的综合结果。"证型"是临床较为常见、典型、名称规范的证。

辨证，是中医认识疾病和诊断疾病的方法，是在整体观念思想的指导下，将四诊所收集的病情资料加以分析、综合、归纳，找出疾病发生的原因，判断病变的部位、疾病的性质、邪正盛衰，以及病情发展的趋势等，从而做出正确的诊断，得出完整证名，为治疗提供可靠依据的诊断思维过程。

中医有多种辨证方法，中医诊断学主要是介绍各种辨证分类方法，以及由各种辨证方法综合而形成的辨证统一体系、辨证思维的技巧、常见证型的概念及其临床表现等。

（三）诊病

诊病，也称辨病，是在中医学理论的指导下，综合分析四诊资料，对疾病的病种做出判断，从而得出病名诊断的过程。

病名是对临床上的各种具体疾病，进行分析判断而做出的诊断，是对疾病全过程的特点与规律的概括与抽象，是各种疾病的代名词。如疟疾、痫病、痢疾、痛经、麻疹、牛皮癣、白喉等，都是病名。

对疾病做出病名诊断，是临床各科应研究的主要内容，中医诊断学只是对疾病诊断的基本方法、疾病的命名、分类等做初步介绍。

（四）病案

病案，古称"诊籍"，又称医案、病历，是临床有关诊疗等情况的书面真实记录。它要求把病人的详细病情、病史、诊疗经过与结果等，都如实地记录下来。病案是临床研究中的一个重要组成部分，是医疗、科研、教学、管理及司法的重要资料。病案书写是临床工作者必须掌握的基本技能之一，也是中医诊断学的内容之一。

三、中医诊断学的基本原理

人体疾病的病理变化，大都蕴藏于内，仅望其外部的神色，听其声音，嗅其气味，切其脉候，问其所苦，为何能判断出疾病的本质呢？其原理在于：中医学认为，人体是一个有机的整体，内外相通，表里相连。人体内部的变化，可以通过经络反映于外，表现为神、色、形、态、感觉异常，即所谓"有诸内必形诸外"。所以诊者可以通过"司外揣内"（《灵枢·外揣》）、"见微知著"（《医学心悟·医中百误歌》）、"以常衡变"等方法来诊断疾病。

（一）司外揣内

"司外揣内"，又称"从外知内""以表知里"，即通过四诊收集外表的现象（症状、体征等），进行辨证后推测内脏的生理、病理状况的变化，而认识到内在的病理变化，便可解释显现于外的证候。

（二）见微知著

"见微知著"，意指通过观察局部的、微小的变化，可以测知整体的、全身的状况。因为机体的某些局部，包含着整体的生理、病理信息。

面部色诊分候、独取寸口诊全身之疾，及舌诊、目诊、耳诊等局部微诊方法都属于"见微知著"的诊断原理，也是中医诊断中见微知著的典型例证。

（三）以常衡变

"以常衡变"，是指通过观察比较，在认识正常生理表现的基础上，发现太过、不及的异常变化，从而认识事物的性质及变动的程度。

中医诊断学是从对比中找出差别，如疾病与健康，不同的面色或舌色，脉搏的虚、实、细、洪等，都是相对的，只有通过比较，才能发现哪些是正常的，哪些是异常的，进而认识疾病的本质，这就是"以常衡变"的诊断原理。

四、中医诊断学的基本原则

疾病的发生、发展是一个错综合复杂的过程，医生要想抓住疾病的本质，做出正确的诊断，就必须熟悉中医学的基本理论，并遵循以下原则。

（一）整体察病

整体观念是中医学的一个基本特点。人是一个有机的整体，内在的脏腑与外在体表、四肢、五官密切相关，整个机体又受到外界环境的影响。所以，人体一旦发生病变，局部可以影响全身，全身病变也可反映于某一局部；外部有病可以内传入里，内脏有病也可以反映于外；精神刺激可以影响脏腑功能活动，脏腑有病也可以造成精神活动的异常。同时，疾病的发展也与气候及外在环境密切相关。因此，在诊察疾病时，首先要把患者的局部病变看成是患者整体病变的有机组成部分，既要察其外，又要察其内，还要把患者与所处环境结合起来加以审察，才能做出正确的诊断。所以说，整体察病是中医诊断学的一个基本原则。

（二）四诊合参

疾病是一个复杂的过程，其临床表现多种多样，必须对患者做全面详细的检查和了解，才能详尽地获取诊断所需要的临床资料，从而做出正确判断。所以，在临床诊断时必须四诊合参，即四诊并用或四诊并重，综合收集病情资料。

四诊并用，并不等于面面俱到。由于接触患者的时间有限，只有抓住主要矛盾，有目的、系统地重点收集临床资料，才不致浪费时间。四诊并重，是因为四诊是从不同角度来检查病情和收集临床资料的，各有其独特的意义，不能相互取代。只强调某一诊法而忽视其他诊法都不可能全面了解病情，故《医门法律》说："望闻问切，医之不可缺一。"如果四诊不全，就得不到全面详细的病情资料，辨证就欠准确，甚至发生错误。

（三）病证结合

中医诊断包括辨病和辨证，"病"与"证"是密切相关的不同概念。病是对疾病全过程的表现特点与变化规律的概括。而证则是对病变发展到某一阶段的病人所表现出的一系列症状进行分析、归纳、综合，而得出的有关病因、病性、病位等各方面情况的综合概括。一个病可以有几种不同的证候；而一个证候亦可见于多种病之中。辨病和辨证，对于中医诊断学来说，都是非常重要的。辨病侧重于从疾病的全过程、特征上认识疾病的本质，重视疾病的基本矛盾；辨证侧重于从疾病当前的表现中判断病变的位置与性质，抓住疾病的主要矛盾。中医学强调以辨证为主，辨病和辨证结合，目的是有利于对疾病本质的全面认识，有利于做出全面正确的诊断。

五、中医诊断学的学习方法

中医诊断学是一门理论性、实践性、科学性很强的学科。它是运用中医基础理论、基本知识和基本技能对疾病进行诊断的辨证思维过程，既需要扎实的理论知识，又需要熟练的技能操作。因此，学习中医诊断学，必须掌握正确的学习方法。

（一）掌握基本理论

中医诊断学的诊病方法和辨证过程，都贯穿着中医学的基本理论，要学好中医诊断的基本技能，正确地对疾病做出判断，为正确治疗提供依据，必须有牢固的中医理论基础作支撑。如望神、色、形、态的生理病理基础，病理舌象、脉象的临床意义，各脏腑的病变特点，各种病因病性的确定等诊断内容，无不涉及阴阳五行、脏腑、经络、病因、病机等中医基本理论。如果掌握不了这些理论，就不能分析、归纳四诊所收集的临床资料，就不能确定它们之间的病理生理关系，也就无法确定它们的临床意义，达不到正确诊断的目的。所以，熟练掌握、运用中医学的基本理论、基本知识、基本技能，是学好诊断学的基础。

（二）强化临床实践

中医诊断学是一门理论联系实际的学科，理论性、实践性很强。前人曾说过"熟读王叔和，不如临证多"，说明了理论必须同实践相结合，强调了临床实践在学习中医诊断学中的重要意义。中医诊断学神、色、形、态、脉等四诊征象的判断、收集，单从书本上、口头上是难以正确认识的，必须不断地通过临床去观察、体会，诊断技巧的积累，也必须通过临床实践去锻炼，才能达到熟能生巧的目的。

（三）注重科学思维

诊断疾病，从收集病情资料，到做出病、证判断，是一个完整的认识过程，是医学理论知识和科学思维的综合运用。正确的临床诊断，不但反映了一个医生的学术水平，同时也反映了他的科学思维能力。要提高临床诊断水平，除了有扎实的医学知识基础和基本技能外，更要重视思维方法、思维形式的锻炼和修养，要重视自然辩证法、医学辩证法、逻辑学等有关思维科学的学习，运用科学的思维方法，全面、深入地领会、掌握、发展中医诊断学的基本理论和基本技能。

上篇 四 诊

四诊，是中医诊察收集病情资料的基本方法，内容主要包括望诊、闻诊、问诊、切诊四种，其中望诊中的舌诊、切诊中的脉诊是中医诊法中的特色，对中医诊断疾病有重要临床意义。

第一章 望 诊

望诊，是医生运用视觉观察患者全身和局部的表现，以及舌象、排出物等，来收集病情资料、诊察疾病的方法。望诊在四诊中占有重要地位，被列为四诊之首，并有"望而知之谓之神"之说。

望诊的原理在于：中医认为，人体是一个有机的整体，内在脏腑和外在形体官窍、四肢百骸通过经络密切相联，生理上密切关联，病理上相互影响。人体外部的表现，特别是精神面色、舌象的变化，与内在脏腑的虚实、气血的盛衰有密切关系，当内在的脏腑经络、气血津液等发生病理变化时，必然会通过经络传导反映于体表或影响相应的形体官窍。因此，观察人体外部的各种表现及其变化，便可测知内在脏腑功能强弱及气血阴阳盛衰。正如《灵枢·本脏》所云："视其外应，以知其内脏，则知所病矣。"

望诊的内容主要包括：望神、望色、望形态、望头面五官、望躯体、望皮肤、望排出物、望小儿食指络脉和望舌等。

望诊时，应注意以下几个方面：一是光线要充足。应在充足的自然光下进行望诊，也可借助日光灯，一定要避开有色光源。二是诊室温度要适宜。只有当诊室温度适宜时，病人的皮肤、肌肉自然放松，气血运行畅通，疾病的征象才可能真实地显露出来。三是受检部位要充分暴露，以便完整、细致地观察到各个部位。

第一节　全身望诊

全身望诊，又称整体望诊，指医生通过观察患者神、色、形、态等全身情况的变化，从而对病人的整体病情做出初步判断的过程。

一、望神

（一）望神的概念

神有广义和狭义之分，广义的神，是指整个人体生命活动的外在表现；狭义的神是指人的意识、思维、精神、情感活动。望神之"神"，既包括广义之神，又包括狭义之神。望神，是指通过观察人体生命活动的整体表现来判断病情的方法。

神作为生命活动现象的高度概括，通过人体多方面表现综合反映出来，如精神表情、意识思维、面色眼神、语言呼吸、动作体态、舌苔脉象等。其中重点观察眼神、神情、气色和体态，望眼神最为关键。

（二）望神的意义

望神对于判断疾病具有重要意义。因为精、气、神称之为人体"三宝"，神是以精气为物质基础，由先天之精化生，依赖于后天之精的滋养而健旺。人体先后天之精充足，形体得以充养而健壮，神气亦随之旺盛；一旦脏腑精血亏损，形体失去营养而羸弱，神亦随之衰败。因此，观察病人神的旺衰，既可以了解脏腑精气的盛衰，也可以判断病情的轻重和预后。

（三）神的表现形式与临床意义

临床根据神的旺衰和病情的轻重，将神的表现概括为得神、少神、失神、假神和神乱五种。

1. 得神　得神即有神，是精充、气足、神旺的表现。

【临床表现】两目灵活，明亮有神，精神良好，神志清楚，言语清晰，反应灵敏，面色荣润，表情自然；呼吸平稳，肌肉不削，动作自如。

【临床意义】提示脏腑精气充足，是体健神旺的表现。即使有病也是脏腑精气未伤，正气未衰，病多轻浅，预后良好。

2. 少神　少神又称神气不足，是精气不足、神气不旺的表现。介于得神与失神之间。

【临床表现】两目乏神，精神不振，面色少华，肌肉松软，倦怠乏力，少气懒言，动作迟缓。

【临床意义】提示正气不足，精气轻度损伤，机体功能减弱。常见于体弱之人，或轻病，或病后恢复期者。

3. 失神 失神又称"无神"，是精亏神衰或邪盛神乱的重病表现，有虚、实之分。

（1）正衰失神

【临床表现】目无精彩，眼神呆滞，精神萎靡，意识模糊，思维混乱，言语低微，面色无华，表情淡漠，呼吸微弱或喘促无力，肌肉瘦削，动作艰难。

【临床意义】提示脏腑精气衰竭，正气大伤，病情深重，预后不良。多见于久病重病之人。

（2）邪盛失神

【临床表现】壮热烦躁，四肢抽搐，神昏谵语，或循衣摸床，撮空理线，或卒倒神昏，两手握固，牙关紧闭等。

【临床意义】提示邪热亢盛，内陷心包，扰乱神明；或肝风夹痰，蒙蔽清窍，气机闭塞。多见于急性危重症患者。

4. 假神 假神指久病、重病之人，精气本已衰竭，却突然出现精神等暂时"好转"的假象。古人将其称作"残灯复明""回光返照"。

【临床表现】久病、重病之人，本已精神萎靡，神志不清，却突然精神转佳，神志似清，言语不休，想见亲人；本已目无精彩，却突然目光转亮；本已面色晦暗，却突然两颧泛红如妆；或本无食欲，或久不能食，却突然欲进食物等。

【临床意义】提示久病脏腑精气衰竭，正气将绝，阴不敛阳，虚阳外越，阴阳即将离决。属病危，多见于临终之前。

5. 神乱 神乱指精神失常、意识错乱的表现。为狭义之神的异常表现。

【临床表现】焦虑恐惧、淡漠痴呆、狂躁妄动、猝然昏仆等，多见于脏躁、癫、狂、痫等疾病。

（1）脏躁 表现为精神忧郁，焦虑不安，喜怒无常，心悸胆怯，不敢独处。多由心胆气虚，心神失养所致。

（2）癫病 表现为神识痴呆，表情淡漠，喃喃自语，哭笑无常。多因情志内伤，气郁痰凝，蒙闭心神；或先天不足，脑神虚损所致。

（3）狂病 表现为狂妄躁动，哭笑怒骂，打人毁物，不避亲疏，甚则登高而歌，弃衣而走，妄行不休。多因气郁化火，灼津为痰，痰火扰乱神明所致。

（4）痫病 表现为猝然昏倒，四肢抽搐，两目上视，口吐涎沫，口出异声，醒后如常。多由肝风夹痰，蒙闭清窍所致。

【临床意义】神乱有虚实之分，虚者多由心神失养或脑神虚损所致，实者多由气郁、痰凝、痰火蒙蔽清窍或扰乱神明所致。神志异常之神乱和邪盛失神的临床意义不同。邪盛失神主要是神志昏迷，一般出现于全身疾病的严重阶段。此处所说的神乱主要是指神志异常，不一定意味着病情严重，多反复发作，而缓解期常不出现神志异常。

（四）望神的注意事项

临证望神，除了对各种神气的表现进行认真观察外，还应注意以下事项。

1. 做到一会 即觉患者神的表现往往在无意之时流露最真，所以，医生要重视刚刚接触病人时的第一印象，做到静心凝神，以神会神，一会即觉。

2. 做到神形合参 神为形之主，形为神之舍。一般情况下，体健则神旺，体弱则神衰。但若神形表现不一时，必须神形合参，才不致误诊。如久病形羸色败，虽神志清醒，亦属失神；新病昏迷狂躁，则虽形体丰满，亦非佳兆。

3. 抓住关键症状和体征 有些症状和体征对判断失神具有决定性意义，应特别留意，如神昏谵语、目光呆滞、骨枯肉脱等。这些症状一旦出现，多为病重失神之象。

二、望色

望色，又称色诊。是医生通过观察病人全身皮肤的色泽变化来诊察疾病的方法。因皮肤色泽变化以面部表现最为明显，临床一般以望面部色泽变化为主，故本节重点叙述面部色诊。

（一）面部色诊的原理

望面部色泽之所以能够诊断疾病，是因为面部血脉丰富，是脏腑精气、气血之外荣。"十二经脉，三百六十五络，其血气皆上于面而走空窍"，观察面部颜色的变化可以了解内在脏腑的生理、病理变化。其次，面部皮肤薄嫩外露，其色泽变化易于观察。

（二）面部色诊的意义

1. 判断气血盛衰 面部是观察人体气血变化的窗口，体内气血的盛衰在面部反映最明显。如面色红润光泽，为气血充盛；面色淡白无华，为气血不足；面色晦暗青紫，多属气血瘀滞等。

2. 辨别病邪性质 机体感受不同的病邪，会引起体内不同的病理变化，反映在面部就会出现不同的色泽改变。如面部色赤多为热，色白多为寒，色青紫多为气滞血瘀，色黄多为湿等。

3. 确定病变部位 根据五行学说理论，五色与五脏相应，生理情况下，五脏之色隐含于皮肤之中而不外露，一旦脏腑有病，其病色可明显暴露于外，称为真脏色外露。如脾病可见面黄，肾病可见面黑等。另外，当脏腑发生病变时，也可在面部相应区域出现色泽改变，观察面部不同区域的色泽变化，有助于判断病变的具体脏腑定位。然而，疾病变化错综复杂，在临床诊断时，一定要将面部色诊、分部色诊和其他四诊资料综合分析判断，才能做出正确判断。

4. 预测疾病轻重与转归 色是肤色和血色的相兼，属阴主血，常反映血液的盈亏与运行情况。泽指明润度，属阳主气，是脏腑精气外荣的表现，主要反映脏腑精气的盛衰。泽与色不可分离，临床诊病时，必须将泽与色两者综合起来进行判断。临床上，凡面色荣润光泽者，是脏腑气血充足的表现，即使有病也脏腑精气未衰，病情较轻，预后良好；而面色晦暗枯槁者，表明脏腑精气已衰，属病重，预后不良。

（三）常色与病色

望面色要注意识别常色与病色。

1. 常色 是指人体健康时面部皮肤的色泽。其特点是明润含蓄。明润，即光明润泽，表明人体精气充足，脏腑功能正常，是有神气的表现。含蓄，指面色红黄隐隐，含于皮肤之内而不特别暴露，表明胃气充足，精气内含而不外泄，是有胃气的表现。中国人多属黄种人，正常面色是红黄隐隐，明润含蓄。常色有主色和客色之分。

（1）主色 是指与生俱来、一生基本不变的肤色，属个体肤色特征。由于民族、禀赋等不同，肤色可有偏青、偏赤、偏黄、偏白、偏黑的个体差异。

（2）客色 是指因季节、气候、昼夜等外界因素的变动，或由于生活条件的差别，而发生的面色短暂、轻微的改变。如春季面色稍青，夏季面色稍赤；白天面色略红，黑夜面色微淡；酒后面红目赤等。

2. 病色 是指人体在疾病状态时面部的色泽。其特点是晦暗枯槁，或暴露浮显。晦暗，指面部皮肤枯槁发暗而无光泽，是脏腑精气虚衰、胃气不能上荣的表现。暴露，指某种面色异常明显地显露于外，是病色外现或真脏色外露的表现。由于病情有轻重之分，病色又有善色、恶色之分。

（1）善色 指病人面色虽有异常，但仍光明润泽者。提示虽病而脏腑精气未衰，胃气尚能上荣于面。多见于轻病、新病，预后良好。

（2）恶色 指病人面色异常，且晦暗枯槁者，说明脏腑精气衰败，胃气已竭，不能上荣于面。多见于病重、久病，预后较差。

（四）五色主病

临床病理面色的变化主要有青、赤、黄、白、黑五种，分别提示不同脏腑的病变和不同性质的疾病。根据病人面部五色变化来诊察疾病的方法叫"五色诊"。

1. 青色 主寒证、疼痛、血瘀、气滞、惊风。

【形成机理】多因经脉瘀滞，气血运行不畅所致。

【临床意义】

面色淡青或青黑，多因阴寒内盛，疼痛剧烈所致。

面色青灰，口唇青紫、肢冷脉微，多因心阳不振、心脉痹阻的胸痹、真心痛所致。

久病面色、口唇青紫，多因心气、心阳虚衰，心血瘀阻，或肺气郁闭，呼吸不利所致。

小儿高热，眉间、鼻柱、唇周色青多属惊风，或惊风先兆。

2. 赤色 主热证，亦可见于真寒假热的戴阳证。

【形成机理】多因热盛而脉络扩张，面部气血充盈所致，亦可见于虚阳浮越。

【临床意义】

满面通红，多属外感发热或脏腑火热炽盛的实热证。

午后两颧潮红，多属阴虚阳亢、虚火上炎的虚热证。

久病、重病，面色苍白，颧颊部时而嫩红如妆、游移不定，多属久病阳气虚衰，阴盛格阳，虚阳浮越的戴阳证。

3. 黄色　主脾虚、湿证。

【形成机理】多由脾虚失运，气血乏源，面部失荣，或湿邪内蕴所致。

【临床意义】

面色黄而枯槁者，称萎黄，属脾胃气虚，气血不足。

面色黄而虚浮者，称黄胖，属脾气虚弱，水湿内停，泛溢肌肤。

面目一身俱黄者，称黄疸，若黄而鲜明如橘皮色者，为阳黄，多因湿热熏蒸所致；若黄而晦暗如烟熏者，为阴黄，多因寒湿困阻所致。

面色苍黄者，多属肝郁脾虚。

4. 白色　主气血不足、寒证、失血。

【形成机理】多因气血不足，或失血，致气血不能上荣于面，或寒邪凝滞，脉络收缩，血行迟滞，或阳气不足，温运无力，血行迟缓，导致面部脉络不充。

【临床意义】

面色淡白无华，伴唇、舌色淡者，多属气血不足，或失血。

面色㿠白，伴畏寒、肢冷，多属阳气不足的虚寒证。

面色㿠白虚浮，多属阳虚水泛所致。

面色苍白，伴大出血，多属脱血。

面色苍白，伴四肢厥冷，冷汗淋漓等，多属阳气暴脱之亡阳证。

面色苍白，形寒肢冷，多属阴寒凝滞、血行不畅之实寒证。

5. 黑色　主肾虚、寒证、水饮、血瘀。

【形成机理】多因肾阳虚衰，水饮不化，阴寒内盛，血失温养，或肾精亏虚，面部失荣所致。

【临床意义】

面黑黯淡，多属肾阳虚，因阳虚火衰，水寒不化，血失温养所致。

面黑干焦，多属肾阴精亏虚，因阴虚火旺，虚火灼阴，面部失养所致。

眼眶周围色黑，多属肾虚水饮，或寒湿带下。

面色黧黑，肌肤甲错，多因瘀血久停，肌肤失养所致。

（五）望色注意事项

望面色，需要注意将病人的面色与周围人群的常色比，将病人面部的局部色泽变化与其自身对应部位的面色比，并注意观察病人其他部位皮肤的色泽形态变化，同时，还要注意光线、昼夜、情绪、饮酒、饥饱等非疾病因素对面色的影响。当病人的面色不易辨别，或面色与病性、病位不一致时，应结合其他诊法进行综合判断，以免造成误诊。

附一：望色十法

望色十法是清代汪宏根据《灵枢·五色》的色诊论述，在《望诊遵经》中归纳的色诊要领。十法是指望色的浮、沉、清、浊、微、甚、散、抟、泽、夭，分别判断疾病的表、里、阴、阳、虚、实、新、久、轻、重。它既是临证察色的要领，也是观察面色动态变化的法则。

浮沉 浮是病色浮显于皮肤之表，主表证；沉是病色沉隐于皮肤之内，主里证。面色由浮转沉，是病邪由表入里；由沉转浮，是病邪自里出表。

清浊 清是面色清晰鲜明，主阳证；浊是面色浑浊晦暗，主阴证。面色由清转浊，是病从阳转阴；由浊转清，是病由阴转阳。

微甚 微是面色浅淡，主虚证；甚是面色深浓，主实证。面色由微转甚，是病因虚致实；由甚转微，是病由实转虚。

散抟 散是病色分散而稀疏，主新病，或病邪将解；抟是病色结聚而深滞，主久病，或病邪渐聚。面色由抟转散，是病虽久而邪将解；由散转抟，是病虽近而邪渐聚。

泽夭 泽是面色润泽明亮，主精气未衰，病轻易治；夭是面色枯槁晦暗，主精气已衰，病重难医。面色由泽转夭，是病趋重危；由夭转泽，是病情好转。

三、望形体

望形体，主要是观察患者形体的强弱胖瘦、体质类型等来诊察疾病的方法。

（一）望形体诊病的原理

外在形体由皮、肉、筋、脉、骨五种基本组织组成，这五种基本组织又分别由肺、脾、肝、心、肾五脏所主，赖五脏精气的滋养，才能保持其正常生理状态及发挥其正常生理功能，从而使外在形体强健无病。形体的强弱与内脏功能的盛衰是统一的，内盛则外强，内衰则外弱。所以，观察病人形体的强弱胖瘦，可以了解内在脏腑的虚实、气血的盛衰及其他病变情况。而不同的体质类型，其阴阳盛衰不同，对不同病邪的易感性和患病的倾向性不同，患病后疾病的发展转归、预后也有所不同。故望形体有助于对疾病做出正确诊断。

（二）望形体的内容及意义

1. 形体强弱 主要观察机体骨骼的粗细、肌肉的丰瘦、皮肤的润枯、胸廓的宽窄等方面。

（1）体强 即形体强壮。表现为筋骨强健，胸廓宽厚，肌肉充实，皮肤润泽，精力充沛。说明脏腑精气充盛，抗病力强，不易患病。即使患病，也易于恢复，预后较好。

（2）体弱 即形体衰弱。表现为筋骨不坚，胸廓狭窄，肌肉瘦削，皮肤不荣，疲乏无力。反映脏腑精气亏损，体弱易病，若病则预后较差。

2. 形体胖瘦 正常人体型适中，各部组织匀称。过于肥胖或过于消瘦都有可能是病理状态。在观察形体胖瘦时，还应注意与精神状态、食欲食量等结合起来综合判断。

（1）体胖 体重超过正常标准20%者，一般可视为肥胖。体胖食多，肌肉坚实，动作灵活者，为形气有余，身体健康。若肥而食少，肌肉松软，疲惫乏力者，为形盛气

虚，此类病人多阳气不足，痰湿积聚，易患眩晕、中风等病。故有"肥人多痰湿，多中风"之说

（2）体瘦 体重明显下降，较标准体重减少10%以上，一般可视为消瘦。形体消瘦但精力充沛，神旺有力，抗病力强，应属健康之人。形瘦乏力，气短懒言，多属气血亏虚；形瘦食少，伴面色萎黄，为脾胃虚弱；形瘦多食易饥，多为中焦有火；形体消瘦，伴颧红、潮热、盗汗、五心烦热者，多属阴虚火旺，可见于温病后期或肺痨等慢性消耗性疾病。故有"瘦人多虚火，多痨嗽"之说。若久病"大肉脱失"，卧床不起，为脏腑精气衰竭，病属危重。

3.体质类型 体质类型是指个体在遗传的基础上，受环境等因素影响，在生长发育过程中逐渐形成的结构、功能和代谢上相对稳定的特性。在一定程度上反映了机体阴阳气血盛衰的禀赋特点和对疾病的易感性，不同体质的人得病后的转归也不相同。故观察辨别病人的体质类型，有助于疾病的诊断和预后。

目前体质分类有多种方法，现将较简单易行的阴阳三类法及其在诊断中的应用简要介绍于下。

（1）阴阳平和质 即平脏人，指整体功能平衡协调的体质。表现为身体强壮，胖瘦适中，平时无寒热喜恶之偏，自身调节和对外适应能力强，不易感受外邪，较少生病，即使患病可自愈或易于治愈。

（2）偏阴质 即阴脏人，指具有偏寒、抑郁、多静等特点的体质。表现为形体偏胖，容易疲劳，面色偏白而少华，性格内向，喜静少动，食量较少，平时恶寒喜热，动作迟缓，反应较慢。此种人易感寒湿邪气，冬天易生冻疮，感邪后多从寒化，容易产生湿阻、水肿、痰饮等病理变化。

（3）偏阳质 即阳脏人。指具有偏热、亢奋、多动等特点的体质。表现为形体偏瘦，面色多偏红，性格外向，喜动易急躁，平时恶热喜凉，动作敏捷，反应较快。此种人易感暑热阳邪，皮肤易生疮疡，感邪后多从热化，易化燥伤阴，形成阴虚阳亢、血耗神乱等病理变化。

附二：标准体重计算方法

关于形体胖瘦，中国古代没有一定标准，目前比较公认的成人标准体重计算方法有以下两个公式：

公式一：标准体重（kg）=[身高（cm）-100]×0.9

公式二：男性标准体重（kg）=身高（cm）-105

女性标准体重（kg）=身高（cm）-100

一般在标准体重±10%以内的范围内，均属正常体重。超过这一范围，就可称之为异常体重。实测体重超过标准体重，但超出部分<20%者称为超重；实测体重超过标准体重20%以上，并且脂肪百分率（F%）超过30%者则可诊断为肥胖病。体重超过标准体重的30%~50%，F%超过35%~45%者称为中度肥胖病；超过标准体重50%以上，F%超过45%以上者称为重度肥胖病。体重较标准体重减少10%以上者为消瘦。

四、望姿态

望姿态是观察患者的动静姿态和肢体异常动作以诊察疾病的方法。

（一）望姿态诊病的原理

病人的动静姿态等是疾病的外在表现。由于阳主动、阴主静，凡躁动不安者多属阳、热、实证；喜静、懒动者多为阴、寒、虚证。所以，观察病人的动静姿态等，对判断病性具有重要意义。

肢体运动受心神支配，与筋骨、经脉也有密切的关系。心神正常，筋骨强健，经脉通畅，则肢体运动自如，矫健协调。一旦心神失常，或筋骨、经脉发生病变，皆可导致肢体动静失调，出现被动体位、强迫体位、无意识的动作等异常动态。所以，观察肢体运动状况，也可判断心神状况和筋骨、经脉的病变。

（二）望姿态的内容及意义

1. 异常姿态 病理情况下，姿态的表现主要有动静、强弱、伸屈、仰俯，称为姿态八法。若以动、强、伸、仰为主要表现者，则为阳、热、实证；若以静、弱、屈、俯为主要表现者，则为阴、寒、虚证。

（1）行态 行走时以手护腹，身体前倾，弯腰屈背，多为腹痛；以手护腰，腰背板直，转动艰难，多为腰腿痛；行走之际，突然停步，以手护心，不敢行动，多为真心痛。

（2）立姿 行走站立不稳，如坐舟船，不能自持，常伴眩晕，多属肝阳上亢，或痰饮上犯；不能久立，立则需倚物支撑，多属气血虚衰。

（3）坐姿 坐而喜伏，少气懒言者，多为肺虚少气；坐而仰首，胸胀气粗者，多属肺实气逆；但坐而不得平卧，或只能半卧，平卧则气逆，多为肺胀咳喘，或饮停胸腹；但卧不耐坐，坐则昏眩，多为气血双亏。

（4）卧姿 从卧姿来看，卧时常向外，身轻能自转侧，多为阳证、热证、实证；反之，卧时喜向里，身重不能转侧，多为阴证、寒证、虚证；蜷卧缩足，喜加衣被者，多为阳虚；仰卧伸足，欲掀衣被者，为热盛。

2. 异常动作 患者睑、面、唇、指（趾）不时颤动，不能自主，在外感病多为热盛动风之兆，在内伤病则为虚风内动之征。

猝然昏倒，伴口眼㖞斜，半身不遂，语言謇涩者，见于中风。

四肢抽搐，甚则颈项强直，角弓反张，两目上视者，属肝风内动，见于惊风、痫病、破伤风等。

手足软弱，筋脉弛缓，肌肉萎缩，而无疼痛者，为痿证。

若关节疼痛或肿胀变形，活动障碍，为痹证。

若盛夏或室内高温作业过久而突然昏倒，伴有高热面赤，呼吸气粗，汗出较多，甚至昏迷惊厥者，多为中暑。

猝然昏倒，伴见四肢厥冷，而呼吸自续者，多见于厥证。

第二节　局部望诊

局部望诊，又称分部望诊，是在整体望诊的基础上，根据病情和诊断需要，对患者身体某些局部进行细致的观察，以诊察疾病的方法。观察局部的异常变化，有助于了解整体的病变，从而补充全身望诊的不足。

局部望诊的内容包括望头面、五官、躯体、四肢、二阴、皮肤、小儿食指络脉等。

一、望头面

（一）望头部

头为精明之府，内藏脑髓，脑为元神之府、髓之海，髓由肾精化生，为肾所主；发为肾之华，血之余。故望头部的情况，可以诊察脑、肾的病变以及精血的盛衰。

望头部时，应注意观察头颅、囟门的形态变化，头的动态以及头发的色泽与分布等情况。

头颅的大小以头围来衡量（经眉弓上方突出部，绕经枕后结节一周的长度）。头围在发育阶段的变化为：新生儿约 34cm，1 周岁约 46cm，2 周岁约 48cm，5 周岁约 50cm。15 岁时接近成人，54～58cm。明显超出此范围内者为头形过大，反之为头形过小。若头形偏大或偏小而智力发育正常者，一般无病理意义。头形异常常见于婴幼儿，可为某些疾病的典型体征。

囟门是婴幼儿颅骨接合不紧所形成的骨间隙，有前囟、后囟之分。前囟呈菱形，在小儿出生后 12～18 个月闭合；后囟呈三角形，于出生后 2～4 个月闭合。囟门是观察小儿发育与营养状况的主要部位之一。

1. 头形异常

（1）大颅　头颅增大，颅缝开裂，颜面较小，伴智力低下，多为先天不足，肾精亏损，水液停聚所致。

（2）小颅　头颅狭小，头顶尖圆，颅缝早闭，伴智力低下者，多因先天肾精不足，颅骨发育不良所致。

（3）方颅　前额左右突出，头顶平坦，颅呈方形，属肾精不足或脾胃虚弱，颅骨发育不良所致，多见于佝偻病患儿。

2. 囟门异常

（1）囟填　即囟门高凸。多属实证，因温病火邪上攻，或脑髓病变，或颅内水液停聚所致。

（2）囟陷　即囟门凹陷。多属虚证，因吐泻伤津，气血不足或先天肾精亏损，脑髓失充所致。

（3）解颅　即囟门迟闭、骨缝不合。多因先天肾精不充，或后天脾胃失调，发育不良所致，常见于佝偻病患儿。

3. 动态异常 头摇不能自主，不论成人或小儿，多为肝风内动之兆，或为老年人气血亏虚，脑血失养所致。

4. 头发异常 发为血之余，肾藏精，精血互生，故发又为肾之华。因此，观察头发的色泽和疏密等，可以了解肾气的盛衰和精血的盈亏。正常人头发多浓密色黑而润泽，是肾气充盛、精血充足的表现。

（1）色泽异常 发黄干枯，稀疏易落，多属精血不足，可见于慢性虚损患者，或大病后精血未复者。青少年白发，伴有失眠健忘者，多为劳神伤血所致；伴有腰酸、耳鸣等症者，多属肾虚。小儿头发稀疏黄软，生长迟缓，多因先天不足，肾精亏损；或喂养不当，气血亏虚，发失所养而致；小儿发结如穗，枯黄无泽，伴见面黄肌瘦者，多为疳积。

（2）头发脱落 头发突然片状脱落，显露圆形或椭圆形光亮头皮而无自觉症状者，称为斑秃，多为血虚受风，或长期精神紧张、焦虑、恐惧等情志刺激，暗耗精血，发失所养而致；若头顶发脱，为顶秃，常因劳神过度，耗伤精血或先天遗传因素所致；青壮年头发稀疏易落，伴眩晕、健忘、腰膝酸软者，为肾虚；若头发易脱，伴头皮瘙痒，多屑多脂者，多为血热化燥所致。

（二）望面部

面为心之华，观察面部的色泽、形态和神情变化，不仅可以了解神的旺衰，而且可以测知脏腑精气的盛衰和有关的病变。面部的色泽、神情变化已在第一节中介绍，这里重点介绍面部的形态变化及意义。

1. 面肿 面部浮肿，皮色不变，多见于水肿。多因肺、脾、肾功能失调，水液停聚所致。

若头面皮肤焮红灼热，肿胀疼痛，色如涂丹，压之褪色，为抱头火丹，多为风热火毒上攻所致。

头肿大如斗，面目肿甚，目不能开，为大头瘟，多为天行时疫，火毒上攻所致。

2. 腮肿 一侧或两侧腮部以耳垂为中心肿起，边缘不清，局部灼热疼痛或触之有痛感，为痄腮，多因外感温毒之邪所致。

若颧下颌上耳周发红肿起，伴有寒热、疼痛者，为发颐，多因阳明热毒上攻所致。

3. 面脱 又称面削颧耸，指面部肌肉消瘦，两颧高耸、眼窝、面颊凹陷，伴全身骨瘦如柴，为脏腑精血耗竭所致，常见于慢性病的危重阶段。

4. 口眼㖞斜 单见一侧口眼㖞斜，表现为面肌弛缓，额纹消失，目不能合，鼻唇沟变浅，口角下垂，而无半身瘫痪者，多见于面瘫。

若口眼㖞斜，表现为鼻唇沟平坦、口角下垂，兼半身不遂者，见于中风。

二、望五官

望五官是通过观察目、舌、口、鼻、耳五者的变化来诊察疾病的方法。望舌将另作专节介绍，本处主要叙述目、耳、鼻、口唇、齿龈、咽喉的望诊内容。

（一）望目

目为肝之窍、心之使，五脏六腑之精气皆上注于目。古人将目的不同部位分属于五脏，后世医家据此发展为"五轮学说"，即：两眦血络属心，称为血轮；白睛属肺，称为气轮；黑睛属肝，称为风轮；瞳仁属肾，为水轮；眼胞（睑）属脾，称为肉轮。并且认为观察五轮的形色变化，可以诊察相应脏腑的病变（图1-1）。因此望目不仅可以诊察相应脏腑的病变，而且对于眼科或内科疾病的诊断都有一定的指导意义。

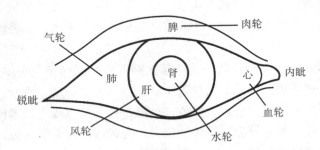

图1-1　目部五轮部位与五脏分属图

望目主要观察目的神、色、形、态的异常改变。

1. 目神　凡视物清晰，精彩内含，神光充沛，有眵有泪者，是目有神，为健康的标志，在病中则提示精气未衰，虽病易治；凡视物模糊，失却精彩，浮光暴露，无眵无泪者，是目无神，提示精气亏虚，病重难治。

2. 目色　正常人眼睑内（睑结膜）与两眦红润，白睛（巩膜）色白，黑睛（角膜）无色透明，黄仁（虹膜）褐色或棕色。其主要的异常改变如下。

（1）目赤肿痛　多属实热证。如白睛色红为肺火，或外感风热；两眦赤痛为心火上炎；睑缘赤烂为脾经湿热；全目赤肿为肝经风热上攻。

（2）白睛发黄　为黄疸的主要表现，多因湿热内蕴或寒湿困阻，肝胆疏泄失常，胆汁外溢所致。

（3）两眦淡白　属血虚、失血，因血液亏虚不能上荣于目所致。

（4）目胞色黑晦暗　多属肾虚，为肾精亏耗，或肾阳虚衰所致。

3. 目形

（1）目胞肿胀　目胞浮肿，皮色不变或较光亮，为水肿病初起。若伴有红、热、痛等症状，多为火热上攻所致。

（2）眼窝凹陷　眼窝微陷者，多因吐泻伤津或气血亏虚所致；眼窝深陷，视不见人，则为脏腑精气衰竭，属病危。

（3）眼球突出　眼球突出兼气喘胸满者，属肺胀；若眼球突出兼颈前喉结旁漫肿，随吞咽动作而上下移动者，属瘿病。

（4）针眼、眼丹　胞睑边缘肿起如麦粒，红肿较轻者，称为针眼；胞睑焮红如丹，硬结漫肿，称为眼丹。皆为风热邪毒或脾胃蕴热，上攻于目所致。

4. 目态 正常人瞳孔呈圆形，双侧等大，在自然光线下直径为 3～4mm，对光反射灵敏，眼球运动灵活。其异常改变主要有：

（1）瞳孔缩小 多见于川乌、草乌、毒蕈、有机磷农药、吗啡中毒等。

（2）瞳孔散大 一般见于绿风内障、青盲等眼科疾病，或杏仁、麻黄、曼陀罗中毒以及外伤等。若双侧瞳孔散大并伴有对光反射消失，为肾精耗竭，乃濒死危象。

（3）瞪目直视 双目固定前视，若伴神昏，为脏腑精气衰竭。

（4）目睛上视 指病人两目上视，眼球不能转动，也称戴眼。多因肝风内动或脏腑精气衰竭所致，属病重。

（5）斜视 目睛偏向一侧者，多见于外伤或先天所致。

（6）闭目障碍 双目闭合障碍，多为痿病；单侧闭合障碍，多为风中面络；若小儿睡眠露睛，多由脾虚胞睑失养所致，常见于吐泻伤津和慢脾风的患儿。

（7）眼睑下垂 又称睑废。双睑下垂者，多为先天不足，脾肾亏虚；单睑下垂者，多因脾气虚弱，或外伤所致。

（二）望耳

耳为肾之窍，心寄窍于耳。手足少阳经、手足太阳经和足阳明经均循行分布于耳或耳周，故耳为"宗脉之所聚"。耳通过经络与脏腑、四肢百骸发生联系，尤其与肾、胆关系最为密切。故当人体发生疾病时，常会在耳郭的相应部位出现反应点，后世医家据此总结出耳针疗法，成为中医诊治疾病的重要内容。

望耳应注意耳的色泽、形态及耳内的变化情况。

1. 色泽变化 正常人耳郭色泽红润，是气血充足的表现。耳轮淡白，多属气血亏虚；耳轮红肿，多为肝胆湿热或热毒上攻；耳轮青黑，多见于阴寒内盛或剧痛的患者；耳轮干枯焦黑，多属肾精亏耗，为病重；小儿耳背、发际处若有玫瑰红色的丘疹，耳根发凉，多为麻疹出疹之兆。

2. 形态变化 正常人耳郭厚大，外形对称，是肾气充足的表现。若耳郭瘦薄，是先天不足，肾气亏虚；耳轮干枯萎缩，多为肾精耗竭；耳轮肌肤甲错，为久病血瘀。

3. 耳道病变 耳道局部红肿疼痛，突起如椒目者，为耳道疖肿，多因邪热搏结所致；耳道有脓液流出，为脓耳，多为肝胆湿热所致。

（三）望鼻

鼻为肺窍，是呼吸的通道，主司嗅觉，又为脾之所应。且足阳明胃经循行于鼻旁。鼻与肺、脾胃等脏腑有一定关联，因此，望鼻可以诊察肺、脾胃的病变。

望鼻主要是审察鼻之色泽、外形及其分泌物等变化。

1. 色泽变化 健康人鼻色红黄隐隐，明润含蓄，是胃气充足的表现。

鼻端色白，为气血亏虚；色赤，为肺脾蕴热；色黄，为内有湿热；色青，多见于阴寒腹痛患者。

2. 形态变化

鼻头红肿生疖，多属胃热或血热。

鼻头及鼻翼部色红生粉刺者，为酒齇鼻，多因肺胃蕴热，侵入血络所致。

鼻柱溃陷，多见于梅毒患者，若伴眉毛脱落，为麻风病。

鼻翼扇动，是肺气不宣，呼吸困难的表现，多因痰饮阻肺，或肺热炽盛，肺气不利所致，见于哮病、喘病等。

3. 鼻道病变

鼻流清涕，多属外感风寒或阳气虚弱。

鼻流浊涕，多属外感风热或肺胃蕴热。

鼻流腥臭脓涕，日久不愈者，为鼻渊，多为肺经风热或肝胆湿热上蒸所致。

鼻腔出血，为鼻衄，多因肺胃蕴热，或阴虚肺燥，伤及鼻络所致。

鼻孔内生赘生物，为鼻息肉，多因湿热蕴结鼻窍所致。

（四）望口与唇

口为脾之窍，唇为脾之华，手足阳明经环绕口唇，故望口与唇的异常变化，主要诊察脾与胃的病变。

望口唇要注意观察其形色、润泽和动态变化。

1. 色泽变化　正常人唇色红润，是胃气充足、气血调匀的表现。

唇色淡白，多为血虚或失血；唇色红赤，多为热盛；唇色青紫，多为血瘀，常见于心阳虚衰和严重呼吸困难的患者；唇色青黑，多属寒盛或痛极，因寒凝血脉，或痛极血络瘀阻所致；口唇呈樱桃红色，多见于煤气中毒。

2. 形态变化

唇裂如兔唇者，多为先天发育畸形所致。

口唇干燥，甚则裂口渗血者，为津液已伤，亦见于脾热。

口角流涎，小儿多属脾气虚弱，成人多为风中络脉或中风后遗症。

口唇糜烂，多为脾胃积热上蒸所致。

口腔内膜出现黄白色如豆大、表浅的小溃疡点，围以红晕、灼痛者，为口疮，多由心脾积热，或阴虚火旺所致。

小儿口腔、舌上满布片状白屑，状如鹅口，为鹅口疮，多因感受湿热秽浊之邪，上蒸于口所致。

若小儿口腔颊黏膜近臼齿处出现微小灰白色斑点，周围绕以红晕，为麻疹将出之兆，对麻疹早期诊断有重要意义。

3. 动态变化　健康人口唇可以随意开合，动作协调。《望诊遵经》将口唇的异常动态归纳为"口形六态"，成为望口之要点。

（1）口张　口开而不闭，属虚证。若状如鱼口，张口气直，但出不入，则为肺气将绝，属病危。

（2）口噤　口闭而难开，牙关紧急，属实证。多因肝风内动所致，可见于中风、痫病、惊风、破伤风等。

（3）口撮 上下口唇紧聚，可见于新生儿脐风、破伤风等。

（4）口喎 又称口僻，即口角向一侧喎斜，属风邪中络，或见于中风，为风痰阻络所致。

（5）口振 口唇振摇，战栗鼓颔，多为阳虚寒盛或邪正剧争所致，可见于外感寒邪，温病、伤寒欲作战汗，或疟疾发作。

（6）口动 口频繁开合，不能自禁，是胃气虚弱之象；若口角掣动不止，则为动风之象。

（五）望齿与龈

齿为骨之余，肾主骨，手足阳明经脉络于齿龈，故有"龈为胃之络"之说。望齿与龈的变化，可诊察肾、胃的病变以及津液的盈亏。

望齿与龈应注意其色泽、润燥、荣枯、形态等变化。

1. 齿的色泽变化 牙齿洁白润泽而坚固，是肾气旺盛、津液充足的表现。

牙齿干燥，为胃津已伤；牙齿光燥如石，为阳明热盛，津液大伤；牙齿燥如枯骨，为肾阴枯竭，见于温热病的晚期，属病重。

2. 齿的动态异常 牙关紧闭，多属肝风内动；入睡中咬牙啮齿，多为胃热、虫积。

3. 齿龈的色泽变化 齿龈淡红而润泽，是胃气充足、气血调匀的表现。

齿龈淡白，多属血虚或气血两虚；齿龈红肿疼痛，多为胃火亢盛；齿龈萎缩，牙根暴露，牙齿松动，称为牙宣，多属肾虚。齿龈出血，为齿衄，兼齿龈红肿疼痛者，为胃火炽盛；兼齿龈微肿者，属脾虚血失统摄，或肾阴虚，虚火上炎所致。

（六）望咽喉

咽喉为肺胃之门户，进食与呼吸的通道。足少阴肾经循喉咙、夹舌本，与咽喉关系密切。因此，望咽喉主要可以诊察肺、胃、肾的病变。

望咽喉时应注意观察其色泽、形态变化。

1. 色泽变化 正常人咽喉淡红润泽，不肿不痛，呼吸通畅，发音正常，食物下咽顺利无阻。

若咽部红赤肿痛明显，属实热证，多由肺胃热盛所致；咽部色嫩红，肿痛不甚，多属肺肾阴虚、虚火上炎所致。咽部漫肿，色淡红，疼痛不明显者，多因痰湿凝聚所致。

2. 形态变化 一侧或两侧喉核红肿灼痛，甚则溃烂或有黄白脓点者，为乳蛾，多因肺胃热毒壅盛所致。若咽喉红肿高突，疼痛剧烈，吞咽困难，身热恶寒者，多为喉痈，乃因脏腑蕴热，复感外邪，热毒客于咽喉所致。

若咽喉溃烂成片，周围红肿疼痛者，多属肺胃热毒壅盛所致。咽部溃烂日久，周围淡红或苍白者，多属虚证。

咽喉部起灰白色伪膜，不易剥离，强剥出血，很快复生，伴犬吠样咳嗽者，为白喉。多见于儿童，属外感时行疫毒，或热毒伤阴所致，传染性较强。

三、望躯体

望躯体的内容包括望颈项、胸胁、腹部和腰背部。

（一）望颈项

颈项是头和躯干的连接部分，内有气管、食道、脊髓和经脉通过，故为气血、津液、饮食、清气之通行要道。其前部称颈，后部为项。正常人颈项端直挺立，两侧对称，活动自如，气管居中，男性喉结突出，女性不显，颈侧动脉搏动在安静时不易见到。

望颈项应注意观察其外形、动态等。

1. 外形

（1）瘿瘤　颈前喉结处，单侧或双侧有肿块突起，或大或小，可随吞咽上下移动者，称为瘿瘤。多因肝郁气滞痰凝，或痰火结聚所致，或与地方水土有关。

（2）瘰疬　颈侧颌下有肿块如豆，累累如串珠，推之可移者，为瘰疬。多由肺肾阴虚，虚火炼液为痰，或外感风热时毒，气血壅滞于颈部所致。

（3）颈痈、项痈　即颈部或项部肿块，红肿热痛，甚则溃烂流脓者。多由风热邪毒蕴蒸，气血壅滞，痰毒互结于局部所致。

2. 动态

（1）项强　指项部筋脉肌肉拘急或强硬，活动受限。若兼头痛恶寒者，多为风寒侵袭太阳经，经气不利所致；若兼头痛高热，甚则神昏抽搐者，多为温病火邪上攻或脑髓有病；睡醒后突感项强不适，头部转动时尤甚，为落枕，多因睡姿不当或风寒客于经络，气血不畅所致。

（2）项软　指颈项软弱，抬头无力。常见于小儿，为"五软"之一，多属先天肾精亏损或后天脾胃虚弱，发育不良所致。若久病、重病颈项软弱，头部下垂，眼窝深陷，多为脏腑精气衰竭，属病危。

（3）颈脉异常　安静状态下颈动脉搏动明显，为肝阳上亢或严重血虚所致。卧位时颈静脉明显充盈，为颈静脉怒张，多因心血瘀阻，肺气壅滞，或心肾阳衰，水气凌心所致。

（二）望胸胁

胸腔是由胸骨、肋骨、脊柱共同构成，内藏心肺，属上焦，为宗气所聚之处。肝、胆之经脉循行分布于此。胸廓前有乳房，属胃经，乳头属肝经。因此，望胸胁主要可以诊察心、肺、肝胆、乳房的病变和宗气的盛衰。

望诊时应注意观察胸廓外形的变化和呼吸运动有无异常等。

1. 胸廓外形变化　正常人胸廓两侧对称，呈椭圆形，成人胸廓左右径大于前后径，两者之比约为 1.5:1，婴幼儿和老年人左右径与前后径几乎相等，两侧锁骨上下窝对称。常见的异常胸廓外形如下。

（1）扁平胸　表现为胸廓呈扁平状，其前后径明显小于左右径，见于肺肾阴虚或气阴两虚之人。

（2）桶状胸　表现为胸廓前后径与左右径几乎相等，呈桶状，见于肺胀，多因久病咳喘，耗伤肺气，以致肺气不宣而壅滞，气聚胸肺，日久导致胸廓变形。

（3）鸡胸、漏斗胸、肋如串珠　胸骨下端前突，前侧壁肋骨凹陷，形似鸡胸者，为鸡胸；胸骨下部剑突处明显凹陷，形似漏斗状，为漏斗胸；胸骨两侧的肋骨与肋软骨连接处明显隆起，状如串珠者，为肋如串珠。此三者多因先天不足或后天失养，肾气不充，骨骼发育异常所致，常见于佝偻病患儿。

（4）胸廓不对称　一侧胸廓塌陷，多见于肺痿、肺部手术后等；一侧胸廓膨隆，肋间变宽，多见于悬饮、气胸等。

（5）乳房肿溃　妇女哺乳期乳房红肿热痛，乳汁不畅，甚则破溃流脓，身热恶寒者为乳痈。多因肝气郁滞、胃热壅盛或外感邪毒所致。若乳房肿块单发或多发，不红不热，不痛或胀痛，应属乳岩或乳癖，应及早诊治。

2. 呼吸异常　正常人呼吸均匀，节律整齐，每分钟 16～18 次，胸廓起伏左右对称。女性以胸式呼吸为主，男性和儿童以腹式呼吸为主。

若胸式呼吸增强，腹式呼吸减弱，为腹部有病，可见于鼓胀、腹腔积液或肿块；胸式呼吸减弱，腹式呼吸增强，为胸部有病，可见于肺痿、悬饮、胸部外伤等。两侧胸部呼吸不对称，可见于悬饮、肺痿、肿瘤等。

若呼吸急促，胸廓起伏显著者，多属实热证；呼吸微弱，胸廓起伏不明显者，多属肺气不足。

吸气时间延长，多因吸气困难所致，常见于痰饮停肺、急喉风、白喉重证等；呼气时间延长，多因呼气困难所致，可见于哮喘、肺胀等。

若呼吸不齐，表现由浅渐深，再由深渐浅，以至暂停，往返重复，或呼吸与暂停交替出现，皆为肺气衰竭之象，属病重。

（三）望腹部

腹部指躯干正面剑突以下至耻骨联合以上的部位，属中、下焦，内藏肝、胆、脾、胃、小肠、大肠、肾、膀胱、女子胞等脏器。望腹部可以诊察内在脏腑的病变和气血的盛衰。

正常人腹部平坦对称，直立时腹部可稍隆起，约与胸平齐，仰卧时则稍凹陷。

望腹部应注意观察其外形、皮肤色泽变化及紧张度等。

1. 腹部膨隆　表现为仰卧时，前腹壁明显高于胸骨至耻骨中点连线。若兼腹壁青筋暴露，四肢消瘦者，见于鼓胀，多因肝、脾、肾受损，气滞血瘀水停所致；若兼周身浮肿者，属水肿，为肺、脾、肾三脏功能失调，水液代谢障碍，水湿停聚，泛溢肌肤所致。若腹部局部膨隆，则多见于积聚等病。

2. 腹部凹陷　表现为仰卧时，前腹壁明显低于胸骨至耻骨中点连线。若兼形体消瘦，多属久病脾胃虚弱、气血不足，机体失养，或新病吐泻太过，津液大伤；若前腹壁凹陷几乎贴近脊柱，肋弓、髂嵴、耻骨联合显露，腹外形如舟状者，为舟状腹，因脏腑精气耗竭，精液干涸所致，属病危。

3. 青筋暴露 病人腹大坚满，腹壁青筋暴露，多因肝郁气滞，脾虚湿阻日久，导致血行不畅，脉络瘀阻所致，见于鼓胀重症。

（四）望腰背部

背为胸中之府，内藏心、肺；腰为肾之府。督脉贯脊行于正中，足太阳膀胱经经脉分行夹于腰背两侧，经上有五脏六腑之背俞穴，带脉横行环绕腰腹，总束阴阳诸经，皆与腰背密切相关。故望腰背部可以诊察有关脏腑、经络的病变。

正常人腰背部两侧对称，直立时脊柱居中，颈、腰段稍向前弯曲，胸、骶段稍向后弯曲，但无左右侧弯，俯仰转侧自如。

望腰背部应重点观察脊柱及腰背部有无形态异常及活动受限。

1. 外形异常

（1）脊柱后凸 表现为脊柱过度向后突出，俗称驼背。由肾气亏虚、发育不良，或脊椎疾患所致。若久病患者后背弯曲，两肩下垂，为"背曲肩随"，为脏腑精气虚衰之象。

（2）脊柱侧凸 俗称脊柱侧弯。表现为脊柱偏离正中线，或左或右弯曲，常因小儿发育期坐、立姿势不当所致；亦可见于先天不足、发育不良的患儿和一侧胸部有病的患者。

（3）脊疳 指病人极度消瘦，以致脊骨突出似锯。为脏腑精气严重亏损之象，见于慢性重病患者。

2. 动态异常

（1）角弓反张 指腰背反折如弓，常伴见颈项强直，四肢抽搐等。为肝风内动，筋脉拘急之象，可见于惊风、破伤风。

（2）腰部拘急 腰部疼痛，活动受限，多因寒湿内侵，脉络拘急，或跌仆闪挫，局部气滞血瘀所致。

四、望四肢

四肢主要由五体（即皮、肉、筋、脉、骨五种基本组织）组成，五体由五脏所主，赖五脏精血之濡养，故四肢与五脏关系密切，其中脾与四肢的关系尤为密切，全身主要经脉均循行分布于四肢。故望四肢可以诊察脏腑的病变和循行于四肢经脉的病变。

望四肢主要观察四肢的外形和动态变化。

（一）外形异常

1. 四肢肿胀 若双侧下肢呈凹陷性水肿，多见于水肿；单侧肢体肿胀，多因经脉阻滞不通所致。

2. 四肢萎缩 指四肢或某一肢体消瘦，肌肉萎缩，松软无力，多因脾胃亏虚，气血不足，或经络闭阻，肢体失养所致，多见于痿证、中风偏瘫。

3. 膝部肿大 若膝部红肿热痛，屈伸不利，多为热痹，由风湿热邪蕴结所致；若膝部肿大，股胫消瘦，形如鹤膝，为鹤膝风，多因寒湿久留，气血亏虚所致。

4. 下肢畸形 直立时两踝并拢而两膝分离，为膝内翻，又称"O"型腿；两膝并拢而两踝分离，为膝外翻，又称"X"型腿。当膝关节固定时，足掌部活动受限，呈固定性内翻、内收畸形，为足内翻；足掌部呈固定性外翻、外展，为足外翻。上述畸形皆属先天不足，肾气不充，或后天失养，发育不良所致。

5. 小腿青筋暴露 表现为小腿脉络粗大隆起、显露弯曲，形似蚯蚓，久立后更明显，多因寒湿内侵，或气虚血行不畅，瘀血阻络所致。

6. 手指变形 手指关节呈梭状畸形，活动受限者，为梭状指。多由风湿久蕴，痰瘀阻络所致。手指或足趾末端增生肥厚，膨大如杵者，为杵状指。常伴气喘唇暗，多由心肺虚损，痰瘀互结所致。

（二）动态异常

1. 手足颤动 指手或足不自主地颤抖或振摇不定，为肝风内动之征，也可因饮酒过度所致。

2. 手足蠕动 指手足时时掣动，动作迟缓、力量较弱，类似虫之蠕行，为阴血亏虚，筋脉失养，肝风内动所致。

3. 手足拘急 指手足筋脉拘挛收紧，难以屈伸。在手可表现为腕部屈曲，手指强直，拇指内收贴近掌心与小指相对；在足可表现为踝关节后弯，足趾挺直而倾向足心。多因寒邪凝滞，或气血亏虚、筋脉失养所致。

4. 四肢抽搐 指四肢肌肉不自主的收缩。多因肝风内动，筋脉拘急所致，常见于痉病、痫病、破伤风、惊风等疾病。

5. 肢体痿废 指四肢痿软无力，肌肉萎缩，出现功能障碍甚至功能丧失的表现。多因脾胃虚弱，肝肾亏损，四肢筋肉失养所致。

五、望二阴

二阴指前阴和后阴。前阴包括外生殖器和尿道，后阴即肛门。前阴为肾所司，宗筋所聚，肝之经脉绕行阴器，妇女阴户通于胞宫并与冲任二脉密切相关，故前阴病变与肾、膀胱、肝密切相关。后阴为排便之门户，也为肾所司，而脾主运化，大肠主传导糟粕，故后阴病变与脾胃、肠、肾关系密切。

（一）望前阴

望前阴时，应注意观察局部有无硬结、肿胀、溃疡及其他形色改变等。对女性前阴的诊察需要有明确有适应证，由妇科医生负责检查，确需男医生检查时，需在女护士陪同下进行。

1. 外阴肿胀 男性阴囊或女性阴户肿胀，称为阴肿。阴肿而不痒不痛，皮色不红者，多为全身水肿的局部表现，见于严重水肿的患者；若阴囊肿大，触之有水囊样感，透光试验可见橙红色的半透明状者，为水疝；阴囊肿大，但不透光，也不坚硬，平卧或腹内压降低时疝块可回缩，但站立过久或腹内压增高时疝块突出，称为狐疝，可因小肠坠入阴囊等所致；若阴囊或阴户红肿、瘙痒、灼痛，多为肝经湿热下注所致。

2.外阴收缩 男性阴囊或女性阴户收缩，拘急疼痛，称为阴缩。多因外感寒邪，侵袭肝经，凝滞气血，筋脉拘急收引所致。

3.外阴生疮 前阴部生疮，或有硬结破溃腐烂，时流脓水或血水者，称为阴疮，多因肝胆湿热循经下注，浸淫或感染梅毒所致。若硬结溃后呈菜花样，有腐臭气，多为癌肿，病属难治。

4.外阴湿疹 男子阴囊，或女子大、小阴唇起疹，红肿湿烂或有渗液，瘙痒灼痛，分别称为肾囊风和女阴湿疹，多因肝胆湿热循经下注所致。

5.阴挺 妇女阴户中有物突出如梨状，则为子宫脱垂，又名阴挺。多因脾虚气陷，升举无力，或产后劳伤，使胞宫下坠阴户之外所致。

（二）望后阴

望后阴时，应注意观察肛门部有无红肿、痔疮、裂口、瘘管等病变。

1.肛痈 肛门周围局部红肿高起，疼痛明显，甚至溃破流脓者，称为肛痈。多由湿热下注，或外感热毒，使肛周局部气血壅滞，肉腐血败而成。

2.肛裂 肛管皮肤层裂伤或形成溃疡者，为肛裂。多因阴津亏损或热结肠燥，大便燥结坚硬，排便时撑伤肛门皮肤所致。

3.痔疮 肛门内外出现紫红色柔软肿块，称为痔疮。多由肠中湿热蕴结或血热肠燥，或久坐、便秘等，使肛门局部血络瘀滞所致。

4.肛瘘 肛痈或痔疮溃破后久不收口，所形成的管腔，外流脓水，称为肛瘘。其病机与肛痈、痔疮相同。

5.脱肛 指直肠或直肠黏膜组织脱出肛门者，多由脾虚中气下陷所致。

六、望皮肤

皮肤为一身之表，卫气循行其间，有卫护机体的作用。它通过经络与内在脏腑、气血发生密切联系，尤其与肺关系最为密切。望皮肤，除了可以诊察皮肤局部的病证，亦可测知内脏的病变和气血津液的盛衰。

正常人皮肤润泽、柔韧光滑，是脏腑精气充足，气血津液充沛的表现。

望皮肤应注意其色泽、形态的变化。

（一）色泽形态变化

1.皮肤发赤 皮肤突然色红成片，色如涂丹，焮热肿痛，边界清楚，为丹毒。发于头面者，称抱头火丹；发于小腿、足部者，称流火；发于全身，游走不定者，称赤游丹。发于上部者，多为风热化火所致；发于下部者，多因湿热化火或外伤感染邪毒所致。

2. 皮肤发黄　周身皮肤发黄，伴见目黄、面黄、小便黄者，为黄疸。同时注意鉴别阳黄与阴黄（详见第一节中的望色）。

3. 皮肤发黑　皮肤色黑而晦暗，干枯不荣，多属劳伤肾精所致；若周身皮肤色黑，亦可由肾阳虚衰，失于温运所致。

4. 皮肤白斑　局部皮肤出现点、片状白色改变，大小不等，边界清楚，无异常感觉，进展缓慢者，称为白癜风。多因风湿侵袭，气血失和，肌肤失荣所致。

5. 皮肤干枯　皮肤干涩不荣，甚则皲裂，多为津液已伤，或营血亏虚，肌肤失荣所致。

6. 肌肤甲错　皮肤干枯粗糙，状若鱼鳞，为肌肤甲错。多属血瘀日久，肌肤失养所致。

7. 皮肤肿胀　周身肌肤浮肿，按之凹陷者，为水肿。其中，肿势较急，头面先肿，继及全身，腰以上肿甚者，属阳水。多因外感风邪，肺失通调所致。若肿势较缓，下肢先肿，渐及全身，腰以下肿甚者，属阴水。多由脾肾阳虚，水湿泛溢所致。

（二）皮肤病证

1. 斑疹　斑和疹均为全身性疾病表现于皮肤的症状，两者虽常常并称，但实质有别。

（1）斑　色深红或青紫，多点大成片，平铺于皮肤，抚之不碍手，压之不褪色。斑有阳斑和阴斑之分。

①阳斑：呈片状，色深红或紫红，兼身热、面赤、脉数等。多由外感温热邪毒，内迫营血，血溢脉外所致。

②阴斑：斑点大小不一，色淡红或紫暗，隐隐稀少，兼神疲、脉虚等。多由脾气虚衰，血失统摄所致。

（2）疹　凡色红，点小如粟，高出皮肤，抚之碍手，压之褪色者为疹。疹有麻疹、风疹、瘾疹等不同。

①麻疹：属儿科常见传染病，多见于冬末春初。发疹前一般有类似感冒的症状，如咳嗽、喷嚏、鼻流清涕、眼泪汪汪、发热等；发病后 2～3 天可见患儿颊黏膜出现麻疹斑；发热 3～4 天后开始出疹，疹色桃红，形似麻粒，先见于耳后发际，渐延及颜面、躯干和四肢，疹发透彻后，按出疹顺序逐渐消退，有糠麸样脱屑，留下暂时性褐色沉着。多因外感风热时邪所致。

②风疹：疹色淡红，细小稀疏，瘙痒不已，症状轻微。为外感风邪所致。

③瘾疹：皮肤突然出现淡红色或苍白色丘疹，大小形态各异，瘙痒难忍，搔后增大、增多，甚至融合成片，发无定处，出没迅速，反复发作。为外感风邪，郁于皮肤，或身体过敏所致。

2. 水疱　即皮肤上出现成簇或散在性小水疱，有白痦、水痘、热气疮、湿疹、缠腰火丹等。

（1）白痦　皮肤出现白色小疱疹，晶莹如粟，高出皮肤，擦破流水，多发于颈胸部，四肢偶见，面部不发，常兼身热不扬、胸闷脘痞等症状。多因外感湿热之邪，郁于肌表，汗出不彻所致，见于湿温病。

（2）水痘　属儿科常见传染病。开始时皮肤出现粉红色斑丘疹，随后迅速变成椭圆形小水疱，晶莹明亮，顶满无脐，浆液稀薄，皮薄易破，破后结痂，不留疤痕，大小不等，分批出现。多因外感时邪，内蕴湿热所致。

（3）热气疮　口唇周围、鼻孔周围等皮肤黏膜交界处，出现成簇粟米大小的水疱，灼热痒痛。多因外感风热，或肺胃蕴热上蒸所致。

（4）湿疹　皮肤出现红斑，迅速形成丘疹、水疱，破后渗液，形成红色湿润之糜烂面。多因风、湿、热邪蕴结，郁于肌肤而成。

（5）缠腰火丹　沿一侧腰部或胸胁出现皮肤焮红，继之出现成簇小水疱，排列如带状，灼热刺痛，缠腰而生。多因肝经湿热熏蒸肌肤所致。

3. 疮疡　指各种致病因素侵袭人体后引起的发于皮肉筋骨之间的化脓性疾病。常见类型有痈、疽、疔、疖等。

（1）痈　患部红肿高大，根盘紧束，焮热疼痛，易于成脓，易消、易溃、易敛，属阳证。多因湿热火毒蕴结，气血壅滞所致。

（2）疽　患部漫肿无头，皮色不变或晦暗，疼痛彻骨，病位较深，难消、难溃、难敛，溃后易损伤筋骨，属阴证。多为气血亏虚，寒痰凝滞而成。

（3）疔　患处形小如粟，顶白根深，坚硬如钉，麻木痒痛，多发于颜面和手足。多因外感风热蕴毒，或脏腑火毒炽盛所致。

（4）疖　病患起于浅表，形小而圆，红肿热痛不甚，易于成脓，脓出即愈。因外感热毒，或湿热内蕴，发于肌肤，使气血壅滞而成。

第三节　望排出物

望排出物是指通过观察患者排出物的形、色、质、量等的变化，以诊察病情的方法。

排出物包括排泄物（人体排出的代谢废物）、分泌物（人体官窍所分泌的液体）及某些病变时产生的病理产物。排出物为脏腑生理功能和病理活动的产物，通过观察其形、色、质、量的变化，可了解脏腑功能是否正常，以及病性的寒热虚实。

望排出物总的规律是：凡色白、清稀者，多属虚证、寒证；色黄、稠浊者，多属实证、热证。

一、望痰涎

（一）望痰

痰为水液代谢障碍所产生的一种病理产物，由于肺、脾、肾三脏均与水液代谢密切相关，且"肺为贮痰之器""脾为生痰之源"，故望痰可以诊察肺、脾、肾三脏的功能状态以及病邪的性质。

痰白、质清稀、量多者，多属寒痰。因寒邪客肺，津液不化，聚而为痰；或脾阳不足，温运无力，湿聚为痰，上逆于肺所致。

痰白、质稠、量多，滑而易咯出者，多属湿痰。因脾失健运，水湿内停，聚而成痰，上逆于肺所致。

痰黄、质黏稠，甚则结块者，多属热痰。因邪热犯肺，肺热壅盛，煎灼津液为痰。

痰少而黏，难于咯出者，多属燥痰。因燥邪伤肺，肺津耗伤，或肺阴亏虚，肺失清肃所致。

痰中带血或咯血，色鲜红者，称咯血。多因热伤肺络，或虚火灼肺所致。

咯吐脓血痰，气腥臭者，为肺痈，因热毒壅肺，血败肉腐而成。

（二）望涎

涎是口腔分泌的黏液，为脾之液，为脾精所化，又为脾气所摄，具有濡润口腔、协助进食和促进消化的作用。望涎可以诊察脾与胃的病变。

口中清涎量多者，多属脾胃阳虚，气不化津所致。

口中黏涎者，多属脾胃湿热，湿浊上泛所致。

小儿口角流涎，涎渍颐下，为滞颐。多由脾虚不能摄津所致，亦可见于胃热、虫积或消化不良。

睡中流涎者，多属胃中有热，或宿食内停，痰热内蕴所致。

口角流涎，伴口眼㖞斜者，多见于中风后遗症，或因风邪中络所致。

二、望呕吐物

呕吐由胃气上逆所致，通过观察呕吐物形、色、质、量的变化，有助于辨别呕吐的病因和病性的寒热虚实。

呕吐物清稀无臭，或呕吐清水者，多为寒呕。因胃阳不足，或寒邪犯胃所致。

呕吐物酸腐，夹杂不消化食物者，多属伤食。因食滞胃脘，胃气上逆所致。

呕吐黄绿色苦水者，多属肝胆湿热或内有郁热所致。

呕吐物暗红有血块，或吐血鲜红，夹有食物残渣者，多属胃有积热，或肝火犯胃，或胃腑瘀血所致。

呕吐清水痰涎，伴胃脘有振水声，口干不欲饮者，为痰饮。因饮停胃脘，胃失和降所致。

三、望二便

（一）望大便

大便的形成和排泄与脾、胃、大肠密切相关，同时受肝、肾、肺三脏功能的影响。通过观察大便的形、色、质、量、次数等变化，可以诊察相关脏腑的功能状况，判断病性的寒热虚实。正常的大便色黄，呈软圆状，干湿适中。

大便清稀如水样，伴腹胀或冷痛者，多属寒湿泄泻。为外感寒湿或饮食生冷，脾失健运，清浊不分所致。

大便黄褐如糜，味臭伴肛门灼热者，多属湿热泄泻。为外感暑湿，或湿热之邪，伤及胃肠，大肠传导失职所致。

大便稀溏，完谷不化，或如鸭溏者，多属脾虚或脾肾亏虚。因脾胃气虚或阳虚，运化失职，或肾阳虚衰，火不煦土，脾失健运所致。

大便夹有黏冻、脓血，伴腹痛、里急后重者，多属痢疾。因饮食不洁，湿热邪毒蕴结大肠，肠络受损所致。

大便色灰白呈陶土色，多见于黄疸。因肝胆疏泄失常，胆汁不能下注于肠以助消化所致。

大便干燥硬结，排出困难，甚则燥结如羊屎者，多因热盛伤津或阴血亏虚，肠道失润，传导不利所致。

大便出血，简称"便血"。多因肠络受损所致。其中血色鲜红，附在大便表面或于排便前后滴出者，为近血（在降结肠及以下部位出血），可见于风热灼伤肠络所致的肠风下血、痔疮或肛裂出血等；血色暗红或紫黑，与大便混合者，为远血（在升结肠及以上部位出血），可因脾气亏虚，气不摄血，或胃肠热盛，灼伤脉络，迫血妄行，或胃肠瘀血积滞所致。

（二）望小便

小便的形成和排泄与体内津液代谢密切相关，有赖于肾和膀胱的气化、肺的通调、脾的运化、三焦的决渎等脏腑功能的正常。故通过观察小便色、质、量、次数的变化，可以了解体内津液的盈亏及相关脏腑的功能状态。正常的小便颜色淡黄，清净而不混浊。

小便清长者，多属虚寒证。因阳虚气化无力，气不化津，水津下趋膀胱所致。

小便短黄者，多属实热证。因热盛伤津，或汗、吐、下而津亏，化源不足所致。

尿中带血者，多因下焦热盛或阴虚火旺，热伤血络，或湿热蕴结膀胱，或结石损伤血络，或脾肾不固，统血无力所致。

尿有砂石者，多因湿热蕴结膀胱，煎熬津液，日久结为砂石所致。

小便浑浊如米泔水，或油腻如脂膏者，称为尿浊。多因脾肾亏虚，清浊不分，脂液下流，或下焦湿热，气化不利，清浊不分并下趋所致。

第四节　望小儿食指络脉

望小儿食指络脉，又称望小儿指纹，是观察 3 岁以内小儿食指掌侧前缘部浅表络脉的形色变化以诊察病情的方法。

一、原理及意义

食指掌侧前缘浅表络脉与寸口脉同属手太阴肺经，故望小儿食指络脉与诊寸口脉意义基本相同。再者，3 岁以内小儿寸口脉位短小，诊脉时常哭闹，不易配合，影响诊脉效果。而小儿皮肤薄嫩，脉络暴露，便于观察，故常以望食指络脉作为辅助诊断的方法，以弥补小儿脉诊的不足。

二、方法

抱小儿于光亮处，医生用左手拇指和食指握住小儿食指末端，再用右手拇指从小儿食指掌侧指尖向指根部轻推几次，用力要适中，使脉络显露，便于观察。

三、三关定位

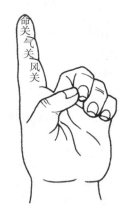

小儿食指按指节分为三关：食指第 1 节（掌指横纹至第 2 节横纹之间）为风关，食指第 2 节（第 2 节横纹至第 3 节横纹之间）为气关，食指第 3 节（第 3 节横纹至指端）为命关（图 1-2）。

图 1-2　小儿指纹三关示意图

四、正常小儿食指络脉

正常络脉在食指掌侧前缘，纹色浅红、略紫，隐隐显露于风关之内，其形态多为斜形、单支，粗细适中。

五、食指络脉的变化

望小儿食指络脉，应注意观察其显隐、色泽、形态、长短等，其辨证要领可概括为：浮沉分表里，红紫辨寒热，淡滞定虚实，三关测轻重。

（一）浮沉

络脉浮显：为病邪在表，见于外感表证。外邪袭表，正气抗邪，鼓舞气血趋向于表，故络脉浮显。

络脉沉隐：为病邪在里，见于外感病病邪入里，或内伤里证。因邪气内困，阻滞气血难于外达，故络脉沉隐。

总之，络脉的浮沉变化，反映了病位的深浅，以辨别证之表里。

（二）色泽

络脉鲜红：属外感风寒。因外邪袭表，气血趋向于表，指纹浮显，故见鲜红。

络脉紫红：属里热证。因里热炽盛，脉络扩张，气血壅滞，故见紫红。

络脉青色：主疼痛、惊风。因痛则不通，脉络气血郁滞；或肝风内动，筋脉拘急，使脉络郁阻，故见青色。

络脉紫黑：为血络郁闭，属病情危重。因邪气亢盛，心肺虚衰，脉络瘀阻，故见紫黑。

络脉淡白：属脾虚、疳积。因脾胃气虚，气血生化乏源，脉络不充，故纹色淡白。

一般而言，络脉颜色的变化，主要反映病邪的性质。络脉色深浓而暗滞者多属实证，为邪气亢盛；络脉色浅淡者，多属虚证，为正气虚衰。

（三）长短

络脉显现于风关时，是邪气入络，邪浅而病轻。

络脉从风关透至气关，其色较深，是邪气入经，邪深病重。

络脉达于命关，其色更深，是邪入脏腑，病情严重，可能危及生命。

络脉直达指端者，称为透关射甲，其色紫黑，提示病情凶险，预后不良。

总之，辨络脉的长短，可测邪气之浅深，病情之轻重。

（四）形状

指纹增粗，分支明显者，多属实证、热证，是因邪正相争，气血壅滞所致。

指纹变细，分支不显者，多属虚证、寒证，是因气血不足，脉络不充所致。

望小儿食指络脉，对儿科疾病的诊断虽然重要，但临床运用时，还要结合其他诊法和具体病情进行综合分析，才能做出正确诊断。

第五节　望　舌

望舌，又称舌诊，是通过观察人体舌质、舌苔和舌下络脉的变化，以诊察疾病的方法。舌诊，是中医望诊的重点内容，也是中医特色诊法之一。

舌诊具有悠久的历史，早在《黄帝内经》中便有关于望舌诊病的记载，如《素问·刺热》曰："病人胸满，唇痿舌青……为有瘀血。"以舌青作为有瘀血的依据。东汉张仲景在《伤寒杂病论》中更将舌诊作为中医辨证的重要组成部分，如《伤寒论·辨阳明病脉证并治》曰："伤寒若吐若下后，七八日不解，热结在里，表里俱热，时时恶风，大渴，舌上干燥而烦，欲饮水数升者，白虎加人参汤主之。"以舌上干燥作为津伤的依据。元代敖氏所著《敖氏伤寒金镜录》，论伤寒舌诊，以舌验证，并附舌图，是我国现存最早的舌诊专著。明清时期，随着温病学派的兴起，对辨舌验齿尤为重视，对温病的辨证论治起到了重要的指导作用。临床实践证明，在疾病的发生发展过程中，舌象变化迅速而又鲜明，能较为客观地反映气血之盛衰、病邪之性质、病位之浅深及病情之轻重和转归等，是临床辨证的重要依据。近代，随着医学科技的发展，多学科互相融合开展了舌诊现代化、客观化、数字化研究，使舌诊理论和临床应用不断得以完善和发展。

一、舌的形态结构

舌是口腔中的一个肌性器官，由舌肌和黏膜组成，形状扁平而长，附着于口腔底、下颌骨和舌骨，有丰富的血管、神经分布。其主要功能是辨别滋味、调节声音、拌和食物、协助吞咽。

舌的上面叫舌背，中医称之为舌面，下面叫舌底。舌面又分为舌体和舌根两部分，舌体和舌根之间有一条人字形界沟，舌体的后部、人字形界沟之前称为舌根；舌体的前端称为舌尖；舌体的中部称为舌中；舌体的两侧称为舌边。伸舌时一般只能看到舌体，故中医诊舌的部位主要是舌体。当舌上卷时，可看到舌底，舌底正中线上有一条连于口腔底的皱襞，称为舌系带。舌系带终点两侧各有一个小圆形突起，称为舌下肉阜，上有腺管开口，中医称其左侧的为金津，右侧的为玉液，是胃津、肾液上潮的孔道。

舌面上覆盖着一层半透明的黏膜，黏膜皱折形成许多细小突起，称为舌乳头。根据形态的不同，舌乳头分为丝状乳头、蕈状乳头、轮廓乳头和叶状乳头四种。其中丝状乳头细长，形如圆锥状乳白色的软刺，数目最多，其复层扁平上皮角化和脱落的细胞，再混以食物残渣、唾液等，使舌黏膜表面形成一层白色的薄薄的苔状物，称舌苔。蕈状乳头钝圆如球，根部细小形成蕈状，数目较少，主要分布在舌尖、舌边，其余散在分布于丝状乳头之间。蕈状乳头表面上皮细胞透明，透过上皮层隐约可见乳头内的毛细血管，肉眼观察呈红色小点。蕈状乳头的形态及色泽变化是舌质变化的主要因素。可见，丝状乳头与蕈状乳头与舌象的形成有着密切关系。轮廓乳头和叶状乳头与味觉有关，而味觉的灵敏程度又与整个消化系统的功能状况有关。

二、舌诊的原理

中医学认为，舌与脏腑、经络、气血、津液有着密切的关系。

（一）舌与脏腑经络的关系

脏腑通过经络与舌体相联，其中心和脾胃与舌的关系最为密切。

舌为心之苗。手少阴心经之别系舌本，即舌与心通过经脉相联而关系密切；舌质血络最丰富，而心主血脉，心血循经上荣于舌体，故心所主血脉的运行情况可通过舌质颜色的变化反映出来；心藏神，舌体的运动又受心神的支配，因此，舌体运动是否灵活自如，言语是否清晰，在一定程度上又能反映"心藏神"的功能。《灵枢·脉度》还指出："心气通于舌，心和则舌能知五味矣。"说明舌的味觉也与心的功能相关。

舌为脾之外候。足太阴脾经连舌本、散舌下，脾精循经上荣于舌；舌体为肌肉组织，赖气血的充养，而脾胃为后天之本，气血生化之源，舌体的荣枯可反映气血的盛衰和脾胃的功能；舌苔乃胃气蒸化谷气上承于舌而形成，可直接反映胃气的盛衰；舌的味觉可影响食欲，而食欲又与脾胃的纳运功能有关。

此外，肾藏精，足少阴肾经循喉咙、夹舌本；肝藏血、主筋，其经脉络于舌本；肺系上达咽喉，与舌根相连。其他脏腑组织也通过经络直接或间接与舌相联，因而，一旦脏腑发生病变，舌象就会发生相应的变化。所以，通过观察舌象的各种变化，可以测知内在脏腑的病变。

（二）舌与气血津液的关系

舌体有赖气血的濡养和津液的滋润，舌体的形质和舌色与气血的盛衰与运行状态有关，舌体和舌苔的润燥与津液的盈亏有关。中医认为唾为肾液、涎为脾液，皆为津液的一部分，它们来自舌下肉阜部唾液腺的开口（中医称为金津、玉液），其生成和输布与肾、脾胃等脏腑密切相关。所以，通过观察舌质、舌苔的颜色、形态和润燥等，可以判断全身气血的盛衰和津液的盈亏。

（三）舌面分候脏腑

脏腑病变反映于舌面，具有一定的分布规律，据历代医籍记载，具体划分方法有以下三种（图1-3）。

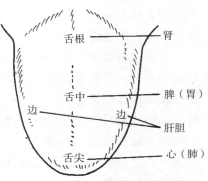

图1-3　舌面脏腑部位分属图

1. 以五脏分属　历代医家略有不同，较为一致的分法是：心肺居上，舌尖属心肺；脾胃居中，舌中部属脾胃；肾位于下，舌根部属肾；肝胆居躯体之侧，舌边属肝胆。此法一般用于内伤杂病的诊断。据临床观察，如舌尖红赤或破溃，多为心火上炎；舌边颜色青紫或斑点，多为肝经气滞血瘀；若舌中苔厚腻，多见于脾失健运所致的湿浊、痰饮、食积；舌中舌苔剥落，多为胃阴不足；舌根舌苔剥落多为肾阴不足等。

2. 以三焦分属　舌尖主上焦，舌中主中焦，舌根主下焦。此法多用于外感温热病的诊断。

3. 以胃脘分属　舌尖主上脘，舌中主中脘，舌根主下脘。此法常用于胃肠病的诊断。

三、舌诊的方法和注意事项

（一）望舌的体位和伸舌姿势

望舌时，患者可采取正坐位或仰卧位，面向光源，头略扬起，尽量张口，自然地将舌伸出口外，舌体放松，舌尖略向下，舌面平展，舌体充分暴露。若伸舌过分用力，或舌体紧张、卷曲，或伸舌时间过长，都会影响舌体血液循环，引起舌色等改变。

（二）望舌的方法

1. 望舌顺序　先望舌质，再望舌苔，按照舌尖、舌中、舌边、舌根的顺序依次观察，最后观察舌下络脉。如果一次望舌判断不清，可让患者休息片刻，再重新望舌。

2. 结合刮舌和揩舌　用消过毒的压舌板的边缘，以适中的力量，在舌面上由舌根向舌尖刮三五次，为刮舌，可鉴别舌苔的有根和无根；用消毒棉签蘸少许生理盐水在舌面上揩抹数次，为揩舌，可了解是否染苔。

此外，还可以询问患者舌体是否有麻木、疼痛、灼热等异常感觉，以及舌的味觉和舌体灵活度等，以协助诊断。

（三）望舌的注意事项

为获得准确的舌诊信息，应注意排除各种非疾病因素对舌象造成的影响。

1. 光线影响　望舌以白天充足而柔和的自然光线为佳，光照的强弱与色调，会影响判断的正确性。如在夜间或暗处，用日光灯为好，光线要直接照射到舌面上，避免有色光源对舌象的影响。

2. 饮食或药物影响　饮食或某些药物的摄入会使舌象发生变化。如进食后，由于食物的摩擦，可使舌苔由厚变薄；饮水后，可使舌苔由燥变润；进辛热食物，舌色会偏红；长期服用某些抗生素，可产生黑腻苔或霉腐苔。

某些食物或药物会使舌苔着色，称为染苔。如饮用牛奶、豆浆、钡剂、椰汁等可使舌苔变白、变厚；食用花生、瓜子、豆类、核桃、杏仁等富含脂肪的食品，在短时间可使舌面附着黄白色渣滓，易与腐腻苔相混；食用蛋黄、橘子、柿子、核黄素等，可将舌苔染成黄色；各种黑褐色食品、药品，或吃橄榄、酸梅，长期吸烟等，可使舌苔染成灰色、黑色。染苔可在短时间内自然退去，或经揩舌除去，被染的舌苔多不均匀地附着于舌面，且与病情不相符。如有疑问，可询问患者的饮食、服药等情况，或结合揩舌的方法进行鉴别。

3. 口腔因素影响　牙齿残缺，可造成同侧舌苔偏厚；镶牙可以使舌边留下齿印；张口呼吸可以使舌苔变干等。这些因素引起的舌象异常，不能作为病理征象，临床上应仔细鉴别，以免误诊。

四、舌诊的内容和正常舌象

（一）舌诊内容

舌诊的内容主要包括望舌质和望舌苔两方面。舌质，即舌体，是指舌的肌肉脉络组织，为脏腑气血所荣。望舌质包括察舌神、舌色、舌形和舌态四个方面，以诊察脏腑的虚实和气血的盛衰。舌苔是指舌面上附着的一层苔状物，是胃气上蒸所成。望舌苔包括诊察苔质和苔色两方面，以判断病邪的性质、病位的浅深和邪正的消长。诊舌时，必须全面观察舌质与舌苔，综合分析，才能得出正确诊断。

（二）正常舌象

正常舌象的特征　舌色淡红，舌质荣润，舌体大小适中、柔软灵活；舌苔薄白均匀，苔质干湿适中，揩之不去，其下有根。简称为"淡红舌，薄白苔"。说明脏腑功能正常，胃气充足，气血津液充盈。

（三）正常舌象的生理变异

正常舌象受年龄、性别、体质、气候环境等内外因素的影响，可以产生生理性变异，如：

1. 年龄因素　儿童是稚阴稚阳之体，脾胃尚弱，而生长发育较快，往往处于代谢旺盛而营养相对不足的状态，故舌质多淡嫩，舌苔偏少易剥；老年人脏腑功能减退，精气渐衰，气血运行迟缓，舌色多暗红。

2. 性别因素　舌象在男女性别上无明显差异。但是，女性在月经期可以出现蕈状乳头充血而使舌色偏红，或舌尖、舌边出现明显点刺，月经过后恢复正常。

3. 禀赋体质因素　因先天禀赋的影响，人的体质不尽相同，因此舌象也可以出现一些差异。如先天性裂纹舌、齿痕舌、地图舌等，舌象虽长期如此，却无临床症状，一般情况下，也就无诊断意义。当然也可表现出对某些病邪的易感性，或某些疾病的好发性。

4. 气候环境因素　地域与季节的差别会引起环境和气候的变化，导致舌象也发生相应的改变。如夏季暑湿盛时，舌苔多厚，多呈淡黄色；秋季燥气当令，苔多偏薄偏干；冬季寒冷，舌常湿润。就地域而言，我国东南地区偏湿热，西北及东北地区偏寒冷干燥，都会使舌象产生一定的差异。

了解以上舌象生理性变异的特征和原因，临证时才能知常达变，避免误诊。

五、望舌质

舌质，即舌体，是舌的肌肉和脉络组织。望舌质主要观察舌的神、色、形、态及舌下络脉五个方面的内容。

（一）望舌神

望舌神指观察舌质的荣枯和舌体的动态。有荣舌、枯舌之分。

1. 荣舌

【舌象特征】舌质红润、有光泽，舌体运动灵活自如，为有神舌。

【临床意义】为气血充盛的表现，见于健康人。虽病亦属善候。

【机理分析】说明脏腑功能正常，气血充盛，津液充足，能够荣养滋润舌体。

2. 枯舌

【舌象特征】舌质干枯，色泽晦暗，缺少血色，活动失灵，为无神舌。

【临床意义】为气血衰败的征象，属病重恶候。

【机理分析】说明脏腑功能衰竭，气血虚衰，津液枯竭，不能荣养舌体。

（二）望舌色

望舌色即观察舌质的颜色。临床多分为淡红、淡白、红、绛、青紫五种。

1. 淡红舌

【舌象特征】舌色淡红润泽（彩图 1）。

【临床意义】见于健康人。或虽病但病情轻浅，气血未伤。

【机理分析】说明心血充足，胃气旺盛。若属外感病初起，多因病情轻浅，邪未入里伤及气血、脏腑，故舌色仍呈现淡红；若属内伤杂病，见舌色淡红明润，说明病情尚轻，气血未伤，或为疾病转愈之佳兆。

2. 淡白舌

【舌象特征】比正常舌色浅淡（彩图 2）。若舌色白而干枯者，称为枯白舌。

【临床意义】主气血两虚、阳虚。枯白舌主脱血、夺气。

【机理分析】气血亏虚，血不荣舌，或阳气虚衰，温运无力，血不上荣，致舌色浅淡。若舌色淡白，舌体瘦薄，属气血两虚；若舌色淡白，舌体胖嫩、湿润，多属阳虚水湿内停。若脱血、夺气，病情危重，舌无血气充养，则见枯白无华。

3. 红舌

【舌象特征】较正常舌色红，或呈鲜红色。

【临床意义】主热证。

【机理分析】由于体内热邪亢盛，血得热则运行加速，舌体脉络充盈；或因阴液亏虚，虚火上炎，致舌色鲜红。

舌色鲜红、起芒刺，兼苔黄厚者，多属实热证；舌色鲜红少苔，或有裂纹，或光红无苔，为虚热证。舌尖红、有芒刺，多为心火上炎；舌边红赤，多为肝胆有热。

4. 绛舌

【舌象特征】较红舌颜色更深，或略带暗红色（彩图 3）。

【临床意义】主里热亢盛、阴虚火旺。

【机理分析】绛舌多由红舌进一步发展而成。其形成的原因多为热入营血，气血沸涌；或营阴耗伤，虚火上炎，使舌体脉络充盈，呈绛色。

舌绛有苔，多属温热病热入营血，或脏腑内热炽盛。绛色愈深，热邪愈甚。舌绛少苔或无苔，或有裂纹，多属久病阴虚火旺，或热病后期阴液耗损。

5. 青紫舌

【舌象特征】全舌呈均匀的青色或紫色，或局部现青紫色斑点。舌淡而泛现青紫者，为淡紫舌；舌红而泛现紫色者，为紫红舌；舌绛而泛现紫色者，为绛紫舌；舌体局部出现青紫色斑点，大小不等，不高于舌面者，为瘀斑、瘀点。

【临床意义】主气血瘀滞。

【机理分析】由气血运行不畅所致。

全舌青紫者，多因全身性血行瘀滞；舌有紫色斑点者，可能是瘀血阻滞于某一局部，或局部血络损伤所致。

舌色淡红中泛现青紫者，多因肺气壅滞，或肝郁血瘀，或气虚无力推动血液运行，使血流缓慢所致；亦可见于先天性心脏病，或某些药物、食物中毒等。

舌淡紫而湿润者，可因阴寒内盛，阳气被遏，血行凝滞；或阳气虚衰，气血运行不畅，血脉瘀滞所致。舌紫红、绛紫而干枯少津者，多为热毒炽盛，内入营血，营阴受灼，津液耗损，气血壅滞所致。

（三）望舌形

望舌形指观察舌质的形状，包括老嫩、胖瘦、齿痕、裂纹、点刺等方面的特征。

1. 老、嫩舌

【舌象特征】舌质纹理粗糙或皱缩，质地坚敛，舌色较暗者，称为老舌（彩图 4）；舌质纹理细腻、浮胖娇嫩，舌色浅淡者，称为嫩舌（彩图 5）。

【临床意义】老舌多主实证；嫩舌多主虚证。

【机理分析】舌质老和嫩是辨别疾病虚实的标志之一。

实邪亢盛，充斥体内，而正气未衰，邪正交争，邪气壅滞于上，故舌质苍老。

气血不足，舌体脉络不充，或阳气亏虚，运血无力，寒湿内生，以致舌嫩色淡。

2. 胖、瘦舌

【舌象特征】舌体较正常大而厚，伸舌满口，称为胖大舌（彩图 6）；舌体较正常瘦小而薄，称为瘦薄舌（彩图 7）。

【临床意义】胖大舌多主水湿、痰饮内停证；瘦薄舌多主气血两虚、阴虚火旺证。

【机理分析】舌体淡白胖大，舌面水滑者，多为脾肾阳虚，津液不化，水湿内停所致；舌体红赤胖大，舌苔黄腻者，多因脾胃湿热或痰热内蕴，或平素嗜酒，湿热酒毒上泛所致。

瘦薄舌总由气血阴液不足，不能充盈舌体，舌失濡养所致。舌体瘦薄而色淡者，多属气血两虚；舌体瘦薄、红绛干燥少苔或无苔者，多属阴虚火旺，阴津耗伤。

3. 齿痕舌

【舌象特征】舌体边缘有牙齿压迫的痕迹，称为齿痕舌（彩图 8）。

【临床意义】主脾虚、水湿内盛证。

【机理分析】舌边有齿痕，多因舌体胖大而受牙齿挤压所致，故多与胖大舌同见。

舌淡胖大而润，边有齿痕者，多属阳虚水湿内停或寒湿内盛所致；舌淡红而边有齿痕者，多为脾虚或气虚；舌淡红而嫩，舌体不大而边有轻微齿痕者，可见于先天性齿痕舌。

4. 肿胀舌

【舌象特征】舌体肿大满口，不能闭口缩回，称为肿胀舌。

【临床意义】肿胀舌多因酒毒或热毒上泛所致。

【机理分析】舌体肿胀，其色红绛，为心脾热盛，热毒上壅。舌紫肿胀，为邪热入血，夹酒毒上攻所致。某些食物、药物中毒而致血液凝涩，络脉瘀滞，引起舌色青紫晦暗而肿胀。

5. 点、刺舌

【舌象特征】点，指突起于舌面的红色或紫红色星点。大者为星，小者为点，称为红星舌或红点舌。刺，指舌乳头增大突起，抚之刺手的红色或黄黑色点刺，称为芒刺舌

（彩图 9）。

【临床意义】主脏腑热极，或血分热盛。

【机理分析】舌生点刺，是因邪热炽盛，充斥舌络所致。一般点刺愈多，颜色愈深，则邪热愈甚。

点刺舌总属邪热亢盛。舌尖点刺，为心火亢盛；舌边点刺，为肝胆火盛；舌中点刺，为胃肠热盛。若舌红生点刺兼黄燥苔，为气分热盛；舌绛生点刺兼少苔或无苔，为热入营血。

6. 裂纹舌

【舌象特征】舌面上出现多少不等、深浅不一、形状各异的裂纹或裂沟，称为裂纹舌（彩图 10）。

【临床意义】主热盛伤阴，血虚不润，脾虚失养。

【机理分析】舌红绛而有裂纹，多属热盛伤阴，舌体失于濡润，舌面萎缩所致；舌色淡白而有裂纹，多为血虚不润；舌淡白胖嫩、边有齿痕而见裂纹者，多为脾虚失运，水湿停留，舌体失养所致。

若生来舌面上就有较浅的裂沟、裂纹，裂纹中一般有苔覆盖，且无不适感觉者，称先天性裂纹舌，应与病理性裂纹舌加以鉴别。

（四）望舌态

舌态即舌的动态，正常的舌态应是舌体柔软，运动灵活，伸缩自如。常见的病理舌态包括痿软、强硬、歪斜、颤动、吐弄、短缩等。

1. 痿软舌

【舌象特征】舌体软弱，无力伸缩回旋。

【临床意义】主气血两虚，热灼津伤，阴亏至极。

【机理分析】痿软舌多因气血亏虚，阴液亏损，舌肌筋脉失养而废弛，致使舌体痿软。

舌淡白无华而痿软者，多属气血两虚；舌红绛少苔或无苔而痿软者，多因外感病后期，热极伤阴，或内伤杂病，阴虚火旺所致；舌红干而渐痿者，为肝肾阴亏，舌肌筋脉失养所致。

2. 强硬舌

【舌象特征】舌体失于柔和，板硬强直，屈伸不利，转动不灵。

【临床意义】主热入心包，高热伤津，风痰阻络。

【机理分析】多因外感热病，邪入心包，扰乱心神，致舌无主宰而强硬；或热盛伤津，筋脉失养，舌体失其柔和；或肝风夹痰，风痰阻滞舌体脉络等，致舌体强硬。

舌色红绛少津而强硬者，多因邪热炽盛所致；舌体强硬、胖大兼厚腻苔者，多因风痰阻络所致；舌强语言謇涩，伴肢体麻木、眩晕者，多为中风先兆。

3. 歪斜舌

【舌象特征】伸舌时舌体偏向一侧（彩图 11）。

【临床意义】主中风或中风先兆。

【机理分析】多因肝风内动，夹痰或夹瘀，痰瘀阻滞一侧经络，受阻侧舌肌弛缓，伸缩无力，而健侧舌肌如常，导致伸舌时舌体向弛缓侧偏斜。多伴见口眼㖞斜、半身不遂等。

4. 颤动舌

【舌象特征】舌体震颤抖动，不能自主。

【临床意义】为肝风内动之象。

【机理分析】凡气血亏虚，或热极阴亏，使筋脉失于濡养而动风；或肝阳化风等，皆可出现颤动舌。

久病舌淡白而颤动者，多属血虚生风；新病舌绛而颤动者，多属热极生风；舌红少津而颤动者，多属阴虚动风、肝阳化风。另外，酒毒内蕴，亦可见舌体颤动。

5. 吐、弄舌

【舌象特征】舌伸出口外，不即回缩者，称为吐舌；舌反复吐而即回，或舌舐口唇四周、抖动不停者，称为弄舌。

【临床意义】多属心脾有热。

【机理分析】心脾二经有热，故常伸舌于口外。另，吐舌可见于疫毒攻心，或正气已绝；弄舌多见于热甚动风先兆。吐弄舌亦可见于小儿智力发育不全。

6. 短缩舌

【舌象特征】舌体短卷、紧缩，不能伸长，甚至伸舌难以抵齿。

【临床意义】主寒凝筋脉，气血亏虚，痰浊阻滞，热盛伤津。

【机理分析】舌短缩，色淡白或青紫而湿润者，多属寒凝筋脉，舌脉挛缩；或气血俱虚，舌失充养，筋脉萎缩；舌短缩而胖，苔滑腻者，多属脾虚不运，痰浊内蕴，经气阻滞所致；舌短缩而红绛干燥者，多属热盛伤津，筋脉挛急所致。总之，病中见舌短缩，是病情危重的表现。

此外，先天性舌系带过短，亦可见舌短缩。

（五）望舌下络脉

正常人舌系带两侧各有一条纵行的大络脉，称为舌下络脉。正常情况下，它呈淡紫色，其管径小于2.7mm，长度不超过从舌尖到舌下肉阜连线的3/5，脉络无怒张、紧束、弯曲、增生等，排列有序。多数为单支，极少数有双支（彩图12）。由于舌下络脉的变化有时会早于舌象变化，因此，舌下络脉是分析气血运行情况的重要依据。

1. 观察方法　让病人张口，将舌体向上腭方向翘起，舌尖轻抵上腭，勿用力太过，使舌体自然放松，舌下络脉充分显露。首先观察舌络的长短、粗细、颜色，有无怒张、弯曲等异常改变，然后观察周围细小络脉的颜色、形态有无异常。

2. 病态舌络　舌下络脉粗胀、有分支，或呈青紫、绛、绛紫、紫黑色，或舌下细小络脉呈暗红色或紫色网络，或舌下络脉曲张如紫色珠子状大小不等的瘀血结节等改变，多属血瘀（彩图13）；若舌下络脉短而细，周围小络脉不明显，舌色偏淡者，多属气血不足，脉络不充。

六、望舌苔

舌苔，是指散布在舌面上的一层苔状物，由胃气蒸腾胃中阴液上承于舌面而形成。正常的舌苔薄白均匀，干湿适中，舌面的中部、根部稍厚。

望舌苔包括观察苔质和苔色两方面的变化。

（一）望苔质

苔质指舌苔的质地、形态。临床常见的苔质变化有薄厚、润燥、腻腐、剥落、真假等。

1. 薄、厚苔

【舌象特征】透过舌苔能隐隐见到舌体者，称为薄苔，又称见底苔；不能透过舌苔见到舌体者，称为厚苔（彩图 14），又称不见底苔。

【临床意义】主要反映邪气的浅深和正气的盛衰。薄苔多见于疾病初起，邪在表；厚苔多主邪盛入里，或内有痰湿、食积。

【机理分析】舌苔薄白而均匀，或中部稍厚，干湿适中，为正常舌苔，提示胃气充足。若病，说明病情轻浅，胃气未伤。厚苔是由胃气夹湿浊、痰浊、食积等熏蒸于上，积滞舌面而成。说明病邪在里，病情较重。

舌苔由薄转厚，提示邪气渐盛，或表邪入里，为病进；舌苔由厚转薄，或舌上复生新的薄白苔，提示正气胜邪，或内邪消散外达，为病退的征象。

舌苔的薄厚转化，一般是渐变的过程，如薄苔突然增厚，提示邪气极盛，迅速入里；若厚苔骤然消退，舌上无新生舌苔，为正不胜邪，或胃气暴绝。

2. 润、燥苔

【舌象特征】舌苔润泽，干湿适中，称为润苔；舌面水分过多，伸舌欲滴，扪之湿滑，称为滑苔；舌苔干燥，扪之无津，甚则舌苔干裂，称为燥苔。苔质干燥而粗糙，扪之碍手，称为糙苔。

【临床意义】润苔主津液未伤；燥苔主热盛津伤，阴液亏耗，或阳虚气不化津。

【机理分析】润苔是正常舌苔的表现之一。若病，提示体内津液未伤，如风寒表证、湿证初起、食滞、瘀血等均可见润苔。

滑苔为水湿内聚之征，主痰饮、水湿。多为感受寒湿之邪，或脾阳不振，痰饮、水湿内停所致。

燥苔提示体内津液已伤。多见于高热、大汗、吐泻后，或过服温燥药物等，导致体内津液耗伤，舌失濡润而干燥。

糙苔可由燥苔进一步发展而成，多见于热盛伤津之重证；若为糙裂苔，多属津伤已极；若苔质粗糙白厚而不干者，多为秽浊之邪盘踞中焦。

舌苔由润变燥，提示热重津伤，或津失输布；舌苔由燥转润，主热退津复，或饮邪始化。

3. 腻、腐苔

【舌象特征】苔质颗粒细腻致密，融合成片，如有油腻之状，紧贴舌面，刮之不去，称为腻苔；苔质颗粒粗大疏松，如豆腐渣堆积舌面，根底松浮，揩之易去，称为腐苔。

【临床意义】主湿浊、痰饮、食积。

【机理分析】腻苔多由湿浊内蕴，阳气被遏，湿浊痰饮停聚舌面而成。腐苔多因阳热有余，蒸腾胃中秽浊之邪上泛于舌面所致，主食积胃肠，或痰浊内蕴。若病中腐苔渐退，续生薄白新苔，为正气胜邪，病邪消散之象；若腐苔脱落，不能续生新苔者，属于无根苔，为病久胃气衰败之征。

4. 剥落苔

【舌象特征】舌苔全部或部分脱落，脱落处舌面光滑无苔。

舌苔多处剥脱，舌面仅斑驳残存少量舌苔者，称花剥苔（彩图 15）；舌苔全部剥脱，舌面光滑如镜者，称为镜面舌（彩图 16）；舌苔不规则剥脱，边缘凸起，界限清楚，形似地图，部位时有转移者，称为地图舌（彩图 17）；舌苔剥脱处舌面不光滑，仍有新生苔质颗粒者，称为类剥苔。

【临床意义】主胃气不足，胃阴耗伤，或气血两虚。

【机理分析】剥脱苔的形成，总因胃气匮乏，不能上熏于舌，或胃阴耗伤，不能上承于舌所致。

舌红苔剥多为阴虚；舌淡苔剥或类剥苔，多为血虚或气血两虚；镜面舌色红绛者，为胃阴枯竭。

舌苔从全到剥，是胃的气阴不足，正气渐衰的表现；舌苔剥落后，复生新的薄白苔，为邪去正胜，胃气渐复之佳兆。

辨舌苔的剥落还应与先天性剥苔加以区别。先天性剥苔是生来就有的剥苔，其部位常在舌面中央人字沟之前，呈菱形，多与先天禀赋有关。

5. 真、假苔

【舌象特征】舌苔紧贴于舌面，坚敛着实，刮之难去，如从舌体上长出者，称为有根苔，此属真苔；若舌苔松腐，刮之即去，刮后舌面光洁者，称为无根苔，此属假苔。

【临床意义】真苔是有胃气的征象；假苔提示胃气衰败。

【机理分析】判断舌苔真假，以有根、无根为标准。真苔是胃气所生，或胃气熏蒸食浊等，邪气上聚于舌面而成，苔有根蒂，故舌苔与舌体不可分离；假苔是因胃气匮乏，不能续生新苔，而已生之旧苔逐渐脱离舌体，浮于舌面，故苔无根蒂，刮后无根。

病之初期、中期，舌见真苔且厚，为邪气壅盛，病较深重；久病见真苔，说明胃气尚存。

（二）望苔色

苔色的变化主要有白苔、黄苔、灰黑苔三类。临床可单独出现，亦可相兼出现。望苔色应结合苔质、舌质的变化进行综合判断。

1. 白苔

【舌象特征】舌苔呈现白色。白苔有厚薄之分。

【临床意义】属正常苔色。亦主表证、寒证、湿证。

【机理分析】苔薄白而润，可为正常舌象，或为表证初起，或是里证病轻，或是阳虚内寒；苔薄白而滑，多为外感寒湿，或脾肾阳虚，水湿内停；苔薄白而干，多由外感风热所致；苔白厚腻，多为湿浊内盛，或痰饮、食积停滞；苔白厚腻而干，多为湿浊痰饮停聚中焦，津液不能上承所致。

白苔不仅主表证、寒证，在特殊情况下也可主热证。如舌上布满白苔，白厚如积粉，扪之却不燥，称为积粉苔，可见于外感温热病，系外感秽浊湿邪与热毒相结而成；苔白燥裂，扪之粗糙如砂石者，称为糙裂苔，主燥热伤津，多因温病化热迅速，津液暴伤，苔尚未转黄而里热已炽所致。

2. 黄苔

【舌象特征】舌苔呈现黄色。根据苔黄的程度，有浅黄、深黄和焦黄之分。

【临床意义】主热证、里证。

【机理分析】邪热熏灼于舌，故苔呈黄色。苔色愈黄，说明热邪愈甚，浅黄苔为热轻，深黄苔为热甚，焦黄苔为热极。

舌苔由白转黄，或呈黄白相兼，为外感表证处于化热入里、表里相兼阶段。

薄黄苔提示热势轻浅，多见于风热表证，或风寒化热入里初起。

苔淡黄而润滑者，称为黄滑苔，多为阳虚寒湿之体，水湿痰饮聚久化热所致。

苔黄而干燥，甚至苔干而硬，颗粒粗大，扪之糙手者，称黄糙苔；苔黄而干涩，中有裂纹如花瓣状，称黄瓣苔；黄黑相兼，称为焦黄苔（彩图18）。均主热炽伤津，燥结腑实之证。

黄苔而质腻者，称黄腻苔，主湿热或痰热内蕴，或为食积化腐。

3. 灰黑苔

【舌象特征】灰苔与黑苔只是颜色浅深有别，故常并称为灰黑苔。

【临床意义】主热极或寒盛。

【机理分析】灰黑苔多由白苔或黄苔转化而成。灰黑苔可见于寒湿病中里寒之重证，亦可见于热性病中里热之重证，黑色愈深，病情愈重。

苔质的润燥是辨别灰黑苔寒热属性的重要指征。灰黑苔多由白苔转化而成，苔灰黑湿润，多为阳虚寒湿内盛，或痰饮内停。灰黑苔多由黄苔转化而成，苔焦黑干燥，舌质干裂起刺者，为热极津枯之证。

七、舌象分析要点及舌诊的临床意义

（一）舌象分析要点

1. 察舌的神气和胃气 舌之神气主要来自对舌质的观察，体现在舌的色泽及舌体运动两个方面。如舌色淡红而鲜明，舌质滋润，舌体运动灵活，为有神气；反之，若舌色晦暗枯槁，舌体运动呆滞，为无神气。

舌之胃气，主要来自对舌苔的观察，表现在舌苔的生长情况方面。有根苔提示胃气充足，舌有胃气；无根苔提示胃气衰败，舌无胃气。

总之，舌有神气、胃气，表明脏腑精气不衰，病情较轻，预后良好；舌无神气、胃气，表明脏腑精气已衰，病情较重，预后不良。

2. 舌质和舌苔的综合诊察　舌质和舌苔的变化所反映的生理和病理意义各有侧重，舌质的颜色、形态主要反映脏腑气血津液的情况；舌苔的变化主要与感受病邪和病证的性质有关。因此，临床诊病时，不仅要分别掌握舌质、舌苔的基本变化及其主病，还应注意舌质和舌苔之间的相互关系，将舌质和舌苔综合起来进行判断。

（1）舌质或舌苔单方面异常　舌质或舌苔单方面出现异常变化时，无论病之新久，常提示病情单纯而不复杂，立法或治疗可从主要方面入手。如舌质正常，仅舌苔有异常变化，主要提示病邪的性质、病程的长短、病位的深浅、病邪的强弱和消长等方面的情况，而正气尚未明显损伤，临床治疗应以祛邪为主。若仅舌质有异常变化，则主要反映脏腑功能的强弱、气血津液的盛衰及输布情况等，临床治疗应重在调整阴阳、调和气血、扶正祛邪。

（2）舌质和舌苔均出现异常　舌质与舌苔变化一致，常提示病机相同，所主病证一致，说明病变也比较单纯。如舌质红，舌苔黄而干燥，主实热证；舌质红瘦，苔少或无苔，主阴虚内热；舌质淡嫩，舌苔白润，主虚寒证等。

舌质与舌苔变化不一致，甚至出现相反的变化时，多提示病因病机比较复杂，此时应对两者的病因病机以及相互关系进行综合分析，甚至须四诊合参后，才能最终做出判断。如舌质红绛，舌苔白滑腻，红绛舌主里热炽盛，而苔白滑腻常见于寒湿、痰饮、湿浊内盛等，两者主病不一致，甚至对立。此时就必须综合分析、详细分析后再做判断。其成因可为外感热病，营分有热，故舌质红绛，但气分有湿，则苔白滑腻；或平素为阴虚火旺之体，复感寒湿之邪，或痰食停积，故舌苔白而滑腻。

3. 舌象的动态分析　无论外感还是内伤，在疾病发展过程中，其病机、病情等都在不断地发展变化，能反映内在病变的舌象也必然随之发生变化，通过对舌象的动态观察，可以了解疾病的进退、顺逆等病变趋势，为早期诊断、早期治疗提供重要依据。

如外感病中舌苔由薄变厚，表明邪气由表入里；舌苔由白转黄，为病邪化热的征象；舌质由淡红变为红绛，舌苔干燥，为邪热充斥，气营两燔；舌苔剥落而少苔或无苔，舌质红绛，为热入营血，气阴两伤。在内伤杂病的发展过程中，舌象的变化也有一定规律。如中风病人见舌质淡红，舌苔薄白，提示病情较轻，预后良好。若舌色由淡红转红，再转为暗红、红绛、紫暗，舌苔由白转黄腻或焦黑，或舌下络脉怒张，提示风痰化热，瘀血阻滞；反之，舌色由暗红、紫暗转为淡红，舌苔渐化，多提示病情趋向稳定好转。

可见，掌握舌象与疾病发展变化的关系，可以更好地认识疾病演变的规律。

（二）舌诊的临床意义

舌与脏腑经络的密切联系，决定了舌象的变化能比较客观真实地反映疾病的病理本质，可以为诊断疾病、辨证施治提供重要的依据，因此望舌诊病有着极为重要的临床意义。

1. 判断邪正的盛衰　舌象可以反映机体正气与邪气的盛衰状况。如舌质淡红而润泽，柔软灵活，说明正气充足，精血充盛，运行正常。舌色淡白，为气血两虚，正气不足；舌苔有根，提示胃气充足；舌苔无根或光剥无苔，提示胃气衰败；舌苔厚，提示里邪盛实；舌苔薄，表明邪气轻浅。故望舌可以判断邪正的盛衰。

2. 区别病邪的性质　不同性质的病邪，在舌象上反映出不同的变化。如外感风寒，苔多薄白而润；外感风热，苔多薄白而干或苔浅黄；寒湿为病，多见舌质淡，苔白滑；湿浊、痰饮、食积等邪，可见舌苔厚腻；实热证，则舌红绛，苔黄燥；燥邪为患，则舌红少津；内有瘀血，舌质紫暗或有斑点，或舌下络脉怒张。故望舌可区别不同性质的病邪。

3. 辨别病位的浅深　无论外感病或内伤病，舌苔之薄厚及舌色变化可以反映邪气之浅深轻重。如外感病中，苔薄多为疾病初起，邪在浅表，病情较轻；苔厚则提示病邪入里，病位较深，多为里证。舌质红为病邪入里，主气分热盛；舌色由红变绛，则为邪入营分，营分热盛；舌色深绛或紫暗，少苔或无苔，多为邪入血分，伤及阴血。以上充分说明不同的舌象提示病位浅深不同。

在内伤杂病中，不同的脏腑功能失常，可出现不同的舌象变化。如舌尖红、起芒刺，多属心火亢盛；舌边红多属肝胆热盛；舌苔白而厚腻，多因脾失健运，湿邪内阻，可见于痰饮、湿浊等证；舌中部苔黄厚腻，多属脾胃湿热；舌体颤动，多为肝风内动；舌体歪斜，多为中风或中风先兆等。

4. 推断病势进退　舌象往往随邪正消长和病情的进退呈现相应的动态变化，特别是在外感病中，变化十分迅速。如从舌苔上看，苔色由白转黄，由黄转为灰黑，苔质由薄变厚，由润转燥，多为病邪由表入里，由轻转重，由寒化热，邪热内盛，津液耗伤，为病进；反之，若舌苔由厚变薄，由黄变白，由燥转润，为病邪渐退，津液复生，病情向好的方面转变。从从舌质上看，舌色由淡红转为红、绛或绛紫，或舌面有芒刺、裂纹，是邪热内入营血，有伤阴、血瘀之势，为病进；若舌色由淡红转为淡白、淡紫且湿润，舌体胖嫩有齿痕，为阳气受伤，阴寒内盛，病邪由表入里，由轻转重，亦为病进。

因此，我们应善于通过对舌象的动态观察，来测知病势之进退。

5. 估计病情预后　舌荣有神，舌面有苔，舌态正常者，为邪气不盛，正气未伤，胃气不衰，预后较好；反之，舌质枯晦，舌苔无根，舌态异常者，为正气虚衰，胃气衰败，病情凶险，预后不良。

本章小结

望诊分为全身望诊、局部望诊、望排出物、望小儿食指络脉和望舌五大类。全身望诊包括望神、色、形、态四个方面，其中，望神和望色是全身望诊的重点。对神的旺衰的判断应从多方面综合诊察，不仅要通过望诊重点观察患者的眼神、神情、气色、形体、动态等，还要结合语言、呼吸、舌象、脉象、饮食等进行综合判断。望色重点观察人体面部皮肤的颜色和光泽。健康人面部皮肤的色泽称常色，其特征是明润含蓄。常色分主色和客色。疾病状态时面部的色泽称病色，其特征是晦暗枯槁，或暴露浮显。病色分善色和恶色，明亮润泽者，称善色；晦暗枯槁者，称恶色。临床病理面色变化主要有青、赤、黄、白、黑五种，分别提示不同脏腑的病变和不同性质的疾病。望形体主要是观察患者形体的强弱胖瘦、体质特征等来诊察疾病的方法。望姿态是观察患者的动静姿态和肢体异常动作以诊察疾病的方法。

局部望诊是在整体望诊的基础上，根据病情和诊断需要，对患者身体某些局部进行细致的观察，以诊察疾病的方法。内容包括望头面、五官、躯体、四肢、二阴、皮肤等，临床根据病情有所侧重。

望排出物是指通过观察患者排出物的形、色、质、量等变化，以诊察病情的方法。排出物望诊的总规律是：凡色白、清稀者，多属虚证、寒证；色黄、稠浊者，多属实证、热证。

望小儿食指络脉，是指观察3岁以内小儿食指掌侧前缘部浅表络脉的形色变化以诊察病情的方法。望小儿食指络脉，应注意观察其显隐、色泽、形态、长短等。其辨证要领可概括为：浮沉分表里，红紫辨寒热，淡滞定虚实，三关测轻重。

望舌是中医诊断的主要特色之一，主要包括望舌质和望舌苔两方面。望舌质包括察舌神、舌色、舌形和舌态四个方面。望舌神是观察舌质的荣枯和舌体的动态，有荣舌、枯舌之分；望舌色，即舌质的颜色，临床多分为淡红、淡白、红、绛、青紫五种；望舌形是指望舌质的形状，包括老嫩、胖瘦、齿痕、裂纹、点刺等方面特征；望舌态，即望舌体的动态，常见病理舌态有痿软、强硬、歪斜、颤动、吐弄、短缩等。望舌苔包括苔质和苔色两方面的变化。望苔质，即望舌苔的质地、形态，临床常见的苔质变化有厚薄、润燥、腻腐、剥落、真假等；望苔色，即望舌苔的颜色，苔色的变化主要有白苔、黄苔、灰黑苔三类。通过诊舌，可以判断邪正的盛衰，区别病邪的性质，辨别病位的浅深，以及推断病势的进退和估计病情的预后。

第二章 闻 诊

闻诊是通过听声音和嗅气味来收集病情资料、诊察疾病的方法。听声音包括听辨患者在疾病过程中的语声、语言、呼吸、咳嗽、呕吐、呃逆、嗳气、太息、喷嚏、鼻鼾、肠鸣等各种声响；嗅气味包括嗅病体发出的异常气味、排出物的气味以及病室的气味。

人体的各种声音和气味，都是在脏腑生理活动和病理变化过程中产生的。所以通过诊察各种声音和气味的异常变化，可以判断脏腑的生理功能和病理变化，为临床诊病、辨证提供依据。

第一节 听声音

听声音是指听辨患者语声、言语和气息的高低、强弱、清浊、缓急等变化，以及脏腑功能失调所发出的咳嗽、呕吐、肠鸣等异常声响，以判断脏腑功能和疾病性质的诊察方法。

声音的发出，是肺、喉、会厌、舌、齿、唇、口、鼻等器官协调活动，共同发挥作用的结果，同时与肺、心、肾等脏腑有着密切关系。肺主气，司呼吸，气动则有声，故肺气为发声的动力；肾主纳气，为气之根，必由肾间动气上出于舌而后能发出声音；心主神志，言语发声受心神支配等，均与发声有关。因此，听辨声音不仅可以诊察发音器官的病变，而且可以根据声音的变化，进一步推断脏腑和整体的病理变化。

一、正常声音

正常声音，是指人在正常生理状态下发出的声音，亦称为"常声"。具有发声自然，音调和畅，言语清楚，应答自如，言与意符等特点，说明气血充盛，发音器官和脏腑功能正常。

由于年龄、性别、禀赋等不同，正常声音亦有高低、强弱、清浊等不同。一般男性多声低而浊，女性多声高而清，儿童则声音尖利清脆，老人则声音浑厚低沉，并存在个体差异。此外，语声的变化亦与情志变化相关，如喜时发声多欢悦，怒时发声多忿厉急疾，悲哀时发声多悲惨断续，敬则发声多正直严肃，爱则发声多温柔和悦。这些因一时情感触动而发出的声音，均属正常声音的范畴。

二、病变声音

病变声音，是指疾病反映于语声、语言及人体其他声响方面的变化。

（一）语声异常

语声主要指患者在疾病过程中说话的声音以及呻吟、惊呼等异常声响。通过听辨语声的变化来判断正气的盛衰、邪气的性质和病情的轻重。语声的听辨应注意语声的有无，语调的高低、强弱、清浊、钝锐，以及有无呻吟、惊呼等异常声响。

一般而言，凡语声高亢，洪亮有力，声音连续者，多属阳证、实证、热证，是阳盛气实、功能亢奋的表现；语声低微，细弱无力，声音断续者，多属阴证、虚证、寒证，多为禀赋不足、气血虚衰的表现。

1. 语声重浊 又称声重，指发出的声音沉闷而不清晰，或似有鼻音。多为外感风寒或痰湿阻肺，导致肺气失宣，鼻窍不利而成。

2. 音哑与失音 语声嘶哑者，为音哑；语而无声者，为失音，古称"喑"。两者的病因病机基本相同，前者病轻，后者病重。新病音哑或失音，多属实证，多因外感风寒或风热袭肺，或痰浊壅肺，肺气不宣，清肃失职所致，即所谓"金实不鸣"。久病音哑或失音，多属虚证，多因精气耗伤，肺肾阴虚，虚火灼肺，以致津枯肺损，声音难出，即所谓"金破不鸣"。暴怒叫喊或持续高声宣讲，耗气伤阴，咽喉失润，亦可导致音哑或失音。妇女妊娠后期出现音哑或失音者，为妊娠失音，古称"子喑"，多为胞胎阻碍肾之络脉，使肾精不能上荣于咽喉所致，一般分娩后即愈。

3. 呻吟 指病痛难忍时所发出的哼哼声，多因身有痛楚或胀满不舒所致。新病呻吟，声音高亢有力者，多属实证；久病呻吟，声音低微无力者，多属虚证。

4. 惊呼 指患者突然发出的惊叫声，其声尖锐，表情惊恐，多为剧痛或惊恐所致。小儿阵发惊呼，多为受惊；成人惊呼，除惊恐外，多为剧痛或精神失常。

（二）语言异常

语言主要指患者语言表达与应答能力有无异常，吐字是否清晰流利等。心主神明，言为心声，故语言异常主要反映心神的病变。

1. 谵语 神识不清，语无伦次，声高有力，伴身热烦躁者，为谵语。多为邪热亢盛，扰乱心神所致，属实证。多见于外感热病，热入心包，或肠热腑实，痰热扰心等证。

2. 郑声 神识不清，语言重复，时断时续，语声低弱模糊者，为郑声。多因久病心气大伤，心神散乱所致，属虚证。见于多种疾病的晚期、危重阶段。

3. 独语 自言自语，喃喃不休，见人语止，首尾不续者，为独语。多因心气不足，神失所养，或气郁生痰，蒙蔽心窍所致。多见于癫病、郁病。

4. 错语 神志清楚，语言表述经常出错，错后自知者，为错语。虚证多因心气不足，心神失养所致，多见于久病体虚，或老年脏气衰弱之人；实证多为痰浊、瘀血、气郁等阻遏心神所致。

5.狂言 精神错乱，狂躁妄言，语无伦次，不避亲疏者，为狂言。多因情志不遂，气郁化火，痰火互结，扰乱神明所致，多属阳证、实证。常见于狂病、伤寒蓄血证。

6.语謇 神志清楚，思维正常，但语言不流利，吐字不清晰者，为语謇。因习惯而成者，称为口吃，不属病态。病中语謇，每与舌强并见，多因风痰阻络所致，多见于中风先兆，或中风后遗症。

（三）呼吸异常

闻呼吸是指诊察患者呼吸频率的快慢，气息的强弱，呼吸音的清浊，以及呼吸是否均匀通畅等。人体正常状态下，呼吸均匀通畅，不快不慢，运动或情绪激动时呼吸加快，睡眠时呼吸变慢、变深，皆属生理性变化。一般呼吸气粗而快者，多属实证；呼吸气微而慢者，多属虚证。

1.喘 指呼吸困难，短促急迫，甚则张口抬肩，鼻翼扇动，不能平卧。其发病与肺、肾关系密切，临床有虚实之分。

凡发病急骤，声高息粗，胸中胀闷，唯以呼出为快，形体强壮，脉实有力者，为实喘。多因风寒、风热袭肺，或痰热壅肺，痰饮停肺，肺失肃降，肺气上逆所致。凡发病徐缓，声低息微，息短不续，动则喘甚，唯以深吸气为快，形体羸弱，脉虚无力者，为虚喘。多因肺肾亏虚，肾不纳气所致。

2.哮 指呼吸急促似喘，喉间有哮鸣音，常反复发作，缠绵难愈。多因痰饮内伏，复感外邪引动诱发；也可因久居寒湿之地，或过食酸咸生腥等而诱发。

哮与喘的区别：喘以呼吸困难，气息急促为主，哮以喉间哮鸣音为特征。喘不兼哮，哮必兼喘。临床上哮与喘常同时出现，故常并称为哮喘。

3.短气 指呼吸气急短促，数而不能接续，似喘而不抬肩，喉中无哮鸣音。短气有虚实之分，虚证短气，声低息微，兼体弱神疲、乏力等，多因肺气不足，或元气亏虚所致；实证短气，呼吸息粗，兼见胸部窒闷，胸腹胀满等，多因痰饮、气滞，或胃肠积滞所致。

4.少气 又称气微。指呼吸微弱而声低，气少不足以息，言语无力。主诸虚劳损，多因久病体虚，或肺肾气虚所致。

（四）咳嗽

咳嗽指肺气向上冲击喉间，气道受到刺激而发出的一种声响。多因外邪袭肺、痰湿阻肺、内伤损肺，或有害气体刺激等，使肺失宣降，肺气上逆而致。古人认为有声无痰谓之咳，有痰无声谓之嗽，有痰有声谓之咳嗽。咳嗽多见于肺系疾病，然而其他脏腑病变亦可累及肺脏而引起咳嗽，故《素问·咳论》曰："五脏六腑皆令人咳，非独肺也。"

临床上除听辨咳嗽的声音外，还必须结合伴随咳嗽咯出的痰的色、量、质的特征，以及发病时间、病史和兼症等，进行诊察，以辨别病证的寒热虚实。

咳声重浊，痰白清稀，鼻塞不通，多属外感风寒，因风寒束肺，肺失肃降所致。

咳声不扬，痰稠色黄，不易咳出，多属热证，因热邪犯肺，灼伤肺津，肺失清肃所致。

咳声重浊紧闷，痰多易咳，多属实证，因寒痰、痰湿停聚于肺，肺气失宣所致。

咳声低微无力，多属虚证，多因久病肺气虚损，宣降无力所致。

干咳无痰，或痰少而黏，不易咳出，多属燥邪犯肺，或肺阴亏虚，清肃失职所致。

咳嗽呈阵发性，发则连声不绝，咳声终止时有鸡啼样回声，为顿咳，因其病程较长，缠绵难愈，又称"百日咳"。常见于小儿，多因风痰搏结，郁而化热，阻遏气道所致。

咳声如犬吠，伴声音嘶哑，吸气困难，喉中有伪膜，重擦出血，随之复生，见于白喉，因时行疫毒攻喉所致。

（五）呕吐

胃内容物（包括饮食物、痰涎、水液等）上逆，经口而出，称呕吐。是胃失和降，胃气上逆的表现。前人称有物无声为吐，有声无物为干呕，有声有物为呕吐。临床上难以截然分开，一般统称为呕吐。临床上根据呕吐声音的强弱、吐势的缓急、呕吐物的性状、气味及兼症等，可判断病证的寒热虚实。

呕声微弱，吐势徐缓，呕吐物清稀者，多属虚寒证。常因脾胃阳虚，温运失司，胃气失和上逆而致。

呕声壮厉，吐势较猛，呕吐物呈黏稠黄水，或酸或苦者，多属实热证。常因热邪伤胃，胃气失和上逆而致。

呕吐呈喷射状，多为热扰神明，或头颅外伤，脑髓有病等所致。多属病重。

呕吐酸腐食物，多属伤食。常因暴饮暴食，食滞胃脘，胃失和降，胃气上逆所致。

对于某些比较特殊的呕吐，须四诊合参，才能做出正确诊断。如饮食不洁，餐后呕吐，多为食物中毒；朝食暮吐或暮食朝吐，为胃反，多属脾胃阳虚；口干欲饮，饮入即吐，为水逆，多因痰饮停胃，胃气上逆所致。

总之，呕吐者，暴病多实，久病多虚。

（六）呃逆

从咽喉部发出一种不由自主的冲击声，声短而频，呃呃作响，不能自制，称呃逆。唐代以前称"哕"，俗称"打呃"，是胃气上逆所致。临床上根据呃声的高低强弱、间歇时间的长短，来判断病证的寒热虚实。

一般呃声频作，高亢而短，其声有力者，多属实证；呃声低沉，声弱无力者，多属虚证。

新病呃逆，其声有力者，多属寒邪或热邪客于胃；久病、重病呃逆不止，声低无力者，多属胃气衰败之危候。

偶尔呃逆，呃声不高不低，短暂且无其他病史及兼症者，多因饮食刺激，或食后寒气入胃，属一时胃气上逆，不视为病态。

（七）嗳气

嗳气指胃中气体上出咽喉所发出的一种长而缓的声音。古称"噫"，俗称"打饱嗝"，也属胃气上逆的表现。临床根据嗳气声音的强弱和气味的不同，可判断病证的寒热虚实。

嗳气酸腐，兼脘腹胀满而厌食者，多为食滞胃脘，胃气上逆所致。

嗳气频作响亮，嗳气后脘腹胀减，嗳气发作随情志变化而增减者，多为肝气犯胃。

嗳气低沉断续，无酸腐气味，兼见纳呆食少者，多因脾胃气虚，胃气失和上逆所致，多见于老年人或久病体弱者。

嗳气频作，兼脘腹冷痛，得温缓解者，多为寒邪客胃，或为胃阳亏虚。

日常饱食或饮碳酸饮料后，偶见嗳气，无其他兼症者，不属病态。

（八）太息

太息指患者情志抑郁，胸胁胀闷不畅时发出的长吁或短叹声，又称叹息。多为情志不遂，肝气郁结的表现。

（九）喷嚏

喷嚏指肺气上冲于喉鼻而发出的声响。若新病喷嚏频作，兼恶寒发热，鼻塞流清涕者，多因外感风寒，鼻窍不利所致，属表寒证。若季节变化，反复出现喷嚏，鼻痒，流清涕，多属于气虚、阳虚之体，易受风邪侵袭。常人偶发喷嚏，不属病态。

（十）鼻鼾

鼻鼾指熟睡或昏迷时，喉鼻随呼吸发出的一种声响，是气道不利的表现。熟睡时鼾声大，多因慢性鼻病或睡姿不当所致，老年人及体胖多痰者较常见。若昏迷不醒，鼾声不绝者，多属热入心包或中风入脏之危候。正常人入睡后有鼻鼾而无其他症状，不属病态，中老年人、肥胖者多见。

（十一）肠鸣

肠鸣指腹中胃肠蠕动所产生的声响。正常情况下，肠鸣音低弱而和缓，一般难以直接闻及；而当腹中气机不和时，导致胃肠中水气相搏发出的声响，可直接闻及。临床根据肠鸣发生的频率、强度、音调以及兼症等，加以辨别。

胃脘如囊裹水，振动有声，起立行走或以手按抚胃脘部，其声下移者，多为水饮停聚于胃，中焦气机受阻所致。

脘腹部饥肠辘辘，得温得食则减，受寒、饥饿时加重者，多为中气不足，胃肠虚寒所致。

肠鸣高亢频急，脘腹痞满，大便泄泻者，多为风寒湿邪客于胃肠，胃肠气机紊乱所致。

肠鸣稀少，多因肠道传导功能障碍所致。肠鸣音完全消失，腹部胀满疼痛拒按者，属肠道气滞不通之重证。

第二节　嗅气味

嗅气味，是指嗅辨患者身体散发的气味与病室气味以诊察疾病的方法。在疾病情况下，由于邪气侵扰，脏腑功能失调，气血运行失常，秽浊排除不利，产生腐浊之气，可出现体气、口气、分泌物、排泄物的气味异常。

一般气味酸腐臭秽者，多属实热；气味不重或微有腥臭者，多属虚寒。故嗅气味可以辨别病证的寒热虚实。

一、病体气味

病体气味指患者身体散发出的各种异常气味。包括口气、汗、痰、涕、呕吐物、二便、经、带、恶露等排出物的异常气味。临床上，医生除直接闻诊所得外，还可以通过询问病人或陪诊者而获知。

（一）口气

口气指从口中散发出的异常气味。正常人呼吸或讲话时，口中无异常气味散出。

口中散发出臭气，为口臭。多与口腔不洁、龋齿及消化不良等因素有关。

口气酸臭，伴纳呆食少，脘腹胀满者，多属食积胃肠。

口气臭秽者，多属胃热。

口气腐臭，或兼咳吐脓血者，多属内有溃腐脓疡。

口气臭秽难闻，牙龈腐烂者，多为牙疳病。

（二）汗气

汗气指患者随汗出而散发的气味。

汗气腥膻，多见于风湿、湿温、热病等。多因风湿热久蕴皮肤，或汗后衣物不洁所致。

汗气臭秽者，多见于瘟疫，多因火毒内盛所致。

腋下汗气膻臊者，因湿热内蕴所致，可见于狐臭病。

（三）痰涕之气

正常状态下，人体排出少量痰或涕，一般无异常气味。

咳吐痰涎清稀量多，无异味者，属寒证。

咳痰黄稠味腥者，多为热邪壅肺所致。

咳吐浊痰脓血，腥臭异常者，多属肺痈，多为热毒炽盛，血腐化脓所致。

鼻流清涕，无异味者，多为外感风寒。

鼻流浊涕腥秽，状如鱼脑者，为鼻渊，多因湿热上蒸所致。

（四）呕吐物之气

呕吐物清稀无臭味者，多属胃寒；气味腐臭而秽浊者，多属胃热。

呕吐未消化食物，气味酸腐者，为食积。

呕吐脓血而腥臭者，多为内有痈疡。

（五）排泄物之气

排泄物之气，包括大小便及妇人经血、带下等的异常气味。临床应结合望诊、问诊综合判断。

大便臭秽难闻者，多为肠中郁热；大便溏泄而腥者，多为脾胃虚寒；大便泄泻臭如败卵，或夹有未消化食物，矢气酸臭者，多为伤食。

小便臊臭，黄赤浑浊者，多属膀胱湿热；尿液散发出烂苹果气味者，多属消渴病后期。

妇女经血臭秽者，多为热证；经血气腥者，多为寒证。

妇女带下臭秽而黄稠者，多属湿热；带下腥臭而清稀者，多属寒湿；带下奇臭，色混杂者，应进一步检查，以排除妇科癌症。

二、病室气味

病室气味是由患者身体或其排泄物、分泌物的气味散发于室内而成。气味从病体发出以致充斥病室，说明病情危重。临床通过嗅病室气味，可推断病势及作为诊断特殊疾病的参考。

病室有血腥气味，多为失血证。

病室有尿臊气，多见于水肿晚期患者。

病室有烂苹果气味，多见于消渴重症患者。

病室有蒜臭气味，多见于有机磷农药中毒。

病室散发腐臭气味，病者多患有疮疡溃腐之疾。

病室臭气触人，多为瘟疫类疾病。

病室有尸臭气味者，多为脏腑败坏，病属危重。

本章小结

闻诊是通过听声音和嗅气味来收集病情资料，以诊察疾病的方法。听声音包括听辨患者在疾病过程中的语声、语言、呼吸、咳嗽、呕吐、呃逆、嗳气、太息、喷嚏、鼻鼾、肠鸣等各种声响；嗅气味包括嗅病体发出的异常气味、排出物的气味以及病室的气味。

语声主要指患者在疾病过程中说话的声音以及呻吟、惊呼等异常声响。语声的听辨应注意语声的有无，语调的高低、强弱、清浊、钝锐以及有无呻吟、惊呼等异常声响。一般而言，凡语声高亢，洪亮有力，声音连续者，多属阳证、实证、热证；语声低微，细弱无力，声音断续者，多属阴证、虚证、寒证。常见语声异常有语声重浊、喑哑和失音、呻吟、惊呼等。语言主要指患者语言表达与应答能力有无异常，吐字是否清晰流利等。常见异常有谵语、郑声、独语、错语、狂言、语謇等。闻呼吸是指诊察患者呼吸频率的快慢、气息的强弱、呼吸音的清浊，以及呼吸是否均匀通畅等。一般呼吸气粗而快者，多属实证；呼吸气微而慢者，多属虚证。常见的呼吸异常有喘、哮、短气、少气等。

疾病状态下，咳嗽除听辨咳嗽的声音外，还必须结合伴随咳嗽咯出的痰的色、量、质特征，以及发病时间、病史和兼症，呕吐应根据呕吐声音的强弱、吐势的缓急、呕吐物的性状、气味及兼症，呃逆应根据呃声的高低强弱、间歇时间的长短，嗳气应根据嗳气声音的强弱和气味的不同等，判断病证的寒热虚实。

嗅气味，是指嗅辨患者身体散发的气味与病室气味以诊察疾病的方法。一般气味酸腐臭秽者，多属实热；气味不重或微有腥臭者，多属虚寒。

第三章　问　诊

　　问诊是医生通过对病人或陪诊者进行有目的地询问，以获得病情资料的一种诊察方法，是中医诊断疾病的基本方法之一，对临床有重要意义。

第一节　问诊的意义和方法

　　问诊在临床中占有重要地位，诊察疾病时，应与其他三个诊法有机结合进行运用。进行问诊时，应注意询问的方法，以期获得真实而全面的病情资料。

一、问诊的意义

　　疾病的发生、发展、变化的过程及诊治经过，患者的自觉症状、既往病史、生活习惯、饮食嗜好等，只有病者自己了解得最清楚，体会得最深刻，因此只有通过问诊才能获得这方面的临床资料。尤其是在某些疾病的早期，病人仅有自觉症状而尚未呈现客观体征时，只有通过问诊，才能使医生抓住诊断的重要线索，为疾病的早期诊断和治疗提供依据。此外，通过问诊还可以了解患者的思想动态及其他与疾病有关的情况，有助于疾病的诊断和治疗。对于病情复杂或诊断困难的病人，详细而深入的问诊尤为重要。

　　问诊，素为历代医家所重视。如《素问·征四失论》说："诊病不问其始，忧患饮食之失节，起居之过度，或伤于毒。不先言此，卒持寸口，何病能中？"《素问·三部九候论》亦说："必审问其所始病，与今之所方病，而后各切循其脉……"是说临诊时，首先应询问疾病的开始和导致疾病发生的原因以及目前的症状，若不询问清楚，单凭诊脉达不到全面诊察的目的。所以明代著名医家张介宾认为问诊是："诊病之要领，临证之首务"。

二、问诊的方法和注意事项

　　问诊是医生了解病情，获取病证资料的过程。医生能否通过询问病人或陪诊者，及时、准确、全面地获得有关的病情资料，与医生问诊水平的高低、知识的掌握和运用、问诊的方法与技巧及临床实践等因素有密切关系。所以，临床中要正确运用好问诊，除必须熟练掌握问诊内容，具有坚实的理论基础外，还应掌握好问诊的方法与沟通技巧，加强临床实践，以提高问诊的效率。

（一）问诊的方法

1. 抓住重点，全面询问　问诊不是医患之间的简单交谈，也不是医生的泛泛而问，既要重点突出，又要详尽全面。主诉和现病史是问诊的核心内容，是中医辨证诊断的主要依据。医生要认真倾听病人叙述的痛苦和不适，善于从中抓住主症、确定主诉，并围绕主诉有目的地进行深入、细致的询问。

2. 边问边辨，问辨结合　在问诊过程中，医生必须注重和善于对患者叙述的主要症状进行思考、分析，并根据中医辨证理论，结合望、闻、切三诊的信息，以便进一步有目的、有重点地询问。同时，还要做到边问边辨，边辨边问，问辨结合，从而减少问诊的盲目性以利于疾病的正确诊断。

（二）问诊的注意事项

1. 环境宜安静　问诊应在较安静适宜的环境下进行，以免受到干扰，尤其对某些病情不便当众表述者，应单独询问，以便病人无拘束地叙述病情。古代医家对此就很重视，如《素问·移精变气论》中说："闭户塞牖，系之病者，数问其情，以从其意。"询问病情，宜直接向病人本人询问，若因病重意识不清等而不能自述者，可向知情人或陪诊者询问，但当病人能陈述时，应及时加以核实或补充，以便掌握准确、可靠的资料。

2. 态度应和蔼　医生对病人的疾苦要关心体贴，视病人如亲人。在问诊时，对病人的态度既要严肃认真，又要和蔼可亲，细心询问并耐心听取病人叙述病情，使病人感到温暖亲切，愿意主动陈述病情。如《医门法律·问病论》所说："医，仁术也。仁人君子必笃于情，笃于情，则视人犹己。问其所苦，自无不到之处。古人闭户塞牖，系之病者，数问其情。诚以得其欢心，则问者不觉烦，病者不觉厌，庶可详求本末而治无误也。"如遇病情较重或较难治愈的病人，要鼓励病人树立战胜疾病的信心。医生切忌出现悲观、惊讶的语言或表情，以免增加患者的思想负担，给病人带来消极的影响而使病情加重。

3. 语言宜通俗　医生在询问病情时，语言要通俗易懂，切忌使用患者听不懂的医学术语，如便溏、潮热、里急后重等。应使用当地群众通俗易懂的语言问诊，以便使病人明白，能准确叙述病情。

4. 内容忌片面　医生在问诊时，如发现病人叙述病情不够清楚，可对病人进行必要的、有目的的询问或做某些提示，但绝不可凭个人主观意愿去暗示、套问病人，以避免所获病情资料片面或失真，影响正确诊断。

5. 重点抓主诉　医生在问诊时，应重视病人的主诉，要善于抓住主诉并围绕主诉有目的地深入询问。既要重视主症（疾病的主要症状或体征），还要了解一般兼症，广泛收集有关的辨证资料，避免遗漏病情，影响诊断。

对危急病人，应抓住主症，扼要询问并重点检查，以便争取时机，迅速抢救病人。待病情缓解后，再进行详细询问。切不可机械地苛求完整记录而延误抢救时机，造成不良后果。

第二节　问诊的内容

问诊的内容包括一般情况、主诉、现病史、既往史、个人生活史和家族史等。询问时，应根据就诊对象的具体情况，如初诊或复诊、门诊或住院等实际情况，有针对性地进行询问。

一、一般情况

一般情况包括患者的姓名、性别、年龄、婚否、民族、职业、籍贯、工作单位、现住址、电话号码等。

询问一般情况的意义在于：一方面便于与病人或家属进行联系和随访，对病人的诊断和治疗负责；另一方面可使医生获得与疾病有关的资料，为诊断治疗提供一定的依据。不同年龄、性别、职业、籍贯的人群，各有不同的多发病。问年龄，可初步了解病人体质的强弱及某些易发疾病，如婴幼儿气血未充，脏腑娇嫩，故易患外感、水痘、麻疹、顿咳、惊风、伤食等病证；青壮年气血充盛，抗病力强，病多实证；老年人气血虚衰，抗病力下降，病多虚证。此外，癌症、胸痹、中风等也多见于中老年。不同的性别，也易患不同的疾病，例如妇女有月经、带下、妊娠、产育等方面的特殊疾病；男子可有遗精、阳痿等特殊病变。另外，对职业和籍贯的询问，亦可作为诊病之参考，尤其对于职业病及地方病的诊断具有更重要的意义。如长期从事水中作业者，易患寒湿痹证；矽肺、汞中毒、铅中毒等疾病，常与所从事的职业有关；某些地区因水土关系而使人易患瘿瘤，疟疾在岭南等地发病率较高，蛊虫见于长江中下游一带等。

二、主诉

主诉是指病人就诊时最感痛苦的症状或体征及其持续时间，如"发热 1 个月""胃脘隐痛 1 周，加重 1 天"等。

主诉一般只有一两个症状。主诉通常是病人就诊的主要原因，也是疾病的主要矛盾所在，是调查、认识、分析及处理疾病的重要线索。通过主诉常可初步估计疾病的范围和类别、病势的轻重缓急等情况。

询问时，医生首先要善于抓住主诉，然后以该主诉为中心，进一步问清其部位、性质、程度、时间等情况。一般病情简单、病程短者，主诉容易确定；病情复杂、病程长、多脏病变、症状繁多者，提取主诉相对困难。这时应以病人目前最痛苦且急于解决的症状或体征作为主诉，进行详细深入的询问。

确切的主诉常可作为某系统疾病的诊断向导。如病人叙述有眩晕、汗出、心悸、胸痛、神疲、乏力等感觉，如其中主要症状是心悸、胸痛，医生便可根据此为主诉或主症，初步考虑为心病。然后围绕该主症进一步深入询问胸痛的部位、性质、程度、时间及有关兼症和病史，再结合其他三诊全面诊察，以便做出正确诊断。

记录主诉时，要用具体的症状和体征描述，文字简洁精炼，主诉不等于病名。

三、现病史

现病史是指围绕主诉从起病到此次就诊时，疾病的发生、发展、变化以及诊治的经过。其内容包括发病情况、病变过程、诊治经过及现在症状四个部分。

（一）发病情况

发病情况主要包括发病时间的新久，发病原因或诱因，最初的症状及其性质、部位，当时曾做过哪些处理等。询问病人的发病情况，对辨别疾病的病因、病位、病性有重要作用。一般起病急、时间短者，多为外感病，属实证；患病已久、反复发作、经久不愈者，多为内伤病，属虚证或虚实夹杂证。如因情志不舒而致胁肋胀痛，急躁易怒者，多属肝气郁结；因暴饮暴食而致胃脘胀满疼痛者，多属胃有积滞等。

（二）病变过程

一般可按发病时间的先后顺序，询问其病情演变的主要过程。如某一阶段出现过哪些主要表现，症状的性质、程度有何变化，何时好转或加重，何时出现新的病情，病情变化有无规律等。通过询问病变过程，可以了解疾病邪正斗争情况及病情发展趋势等。

（三）诊治经过

诊治经过主要包括患者从起病到此次就诊的过程中，曾经被医生做出的诊断及治疗情况。如询问初诊患者曾做过哪些检查、结果怎样、做过何种诊断、经过哪些治疗、治疗的效果及反应如何等。了解既往的诊治情况，可作为疾病当前诊断与治疗的参考和借鉴。

（四）现在症状

现在症状是辨证与辨病的重要依据，是问诊的主要内容。现在症虽属现病史范畴，但因其包括的内容较多，故将另列一节专门讨论。

四、既往史

既往史又称过去病史，主要包括病人平素的身体健康状况，以及过去曾患疾病的情况。

（一）既往健康状况

病人平素的健康状况可能与其现患疾病有一定的关系，故可作为分析判断病情的依据。如素体健壮，现患疾病多为实证；素体衰弱，现患疾病多为虚证；素体阴虚，易感温燥之邪，多为热证；素体阳虚，易受寒湿之邪，多为寒证。

（二）既往患病情况

询问既往患病情况主要包括询问病人过去曾患过何种其他疾病，是否接受过预防接种，有无药物或其他物品的过敏史，做过何种手术治疗等。

询问既往病史对诊断现患疾病有一定的作用。如哮病、痫病等，经治疗后，症状虽已消失，但尚未根除，某些诱因常可导致旧病复发。

五、个人生活史

个人生活史主要内容包括生活经历、精神情志、饮食起居、婚姻生育等。

（一）生活经历

询问病人的出生地、居住地及经历地，尤其是注意有地方病或传染病流行的地区，有助于排除某些地方病或传染病的诊断。

（二）精神情志

精神情志的变化，对某些疾病的发生、发展与变化有一定影响。因此，了解病人的性格特征、当前精神情志状况及其与疾病的关系等，有助于对病情的诊断，并可对病人进行思想上的开导从而有助于治疗。

（三）饮食起居

饮食偏嗜、生活起居失调是导致某些疾病发生的原因之一。如素嗜肥甘者，多病痰湿；偏食辛辣者，易患热证；贪食生冷者，易患寒证；素日喜热恶凉者，多为阴气偏盛；喜凉恶热者，多为阳气偏盛；好逸恶劳者，常脾失健运，易生痰湿；劳倦过度者，精气易耗，易患诸虚劳损；起居失常，饮食无节，嗜酒过度者，易患胃病、肝病等。可见了解患者饮食起居情况，对分析判断病情有一定的意义。

（四）婚姻生育

对成年患者应注意询问是否结婚、结婚年龄、爱人的健康状况以及有无传染病或遗传病。育龄期女性应询问其月经初潮年龄或绝经年龄、月经周期、行经天数和带下的量、色、质等变化。已婚女性还应询问其妊娠次数、生产胎数及有无流产、早产、难产等。

六、家族史

家族史主要询问病人的父母、兄弟姐妹、爱人、子女等以及与病人接触密切的其他人的健康和患病情况，必要时应询问直系亲属的死亡原因。

询问家族史对诊断某些遗传病及传染病有重要意义。有些遗传性疾病与血缘关系密切，有些传染性疾病，与生活密切接触有关。

第三节　问现在症

问现在症是指对病人就诊时所感到的痛苦和不适以及与疾病有关的全身情况进行详细询问。

问现在症的范围广泛，内容较多，究竟如何进行询问方能恰当而全面呢？明代医家张介宾创造性地提出了"十问"的内容，即《景岳全书·传忠录·十问篇》中记载的"一问寒热二问汗，三问头身四问便，五问饮食六问胸，七聋八渴俱当辨，九因脉色查阴阳，十从气味章神见"。自张介宾以后，一般临床医家都认为"十问"的内容是比较全面而有重点的，在此基础上，《医学实在易》更总结出了《十问歌》，即："一问寒热二问汗，三问头身四问便，五问饮食六问胸，七聋八渴俱当辨，九问旧病十问因，再兼服药参机变，妇女尤必问经期，迟速闭崩皆可见，再添片语告儿科，天花麻疹全占验。""十问"内容言简意赅，对当今临床仍有指导意义。但在实际运用中，并不是说每个病人、每种疾病都必须依此顺序询问，而应该有目的地结合病情灵活掌握，根据病人的不同情况，灵活而有主次地进行询问，不能千篇一律地机械套问。

一、问寒热

问寒热是指询问病人有无怕冷或发热的感觉。寒与热是疾病的常见症状，是辨别病邪性质和机体阴阳盛衰的重要依据。

寒即怕冷，是病人的主观感觉，临床有恶风、恶寒、寒战、畏寒之别。恶风是指病人遇风觉冷，避之可缓的症状，较恶寒轻。恶寒是指病人自觉怕冷加衣覆被或近火取暖而寒冷不缓解者。寒战是指恶寒严重，而伴有全身发抖的症状，又称战栗，为恶寒之甚。畏寒是指病人身寒怕冷，加衣覆被或近火取暖而寒冷能缓解者。

热即发热，包括体温高于正常，以及体温虽正常，但患者自觉全身或某一局部发热，如五心烦热、骨蒸发热等。病人自觉胸中烦热，伴手足心发热者，称为五心烦热；病人有热自骨内向外蒸发之感者，称为骨蒸发热。

寒与热的产生，主要取决于病邪的性质和机体阴阳盛衰两个方面。一般邪气致病时，由于寒为阴邪，其性清冷，故寒邪致病多见恶寒等症；热为阳邪，其性炎热，故热邪致病多见发热等症。机体阴阳失调时，阳盛则热，阴盛则寒；阴虚则热，阳虚则寒。可见，寒热是机体阴阳盛衰的外在表现，即寒为阴象，热为阳象。通过询问病人恶寒与发热的情况，可作为辨别病变性质和机体阴阳盛衰的重要依据。

了解寒热情况，首先应询问病人有无怕冷或发热的症状，还要询问寒热出现的时间、寒热的轻重、持续的长短及其兼症等。

临床常见的寒热症状有恶寒发热、但寒不热、但热不寒、寒热往来四种类型。

（一）恶寒发热

恶寒发热是指病人恶寒与发热同时出现，多见于外感病的初期阶段。恶寒与发热并见是诊断表证的重要依据。外邪侵袭肌表，卫阳被遏，肌腠失于温煦则恶寒；邪气外束，玄府闭塞，卫阳失宣则郁而发热。在外感病中，恶寒是主症，是发热的前奏。外邪袭表，无论是否发热，恶寒为必有之症，故有"有一分恶寒，便有一分表证"之说。

由于感受外邪的性质不同，恶寒发热又可分为以下3种类型。

1.恶寒重发热轻　即患者感觉恶寒明显，伴有轻微发热，是外感风寒的特征，主风寒表证。由于寒为阴邪，寒邪袭表伤阳，故恶寒明显；又因寒性凝滞，使卫阳郁闭失宣，故同时出现轻微发热。

2.发热重恶寒轻　即患者感觉发热较重，同时又感轻微怕冷，是外感风热的特征，主风热表证。由于风热为阳邪，阳邪致病则阳盛，阳盛则热，所以发热较重；又因风热袭表，使腠理开泄，所以同时有轻微恶寒。

3.发热轻而恶风　即患者感觉有轻微发热并有恶风感。多因外感风邪所致，属伤风表证。由于风性开泄，腠理疏松，阳气郁遏不甚，所以发热恶风皆轻。

外感表证的寒热轻重，不仅与病邪性质有关，而且和邪正盛衰密切相关。如邪正俱盛者，恶寒发热皆较重；邪轻正衰者，恶寒发热均较轻；邪盛正衰者，多为恶寒重而发热轻。

（二）但寒不热

但寒不热是指病人只感怕冷而不觉发热的症状。多属阴盛或阳虚所致的里寒证。根据发病急缓、病程长短，可分为以下两种类型。

1.新病恶寒　可见于外感病初起尚未发热之时，也见于寒邪直接侵袭脏腑经络者。如病人突然恶寒，四肢不温，或脘腹冷痛，或咳喘痰鸣者，属里实寒证。多因感受寒邪较重，阳气郁遏，皮毛失其温煦所致。若恶寒严重，而伴有全身发抖的症状，称为寒战。多为邪正剧烈相争所致，可见于瘟疫、伤寒和疟疾等疾病。

2.久病畏寒　也称畏冷，指病人经常畏寒肢冷，得温可缓，属里虚寒证。多因阳气虚衰，形体失于温煦所致，常伴面白舌淡、脉沉迟无力等。

（三）但热不寒

病人只发热，不觉寒冷或反恶热者，称为但热不寒。多属阳盛或阴虚所致的里热证。根据发热的轻重、时间、特点等不同，可分为壮热、潮热、微热三种类型。

1.壮热　病人高热（体温在39℃以上）持续不退，不恶寒反恶热者，称为壮热。多因外邪入里，邪正相搏，阳热内盛，蒸达于外所致。可见于伤寒病的阳明证和外感温热病的气分证，属里实热证。此乃风寒之邪入里化热或温热之邪内传于里，邪盛正实，交争剧烈，里热炽盛，蒸达于外所致，多兼面赤、汗多、烦渴饮冷、舌红苔黄、脉洪大等热盛症状。

2.潮热　按时发热或按时热甚，发热如潮汐之有定时，称为潮热。临床上常见日晡潮热、湿温潮热与阴虚潮热三种类型。

（1）日晡潮热　常于日晡即申时（下午3～5时）发热明显，或热势更甚，见于阳明腑实证，故又称阳明潮热。临床常兼口渴饮冷、腹满硬痛、大便秘结、舌苔黄燥等症。由于阳明经气旺于日晡之时，奋力驱邪外出，邪热与正气交争加剧，加之胃肠燥热内结而导致热势增高。

（2）湿温潮热　病人午后发热明显，并有身热不扬（肌肤初扪之不觉很热，但扪之稍久即感灼手），兼见头身困重、胸闷呕恶、大便溏烂等症者，属湿温潮热。湿热内蕴是湿温潮热的病机。湿邪黏腻，湿遏热伏，郁蒸于中焦。午后阳明气旺，正邪相争，因而午后热甚。湿遏热伏，热邪难于透达，故身热不扬。

（3）阴虚潮热　午后及夜间低热，常表现为五心烦热或骨蒸发热，兼见盗汗颧红、口燥咽干等症，属阴虚潮热，系由阴液亏损，阴不制阳，而生虚热所致。可见于温病热入营分之时。

3. 微热　热势不高，一般在 37℃～38℃ 之间，或仅自觉发热者，称为微热。微热一般发热时间较长，属内伤发热，包括阴虚发热、气虚发热和小儿疰夏等。

（1）阴虚发热　即上述阴虚潮热。多见于外感温热病后期。

（2）气虚发热　由气虚而引起的长期微热。其特点是长期发热不止，热势较低，劳累后发热明显，同时兼见神疲乏力、少气懒言、自汗头晕、腹胀便溏、舌淡脉虚等症。其主要病机是：脾为气机升降的枢纽，有升发敷布阳气之功，使体内的阴阳不断地趋于平衡状态。如果脾气虚弱，中气不足，无力升发敷布阳气，阳气不能宣泄于外而郁于肌表，故发热；劳则气耗，中气益虚，阳气更不得敷布，故郁热加重。

（3）小儿疰夏　又称为小儿夏季热，表现为小儿在炎热的夏季，长期发热不已，兼见烦躁口渴、无汗多尿等症，至秋凉时不治自愈。其病机是：小儿气阴不足（体温调节机能尚不完善），不能适应夏令炎热气候所致。

另外，微热也可由气郁、血瘀等所致。

（四）寒热往来

寒热往来是指恶寒与发热交替发作，又称往来寒热，是邪正相争，互为进退的病理表现，为半表半里证的特征，可见于少阳病和疟疾。

1. 寒热往来无定时　指病人时冷时热，一日发作多次，无时间规律，若同时兼见胸胁苦满、默默不欲饮食、心烦喜呕、口苦、咽干、目眩、脉弦等症，多为少阳病，主半表半里证。其病理机制是：外邪由表内传，而尚未达于里，邪气停留于半表半里之间，邪正相争，相持不下，邪胜则恶寒，正胜则发热，所以恶寒与发热交替发作。

2. 寒热往来有定时　即寒战与高热交替发作，有明显的时间规律性。若发有定时，每日发作一次，或二三日发作一次，并兼头痛剧烈、口渴、多汗等症，则为疟疾。其病理机制是：由于疟邪侵入人体，伏藏于半表半里之间，入与阴争则寒，出与阳争则热，故寒战与高热交替出现，休作有时。《素问·疟论》说："阴阳上下交争，虚实更作，阴阳相移也。"又说："夫疟气者，并于阳则阳胜，并于阴则阴胜，阴胜则寒，阳胜则热。"《诸病源候论》认为疟疾的发作有一定的时间，此与卫气的昼夜循行规律有关，卫气与邪气一日相遇一次则发病一次，二三日相遇一次则二三日发病一次。

二、问汗

《素问·阴阳别论》说："阳加于阴谓之汗。"故汗是由阳气蒸化津液，从玄府达于体表而成。正常汗出具有调和营卫、滋润皮肤、载邪外出、调节体温等作用。通常人在体力活动、剧烈运动、进食辛辣、气候炎热、衣被过厚、情绪激动等情况下汗出，属生理现象。

若当汗出而无汗，不当汗出而汗多，或仅见身体的某一局部汗出，均属病理现象。发生疾病时，多种因素可影响汗的生成与调节。如外邪侵袭，营卫失调；或阳热亢盛，逼津外泄；或津血不足，汗失化源等，皆可引起异常出汗。总之，病理性的无汗或有汗，与机体正气不足和病邪侵扰等因素密切相关。由于病邪的性质以及气血阴阳亏损的程度不同，临床可出现各种不同情况的病理性汗出。所以，通过询问病人汗出的异常情况，对判断病邪的性质及机体阴阳的盛衰有重要意义。

询问时，应注意了解病人有无出汗及出汗的时间、多少、部位、特点及其主要兼症等。

（一）有汗无汗

在疾病过程中，尤其对外感病人，询问汗的有无是判断外邪的性质和卫阳盛衰的重要依据。

1. 表证有汗 多见于外感风邪所致的太阳中风证，即伤风表证；或见于外感风热所致的表热证，即风热表证。由于风性开泄，热性升散，风热袭表，腠理疏松，故见汗出。如卫阳素虚，肌表不固，则更易汗出。

2. 表证无汗 多属外感寒邪所致的太阳伤寒证，即风寒表证。因寒性收引，腠理致密，玄府闭塞，因而无汗。

3. 里证有汗 导致里证有汗的原因较多，如阳盛实热、阴虚内热、阳气亏虚、亡阳或亡阴等。临床应结合汗出的特点及其兼症进行辨证。如汗出量多，伴壮热面赤、口渴饮冷、舌红苔黄者，属里实热证，因里热炽盛，蒸津外泄所致。至于阴虚内热、阳气亏虚、亡阳或亡阴等导致的汗出，因其各有不同的汗出特征，故将在特殊汗出中论述。

4. 里证无汗 指当汗出时而不出汗。常因阳气不足，蒸化无力；或津血亏耗，生化乏源所致。多见于久病虚证患者。

（二）特殊汗出

特殊汗出是指在出汗的时间、出汗的状况等方面具有某些特征的病理性汗出。主要有以下四种。

1. 自汗 病人醒时汗出，活动尤甚者，称为自汗。多见于气虚或阳虚证，常伴气短乏力、神疲畏寒、舌淡脉弱等症。由于阳气亏虚，不能固卫肌表，玄府不密，津液外泄，故见自汗。动则耗伤阳气，因而汗出尤甚。

2. 盗汗 入睡之后汗出，醒后则汗止，称为盗汗。多见于阴虚内热证或气阴两虚证，常伴颧红潮热、口燥咽干、舌红少苔等症。因入睡之时，卫阳入里，肌表不固，虚热蒸津外泄，故睡时汗出；醒后卫阳复归于表，肌表固密，虽阴虚内热，也不能蒸津外出，故醒后汗止。若气阴两虚，临床常自汗、盗汗并见。

3. 绝汗 也称为脱汗，指在病情危重的情况下，大汗不止的症状，多因亡阳或亡阴所致。

若冷汗淋漓如水，兼见面色苍白、身凉肢厥、脉微欲绝，属亡阳之汗，此乃阳气将绝，元气欲脱，津随外泄所致。若热汗质黏如油，常并见高热烦渴、四肢温暖、脉细数无力等症，属亡阴之汗，多因高热大汗、剧烈吐泻、大量失血等原因，造成阴液大量消亡，阴不内守而汗出。

4. 战汗 在病势严重之时，先见全身恶寒战栗而后汗出者，称为战汗。多见于急性热病邪正相争剧烈之时，是病变发展的转折点。应注意观察战汗后病情的变化：如汗出热退，脉静身凉，为邪去正复，是病情好转之佳象；若汗出而身热不减，仍烦躁不安，脉来疾急，为邪胜正衰之危候。正如《濒湖脉学·四言举要》说："汗后脉静，身凉则安；汗后脉躁，热甚必难。"

（三）局部汗出

局部汗出指身体的某一局部汗出异常，也是体内病变的反映，其病证有虚、实、寒、热之别，应注意了解汗出的具体部位及伴随症状，以审症求因。临床常见的局部汗出有以下几种。

1. 头汗 仅在头部或头项部汗出较多者，称为头汗，又称但头汗出。因进食辛辣、热汤而使热蒸于上，导致头汗出者，不属病态。病理性头汗常见于以下情况：如伴有心烦口渴喜冷饮、苔黄脉数等症，为上焦热盛，是因热郁蒸腾于上，迫津外泄所致，或因素体阳气偏盛，热蒸于上所致；如伴有身重倦怠、脘闷纳呆、小便不利、舌苔黄腻等症，为中焦湿热，是因中焦湿郁热蒸，迫津上越所致；危重病人，若突然头额部冷汗不止，伴面色苍白、四肢厥冷、脉微欲绝等症，为亡阳之征，是元气将脱，虚阳上越，津随阳泄所致。

小儿睡眠时，常有头汗微出，无其他病证者，属生理现象，俗称"蒸笼头"。因小儿为阳热之体，蒸津而外泄，故头汗微出。

2. 半身汗 身体的一半出汗，另一半无汗，称为半身汗。无汗的半身是病变的部位，可见于左半身或右半身，也可见于上半身或下半身。半身无汗多见于中风、痿证及截瘫等病人。多因风痰或瘀痰、风湿之邪阻滞经络，营卫不得周流，气血失于调和所致。正如《素问·生气通天论》所说："汗出偏沮，使人偏枯。"《张氏医通·汗》亦说："夏月止半身出汗，皆血气不充，内挟痰饮所致，偏枯及夭之兆也。"

3. 手足心汗 手足心微汗出者，一般为生理现象，如汗出过多，则属病理。手足心为足少阴肾经、手厥阴心包经所循之处，又因脾主四肢，四肢为诸阳之本，热邪郁于内，或阴虚阳亢，或阳明热盛，或中焦湿热郁蒸，迫津外出而达于四肢，皆可见手足心出汗。若手足心出汗，伴有五心烦热、咽干口燥、盗汗等症，属阴虚，多为久病伤阴，心肾虚火妄动，迫津外泄所致；若手足心出汗，伴有日晡潮热、腹胀便秘等症，属热结胃肠的阳明腑证；若伴有口干、牙龈肿痛等症，属于胃热证。如《张氏医通·汗》认为："脾胃湿蒸，旁达于四肢，则手足多汗。"《医碥·汗》亦说："手足汗，别处无汗，脾胃之热，达于四肢也。"

4. 心胸汗 心胸部易汗出或汗出过多者，称为心胸汗。多因心病所致，汗为心液，思虑过度，心脾不足，心液失于固密，故心胸汗出，见于心脾两虚或心肾不交等证。若伴有食少、神疲乏力、多梦健忘等症，为心脾两虚。

5. 阴汗 仅在生殖器、阴囊及其周围部位出汗较多者，称为阴汗，多由下焦湿热郁蒸所致。

临床上除应辨别以上各种汗症外，还需注意了解汗的冷热、色泽等。如冷汗多因阳气虚衰所致，热汗多由外感风热或内热蒸迫所致。汗出黏衣，色如黄柏汁者，称为黄汗，多因风湿热邪交蒸所致。

三、问疼痛

疼痛是临床上最常见的一种自觉症状。患病机体的各个部位均可发生疼痛。疼痛的病机很多，可概括为虚实两类。因感受外邪，或气滞血瘀，或痰浊凝滞，或食滞、虫积等，阻滞脏腑、经络，闭塞气机，使气血运行不畅而致者，为不通则痛，属因实而致痛；因气血不足，或阴精亏损，使脏腑经络失养而致者，为不荣则痛，属因虚而致痛。

问疼痛，应注意询问疼痛的部位、性质、程度、时间、喜恶等。

（一）问疼痛的性质

询问疼痛的性质特点，对分析疼痛的病因病机、确定其证候及论治具有重要意义。

1. 胀痛 指疼痛伴有胀满的感觉，是气滞作痛的特点。如胸胁脘腹等处胀痛，时发时止，多属气滞之证。但头目胀痛，则多见于肝阳上亢或肝火上炎的病证。

2. 刺痛 指疼痛如针刺之状，是瘀血致痛的特点。其特征是疼痛的范围较小，多为固定不移。刺痛以头部及胸胁脘腹等处较为常见，多因气血阻滞不通所致。

3. 走窜痛 指痛处游走不定或走窜攻痛。其中胸胁脘腹疼痛且走窜不定者，称为窜痛，多因气滞所致；肢体关节疼痛且游走不定者，称为游走痛，多见于风湿痹证。

4. 固定痛 指痛处固定不移。胸胁脘腹等处固定作痛，多属瘀血所致；肢体关节疼痛，固定不移，多为寒湿痹证。

5. 冷痛 指疼痛伴有冷感而喜暖。常见于腰脊、脘腹及四肢关节等处，属寒证。因寒邪阻络，收引凝滞所致者，多属实寒证；因阳气不足，脏腑肢体失于温煦所致者，多属虚寒证。

6. 灼痛 痛处有烧灼感，称为灼痛。其特点是感觉痛处发热，如病在浅表，有时痛处触之觉热，多喜冷凉，属热证，常因火热之邪窜扰经络，或阴虚火旺，组织被灼所致。

7. 绞痛 疼痛剧烈如刀绞，称为绞痛。多因有形实邪阻闭气机，或寒邪内侵，气机郁闭，导致血流不畅而成，属邪盛正实，抗争激烈，故疼痛剧烈。如心脉痹阻所致的真心痛、结石阻塞尿路所致的腰腹痛、寒邪内侵肠胃所致的脘腹痛等，多具有绞痛的特点。

8. 隐痛　疼痛不甚剧烈，尚可忍耐，但绵绵不休，称为隐痛。其特点是痛势不剧，可以耐受，多隐隐而痛，持续时间较长。常见于头部及脘胁腰腹等部位，属虚证。一般多由精血亏损或阳虚生寒，导致机体经脉气血运行滞涩，出现疼痛。此种滞涩只是气血运行缓慢，经脉失养，而非实邪郁阻引起的不通，所以疼痛不甚。由于气血亏虚，阳气不足，不能濡润温煦，故机体疼痛持续时间多较长。

9. 重痛　指疼痛伴有沉重之感。常见于头部、四肢、腰部以及全身，多因湿邪困阻气机所致。由于湿性重浊黏滞，湿阻经脉，气机不畅，故令人有沉重而痛的感觉。但头部重痛，亦可因肝阳上亢，气血上壅导致。

10. 酸痛　指疼痛伴有酸软感。常见于四肢、腰背等处，多因湿邪侵袭肌肉关节，气血运行不畅所致，或因肾虚，骨髓失养而成。

11. 掣痛　指抽掣牵扯而痛，由一处而连及他处，也称引痛、彻痛。多因邪气阻滞，经脉不通，或筋脉失养所致。如心脉痹阻不通所致之胸痛彻背。

12. 空痛　指疼痛且有空虚之感。常见于头部或小腹部，多由气血精髓亏虚，组织器官失其荣养所致。

疼痛之虚实寒热鉴别：凡新病疼痛，痛势较剧，持续不解，痛而拒按者，多属实证；久病疼痛，痛势较缓，时作时止，痛而喜按者，多属虚证；冷痛喜温，遇寒加剧者，多属寒证；灼热疼痛，喜凉恶热者，多属热证。

（二）问疼痛的部位

通过询问疼痛的部位，可以了解病变所在的脏腑经络。

1. 头痛　指整个头部或头的前后、两侧或头顶部的疼痛。根据头痛的具体部位，结合经络的循行，可确定病属何经。后头痛连项背疼痛，病在太阳经；前额部连及眉棱骨痛，病在阳明经；两侧头痛，病在少阳经；巅顶痛，为病在厥阴经。

引起头痛的原因甚多，无论外感、内伤，虚实诸证均可导致头痛。临床应通过询问头痛的性质特点及其兼症进行辨证。

凡发病急、病程短、头痛较剧、痛无休止者，多属实证。实证既有外感也有内伤。辨外感头痛应区分风寒、风热、风湿之不同。风寒头痛表现为头痛连项，恶寒重发热轻，骨节疼痛，鼻塞流清涕，舌苔薄白，脉浮紧；风热头痛表现为头痛而胀，甚则如裂，发热恶风，面红目赤，口渴喜饮，舌边尖红，脉浮数；风湿头痛表现为头痛如裹，肢体困重，胸闷纳呆，小便不利，大便溏薄，苔白腻，脉濡。内伤头痛属实证者，多因瘀血阻滞，或痰浊上扰，或肝阳上亢而致。肝阳头痛表现为头痛眩晕，两侧痛重，心烦易怒，两胁胀痛，舌红苔薄黄，脉弦数；痰浊头痛表现为头痛昏蒙，胸脘痞闷，舌苔白腻，脉滑；瘀血头痛表现为痛如针刺，固定不移，经久不愈，舌有瘀斑，脉涩。

凡发病缓、病程长、痛势绵绵、时作时止者，多为内伤头痛，属虚证。气虚头痛表现为痛势绵绵，遇劳则剧，神倦乏力，脉大无力；血虚头痛表现为头痛而晕，面色少华，心悸失眠，舌质淡，脉细，常因气血精髓亏少，脑海空虚，脉络失养所致。

2. 胸痛 指胸部正中或偏侧疼痛，多属心肺病变所致。问诊时，首先应注意分辨胸痛的确切部位。如胸前虚里部位作痛，或痛彻臂内者，病位在心；胸膺部位作痛，常兼咳喘者，病位在肺。胸痛应掌握实热、痰浊、气滞、血瘀、阴虚五证及胸痹、真心痛、肺痈三病。

胸痛壮热，喘促鼻扇，为肺实热证。此乃风热犯肺，或热邪壅肺，肺失宣肃所致。

胸痛痞满，咳喘痰多，为痰浊阻肺，肺失宣降所致。

胸部胀痛走窜，太息善怒，为情志郁结，气机不利，胸中气滞所致。

胸部刺痛，固定不移，昼轻夜重，因气滞血停或跌扑损伤，瘀血阻络所致。

胸痛绵绵，咳痰带血，潮热盗汗，为肺阴不足，阴虚内热，虚火灼伤肺络所致。

胸痛憋闷，痛引肩臂，为胸阳不振，痰浊内阻或气虚血瘀而导致心脉气血运行不畅所致。

胸背彻痛剧烈，痛如刀绞，面色青灰，手足青至节，为心脉急骤闭塞不通之真心痛。

胸痛身热，咳吐脓血痰，味腥臭，为邪热壅肺，肺络损伤，血败肉腐成脓所致，见于肺痈。

3. 胁痛 指胁的一侧或两侧疼痛，多与肝胆病变有关。如肝郁气滞、肝胆湿热、肝胆火盛、瘀血阻络以及悬饮等病证，常有胁痛。临床应根据胁痛的性质及兼症进行辨证。

胁肋胀痛或窜痛，情志抑郁，胸闷善太息，多为情志不畅，肝气郁滞所致。

胁肋灼痛，面红目赤，急躁易怒，口苦口干，多属肝胆火盛，因肝胆火热，灼伤脉络所致。

胁肋胀痛，目黄，身黄，尿黄，纳呆，厌油腻，舌苔黄腻，脉弦滑数，多属肝胆湿热，多因湿热蕴结肝胆，肝胆失其疏泄所致。

胁肋刺痛，固定而拒按，夜间尤甚，或见胁下癥块，舌质紫暗，脉沉涩，多属瘀血阻络。此因气滞血停或跌仆闪挫，瘀血阻络，经气不畅所致。

胸胁咳唾引痛，肋间饱满，咳逆喘促，舌苔白腻，脉弦滑。此因饮停胸胁，气滞不畅所致。

4. 脘痛 指上腹部剑突下疼痛。脘是胃腑所居之处，又称胃脘。胃有受纳腐熟水谷的功能，以和降为顺。寒、热、食积、气滞等原因，均可引起胃失和降，气机不利，导致胃脘疼痛。临床应结合脘痛的性质特点及兼症辨别其证候的寒热虚实。

胃痛暴作，恶寒喜暖，舌苔薄白，脉弦紧。此因寒邪阻滞，气机不畅所致。

胃脘灼痛，消谷善饥，口臭便秘，舌红苔黄，脉数。此因热伤胃络所致。

胃脘隐痛，喜温喜按，舌淡苔白，脉虚弱。此因阳虚生寒，中阳不振，运化无权所致。

胃脘灼痛隐隐，饥而不欲食，舌红少苔，脉细数。此因胃阴不足，胃络失养所致。

胃脘胀痛连胁，嗳气吞酸，急躁易怒，脉弦。此因肝气郁结，横逆犯胃所致。

脘腹胀痛，恶心厌食，嗳腐吞酸，舌苔厚腻，脉滑。此因饮食停滞，胃中气机不畅所致。

胃脘刺痛，固定不移，舌质暗紫，脉涩。此因气滞日久，导致血瘀内停，脉络不通所致。

5.腹痛 指胃脘以下、耻骨毛际以上的部位发生疼痛。腹部的范围较广，可分为大腹、小腹、少腹3个部分。脐以上为大腹，属脾、胃；脐以下至耻骨毛际以上为小腹，属膀胱、胞宫、大小肠；小腹两侧为少腹，是足厥阴肝经所过之处。

临床诊察腹痛时，常须问诊与按诊密切配合。首先查明疼痛的确切部位，判断病变所在脏腑。然后结合疼痛的性质及兼症，了解引起疼痛的原因，以辨病证之虚实。因寒凝、热结、气滞、血瘀、食积、虫积等所致者，属实证；由气虚、血虚、阳虚等所致者，属虚证。

腹痛拒按，得食痛增者，为实证；腹痛喜按，得食痛减者，为虚证。

腹痛喜暖畏寒，得热痛减者，为寒证；腹痛喜冷畏热，遇冷痛减者，为热证。

腹部胀痛，痛无定处者，为气滞；腹部刺痛，固定不移者，为血瘀。

大腹隐痛，喜温喜按，食少便溏者，多属脾胃虚寒。

小腹胀满而痛，小便频急涩痛者，多属膀胱湿热；小腹疼痛，痛而欲泻，泻后痛减者，多属肠道气滞；小腹胀痛或刺痛，随月经周期而发者，多属胞宫气滞血瘀。

少腹冷痛，牵引阴部，是寒凝肝脉，肝脉拘急而致。

脐周腹痛，起包块，按之可移，时作时止者，为虫积腹痛。

6.背痛 背痛多与督脉、足太阳经、手三阳经病证有关。如背痛不可俯仰者，多因督脉损伤所致；背痛连及项部，常因风寒之邪客于太阳经而致；肩背作痛，走窜不定，遇风寒痛增者，多为风寒湿邪侵袭，经脉阻滞不通所致。

7.腰痛 指腰脊正中或腰部两侧疼痛。因"腰为肾之府"，故腰痛常见于肾脏及其周围组织的病变。外邪、外伤所致腰痛，多为实证；病程较久、反复发作的腰痛，多属虚证。

腰脊或腰骶部冷痛重着，阴雨天加重，得热痛减，脉沉紧，多属寒湿腰痛，由寒湿阻络，气血运行不畅所致。

腰部经常酸软而痛，多为肾虚，腰失温煦濡养所致。

腰痛如针刺，或痛连下肢，多为瘀血阻络或腰椎病变所致。

8.四肢痛 指四肢、肌肉、筋脉、关节等部位疼痛。常见于痹证，多因风寒湿邪侵袭，或湿热蕴结，使气血凝滞，经络痹阻所致。临床主要根据疼痛的性质特点进行辨证。

行痹：疼痛游走不定者，以感受风邪为主。因风性善行数变，游走不定而痛。

痛痹：疼痛剧烈，遇寒尤甚，得热痛缓者，以感受寒邪为主。因寒性收引凝滞，使经络气血凝滞不通而痛剧。

着痹：重着而痛，肌肤麻木不仁者，以感受湿邪为主。因湿性黏腻沉重，阻滞气机而致重痛不移。

热痹：四肢关节灼热肿胀而痛者，因感受湿热之邪所致。

若独见足跟或胫膝酸痛者，多属肾虚，常见于年老体衰之人。

9. 周身疼痛 指头身、腰背、四肢等部位均觉疼痛。临床应注意询问发病时间，了解病程之长短。一般来说，新病周身疼痛，多属实证，常因感受风寒湿邪，经气不疏而致；若久病卧床不起而周身作痛，则属虚证，乃气血亏虚，失其荣养所致。

四、问耳目

耳能闻声辨音，目能视物察色。耳与目均与内脏、经络有密切的联系。耳为肾之窍，少阳经循行于耳后，故耳的病变常与肾及肝胆疾病有关。目为肝之窍，五脏六腑之精气皆上注于目，故目的病变常与肝及其他脏腑疾病有关。询问耳目之听视情况，不仅能了解耳目局部有无病变，还可了解肝、胆、肾、三焦和其他脏腑的病变。

（一）问耳

问耳，主要询问患者有无耳鸣、耳聋、重听等听觉的异常变化。听力减退，轻者为重听，重者为耳聋。耳鸣、耳聋可单独出现，也可同时并见，耳聋常由耳鸣发展而来。临床应注意询问其特点、新久、程度及兼症等，以此作为辨证的依据。

1. 耳鸣 患者自觉耳内鸣响，如闻蝉鸣，或如潮声，或左或右，或两耳同时鸣响，或时发时止，或持续不断，妨碍听觉者，称为耳鸣。耳鸣有虚实之分。一般来说，凡突发耳鸣，声大如蛙鸣，或如潮声，按之鸣声不减者，多属实证，常因肝胆火盛，上扰清窍，或痰火郁结，壅阻清窍所致。若渐觉耳鸣，声音细小，如闻蝉鸣，按之鸣声减轻或暂止者，多属虚证，常由肝肾阴虚，肝阳上扰所致，或因肾虚精亏，髓海不充，耳失所养而成。

2. 耳聋 患者有不同程度的听力减退，妨碍交谈，甚至听力丧失，不闻外声，称为耳聋，亦称耳闭。一般新病暴聋者，多属实证，常由肝胆火逆，或邪壅上焦，耳窍失灵而成。久病或年老渐聋者，属于虚证，多因精气虚衰，不能上充清窍所致。

3. 重听 患者自觉听力减退，听音不清，声音重复，称为重听。日久渐致重听，以虚证居多，常因肾之精气虚衰，耳窍失荣所致，多见于年老体衰的患者。若耳骤发重听，以实证居多，常因痰浊上蒙，或风邪上袭耳窍所致。

（二）问目

目的病变繁多，将另设专科详细讨论。这里仅简要介绍几个常见症状及其临床意义。

1. 目痛 单目或双目疼痛，称为目痛。目痛原因较为复杂，一般痛剧者，多属实证，痛微者，多属虚证。目赤而痛，伴有头胀痛眩晕，烦躁易怒，为肝火上炎；目赤肿痛，羞明多眵，为肝经风热；眼珠胀痛，伴头痛头晕，视物昏花，瞳孔散大，为青风内障，即青光眼；两目隐痛，时作时止，为肝肾阴虚，虚火上炎。

2. 目眩 视物旋转动荡，如坐舟车之上，或眼前如有蚊蝇飞动之感，称为目眩。若兼头晕者，称为眩晕。其病机有虚实之分，实者多因风火上扰清窍，或痰湿上蒙清窍所致；虚者多因中气下陷，清阳不升，或肝肾不足，精亏血虚，目失充养所致。

3. 目昏、雀盲、歧视 视物昏暗不明，模糊不清，称为目昏。若白昼视力正常，每至黄昏视物不清，如雀之盲，称雀盲，又称雀目、鸡盲、夜盲。视一物成二物而不清，称为歧视，又称视歧。目昏、雀盲、歧视三者，均为视力不同程度减退的病变，各有特点，但其病因、病机基本相同，多由肝肾亏虚，精血不足，目失充养而致。常见于久病或年老、体弱之人。

五、问头身胸腹

问头身胸腹不适，是指"十问"中问头身、胸腹部位除疼痛以外的其他不适，如头晕、胸闷、心悸、胁胀、脘痞、腹胀、身重、麻木、乏力等症状之有无及其程度、特点等。

（一）头晕

患者自觉头脑有晕眩之感，轻者闭目可缓解，病重者感觉自身或景物旋转，站立不稳，闭目亦不能缓解者，称为头晕。头晕是临床常见症状之一，可由多种原因引起。对头晕的询问，应注意了解引发或加重头晕的可能因素及兼症。

头晕，伴有头胀而痛，烦躁易怒，舌红苔黄，脉弦数者，多为肝火上炎，火热上扰清窍。

头晕，伴有胀痛，头重脚轻，耳鸣，腰膝酸软，舌红少津，脉弦细，多为肝阳上亢，阳亢生风，扰动清窍而见头晕。

头晕，过劳或突然站立而加重，甚至猝然昏倒，伴有面白，心悸，神疲体倦，舌淡，脉细弱，多为气血亏虚，气血不荣，脑府失养所致。

头晕且重，如物裹缠，胸闷呕恶，舌苔白腻，多为痰湿内阻，痰湿内盛，清阳不升，脑府失养所致。

若外伤后头晕，刺痛部位不移，舌暗，脉涩，多属瘀血阻络，脑络不通所致。

头晕，若伴有耳鸣、健忘或失眠，是肾气虚衰，髓海不充，脑府失养所致。

多种外感病常可见头晕，如《三因极一病证方论·眩晕证治》说："如中伤风寒暑湿在三阳经，皆能眩人，头重项强，但风则有汗，寒则掣痛，暑则热闷，湿则重着，吐逆眩倒，属外所因。"

（二）胸闷

患者自觉胸部有痞塞满闷之感，称为胸闷，又称胸痞、胸满。胸闷与心、肺、肝等脏气机不畅关系密切。

胸闷，伴有心悸，气短，多属心气不足，心阳不振；伴有心痛如刺，舌暗有瘀斑，多属心血瘀阻；伴有咳喘痰多，多属痰湿内阻，肺气壅滞；伴有胁胀，善太息，多属肝失疏泄，气机郁结；伴有面舌唇淡白，多属心血亏虚。

（三）心悸

患者经常自觉心跳、心慌、悸动不安，甚至不能自主的一种症状，称为心悸。《医碥·悸》说："悸者，心筑筑惕惕然，动而不安也。"心悸多是心神或心脏病变的反映。常因心之气血阴阳亏虚，或痰饮水湿、瘀血阻滞而导致。心悸有惊悸与怔忡之分。

因惊恐而心悸，或心悸易惊，恐惧不安者，称为惊悸。常由外因引起，如目见异物、遇险临危等，使心神浮动，心气不定，多时发时止。全身情况较好，病情较轻。

心跳剧烈，上至心胸，下至脐腹者，称为怔忡。怔忡常是惊悸的进一步发展，多由内因引起，劳累即发，持续时间较长。全身情况较差，病情较重。

形成心悸的原因较多，如惊骇气乱，心神不安；营血亏虚，心神失养；阴虚火旺，内扰心神；心阳气虚，鼓动乏力；脾肾阳虚，水气凌心；心脉痹阻，血行不畅等。临床应根据心悸的轻重特点及其兼症的不同进行辨证。

（四）胁胀

胁的一侧或两侧有胀满不舒之感，称为胁胀。胁胀多见于肝胆病变，如胁胀易怒，善太息，多为肝气郁结；胁胀口苦，舌苔黄腻，多属肝胆湿热。

（五）脘痞

患者自觉胃脘部胀闷不舒，称为脘痞，又称脘胀。脘痞是脾胃病变的反映，多因中焦气机不利，升降失职而致。其证候有虚实之分：如脘痞，嗳腐吞酸，多为饮食伤胃；脘痞，食少，便溏，多属脾胃虚弱。

（六）腹胀

患者自觉腹部胀满痞塞不舒，如物支撑，或伴腹部增大，称为腹胀。主要因脾、胃、肠、肝肾等病变，导致气机不畅而致。腹胀有虚实之分，时胀时减而喜按者多属虚证，多因脾胃虚弱，失于健运所致；持续胀满不减而拒按者多属实证，多因食积胃肠或实热内结，阻塞气机而致。

若腹胀如鼓，皮色苍黄，腹壁青筋暴露，称为鼓胀。多因酒食不节，或情志所伤，或虫积血癥，致使肝、脾、肾功能失常，气、血、水等邪结聚于腹内而成。

（七）身重

患者自觉身体有沉重酸困的感觉，称为身重。多与肺、脾两脏病变有关。常因风邪外袭，肺失宣降，通调失司；或脾气虚弱，失于健运，湿邪困阻所致。此外，温热之邪，耗伤气阴，使机体失却濡养，也可有身重之感。

（八）麻木

患者肌肤感觉减退，甚至消失的症状，称为麻木，亦称不仁。由于气血不足或风痰湿邪侵袭，致气血俱虚，经脉失养，或气滞血瘀，经络闭郁等所致。麻木的主要病机为经脉失于气血的濡养。

（九）乏力

患者自觉肢体倦怠无力，称为乏力。乏力是多种内科疾病的常见症状，以气血亏虚、阳气虚衰或脾虚湿困为主要病机，与肝、脾、肾的关系最为密切。临床常见如虚劳、肝病、肾病、痿证等。

（十）嘈杂

病人胃中不适，似饥非饥，似痛非痛，欲食不能食，食后麻辣，胃脘中有懊恼不宁的感觉，称为嘈杂。多见于胃阴不足证。胃阴不足，虚热内生，热郁胃中，胃气失和，故嘈杂不舒。

六、问睡眠

睡眠是人体生理活动的重要组成部分，睡眠的情况与人体卫气的循行、阴阳的盛衰、气血的盈亏及心、肾的功能密切相关。正常情况下，卫气昼行于阳经，阳气盛则醒；夜行于阴经，阴气盛则眠。若机体气血充盈，阴平阳秘，心肾相交，则睡眠正常，精力充沛。若机体阴阳失调，气血亏虚，心肾不交，则可出现睡眠异常的病理变化。

问睡眠主要询问睡眠时间的长短、入睡的难易、有无多梦等情况，并结合其他兼症，以了解机体阴阳气血的盛衰、心脾肝肾等脏腑功能的强弱。睡眠失常主要有失眠、嗜睡两种。

（一）失眠

经常不易入睡，或睡而易醒不能再睡，或睡而不酣时易惊醒，甚至彻夜不眠者，称为失眠，又称不寐或不得眠。失眠多是阳盛阴虚，阳不入阴，神不守舍的病理表现。

病人不易入睡，兼见心烦多梦，潮热盗汗，腰膝酸软，属心肾不交。此因肾阴亏虚或心火亢盛，心肾水火不能既济，水亏火旺，扰乱心神所致。

睡后易醒，兼见心悸，纳少乏力，舌淡脉虚，属心脾两虚。此因忧思伤脾，脾气虚，不能运化水谷精微，血之化源不足，导致心血虚，心神失养所致。

失眠而时时惊醒，兼见眩晕胸闷，胆怯易惊，心悸气短，脉弦细，属心胆气虚。胆为"中正之官""清净之府"，具有调节情志的作用。情志郁结或受惊，胆府不清，胆气不宁，心神不安，而致失眠。

失眠而夜卧不安，兼见脘闷嗳气，腹胀不舒，舌苔厚腻，属食滞内停。此因饮食不节，损伤脾胃，胃失和降，浊气上犯，扰动心神所致，此即"胃不和则卧不安"。

失眠伴急躁易怒，头痛目赤，舌红苔黄，脉弦数。此因肝气郁结，气郁化火，火热内扰，神魂不安所致。

（二）嗜睡

患者神疲困倦，睡意很浓，经常不自主地入睡，称为嗜睡，也称多寐、多睡眠。多是阳虚阴盛，阳不出阴所致。

困倦嗜睡，伴头目昏沉，胸闷脘痞，肢体困重，属痰湿困脾。为外感暑湿之邪，或体内素有痰湿，湿邪困脾，清阳不升，头失所养所致。

饭后嗜睡，兼神疲倦怠，食少纳呆，属脾气虚弱。多由中气不足，运化无力，清阳不升，头失所养所致。

病人精神极度疲惫，欲睡而未睡，似睡而非睡（但欲寐状态），肢冷脉微，属心肾阳衰。可见于伤寒病后期的重证病人，是因心肾之阳衰微，阴寒内盛，机体功能衰减而致多眠之故。

大病之后，精神疲乏而嗜睡，是正气未复的表现。

嗜睡与昏睡的区别：嗜睡者，神疲困倦，时时欲睡，但呼之即醒，应答准确；昏睡者日夜沉睡，神志模糊不清，不能正确应答，属昏迷范畴。如热性病出现高热昏睡，是热入心包之象；中风病人见昏睡而有鼾声、痰鸣者，为痰浊蒙蔽心神，均属昏迷。

七、问饮食口味

问饮食口味是指对病理情况下的口渴、饮水、进食、口味等情况的询问。应注意了解有无口渴、饮水多少、喜冷喜热、有无食欲、食量多少、食物的喜恶，以及口中有无异常味觉和气味等。

饮食是后天水谷精气生化之源，是维持人体生命活动的物质基础。饮食的摄纳与消化吸收，主要与脾胃、肝胆、大小肠、三焦等功能活动密切相关。通过询问饮食口味情况，可以了解体内津液的盈亏及输布是否正常，了解脾胃及相关脏腑功能的盛衰，因而对临床诊断具有重要意义。

（一）口渴与饮水

口渴是指口干而渴的感觉，是临床常见的自觉症状。饮水是指实际饮水的多少。饮水是人体内津液的主要来源。口渴与饮水密切相关，口渴与否、饮水多少与机体内津液的盈亏、输布情况和阴阳的盛衰有着密切的关系，故询问病人口渴与饮水的情况，可以了解病人津液的盛衰和输布状态以及病性的寒热虚实。如《景岳全书》说："渴与不渴，可以察里证之寒热，而虚实之辨亦从以见。"

临床上应根据口渴的特点、饮水的多少和有关兼症来加以辨证分析。

1. 口不渴 指病人口不渴，不欲饮水。提示津液未伤，多见于寒证、湿证，或见于无明显燥热证者。由于寒邪或湿邪不耗津液，津液未伤，故口不渴而不欲饮。

2. 口渴多饮 指病人口渴明显，饮水量多。此乃津液大伤的临床表现，多见于燥证、热证。口渴与饮水的多少直接反映体内津伤的程度。

口干微渴兼发热者，多见于外感温热病初期，伤津较轻。

大渴喜冷饮，兼壮热面赤，烦躁多汗，脉洪数者，属里热炽盛，津液大伤，饮水自救的表现，多见于里实热证。

口渴多饮，伴小便量多，多食易饥，体渐消瘦者，为消渴，是肾阴亏虚所致。因肾主水液，主二便，司开合，肾阴亏虚则肾阳亢盛，故开多合少，小便量多，津液耗伤，而见大渴引饮。

大汗后，或剧烈吐下后，或大量利尿后，出现口渴多饮，是因汗、吐、下、利后，耗伤津液所致。

3. 渴不多饮 指口渴但饮水不多，多由津液不足，或津液未伤但津液输布障碍，不能滋润口腔所致。常见于阴虚证、湿热证、痰饮内停、瘀血内停及温病营分证。

口燥咽干而不多饮，兼颧红盗汗，舌红少津者，属阴虚证。阴虚证是津液亏少为主，且无实热，仅有虚热，热势不高，耗伤津液较少，故口渴不多饮。

若渴不多饮，兼身热不扬，头身困重，脘闷，苔黄腻者，属湿热证。湿热内困，不能化热蒸津，上承于口，则口渴，内有湿郁，则渴不多饮。

渴喜热饮，饮水不多，多为痰饮内停，或阳气虚弱，不能蒸津上承，津液输布障碍所致。

口干但欲漱水而不欲咽，兼舌紫暗或有瘀斑者，多属瘀血内停，是由内有瘀血，气化不利，津液被阻，津不上承所致。

口渴饮水不多，也可见于温病营分证，多因邪热入营，蒸腾营阴上承所致。

（二）食欲与食量

食欲是指进食的要求和对进食的欣快感觉，食量是指进食的多少。食欲和食量与脾胃功能直接相关。胃主受纳、腐熟水谷，脾司运化、转输水谷精微，共同完成对饮食物的消化吸收。胃气和降，脾气健运，则有食欲，并能保持适当的食量。如脾胃或相关脏腑发生病变，常可引起食欲与进食的异常。询问患者的食欲与食量，对判断病体脾胃功能的强弱以及疾病的预后转归，有重要意义。

1. 食欲减退 包括不欲食、纳少与纳呆，三者虽含义相似，但又不完全等同。不欲食，是指不想进食或食之无味，食量减少，又称食欲不振。纳少，是指进食量减少，常由不欲食引起。纳呆，是指无饥饿之感和无进食要求，可食可不食，甚则恶食。

食欲减退是疾病过程中常见的病理现象。若新病食欲减退，一般是正气抗邪的保护性反映，故病情较轻，预后良好；若久病食欲减退，兼有腹胀便溏，神疲倦怠，面色萎黄，舌淡脉虚，多属脾胃虚弱；若食少纳呆，伴头身困重，脘闷腹胀，舌苔厚腻，多由湿盛困脾所致。

2. 厌食 患者厌恶食物或恶闻食味，称为厌食，又称恶食。兼嗳气酸腐，脘腹胀满，舌苔厚腻者，多属饮食停滞胃腑，腐熟功能失常；厌食油腻之物，兼脘腹痞闷，呕恶便溏，肢体困重者，多属脾胃湿热；厌食油腻厚味，伴胁肋胀痛灼热，口苦泛呕，身目发黄，舌苔黄腻者，为肝胆湿热。

妇女在妊娠早期，若有择食或厌食反应，多为妊娠后冲脉之气上逆，影响胃之和降所致，属生理现象。但严重者，反复出现恶心呕吐、厌食，甚至食入即吐，则属病态，称为妊娠恶阻。

3. 消谷善饥 患者食欲过于旺盛，进食量多，食后不久即感饥饿者，称为消谷善饥，又称多食易饥。乃胃火炽盛，腐熟太过所致。常伴形体消瘦，多见于消渴或瘿病。如多食易饥，兼多饮多尿，为消渴；兼颈前肿物，心悸，多汗，多为瘿病。兼大便溏泄，多属胃强脾弱。所谓胃强，是指胃腐熟功能过亢；脾弱，是指脾运化水谷功能减弱，故见多食易饥而便溏。

4. 饥不欲食 患者虽有饥饿感，但不欲食，或进食不多，称为饥不欲食。多因胃阴不足，虚火内扰所致。胃阴不足，虚火内扰则易饥饿；阴虚胃弱，受纳腐熟水谷功能减退，故不欲食。

5. 偏嗜食物 正常人由于地域与生活习惯的不同，常有饮食偏嗜，一般不会引起疾病。但若偏嗜太过，则可能导致病变，如偏嗜肥甘，易生痰湿；偏食生冷，易伤脾胃；过食辛辣，易病燥热。妇女妊娠期间，偏嗜酸辣等食物，一般不属病态。

6. 偏嗜异物 若嗜食生米、泥土、纸张等异物，称为嗜食异物，常见于小儿，多属虫病。

此外，在疾病过程中，食欲恢复，食量渐增，是胃气渐复，疾病向愈之兆；若食欲逐渐不振，食量渐减，是脾胃功能逐渐衰退的表现，提示病情加重。

（三）口味

口味，指口中有无异常的味觉或气味。口味异常，常是脾胃功能失常或其他脏腑病变的反映。

1. 口淡 即口淡乏味，指口中无味，舌上味觉减退。病人口淡，饮食不香，食而不知其味，多为脾胃气虚，食欲减退的表现之一，由脾胃运化腐熟功能失职，脾胃之气不能上注于口所致，也可见于寒证。

2. 口苦 指口中有味苦的感觉，属热证，常伴有苔黄。多见于肝胆火旺，胆气上逆，或心火旺盛，或胃火炽盛的病证。若病人口苦，咽干，胸胁胀满，小便黄，大便干，多属肝胆火旺，肝失条达，气郁化火，肝胆火旺，胆汁上溢，故口苦；若病人口苦心烦，失眠口渴，小便短赤，多属心火亢盛，苦味属心，心火亢奋，故口苦；若病人口苦，口渴，多食易饥，大便干，胃脘灼痛，齿龈溃烂，多属胃火炽盛，引发胆气上溢所致。

3. 口甜 指口中有甜味，又称口甘，多见于脾胃湿热之证，常伴有头身困重，脘闷不舒，口燥咽干，舌苔黄腻等脾胃湿热症状。甜味入于脾，湿热蕴结于脾，浊气上泛于口，故口甜。

4. 口酸 指口中有酸味，多因肝胃郁热，肝胃不和所致。酸味属木入肝，肝气郁结，横逆犯胃，或肝胃蕴热，肝热之气上蒸于口，故见口中泛酸。若口中酸馊，兼见脘腹胀满，又多属饮食停滞。

5. 口咸 指口中有咸味，多与肾阴虚及寒水上泛有关。若伴有头晕，腰痛胫酸，烦热咽干，多属肾阴虚证。咸属肾，阴虚生热，肾热蒸腾，肾液上承于口所致；若伴有畏寒肢冷，腰膝冷痛，小便清长，多属肾阳虚证。阳虚不能制阴，阴水上泛，故口咸。

6. 口涩　指口有涩味如食生柿子的感觉。为燥热伤津，或脏腑阳热偏盛，气火上逆所致。

7. 口黏腻　指口中黏腻不爽，常伴舌苔厚腻。多由湿浊停滞、痰饮、食积等所致。口黏腻常与味觉异常同见，如黏腻而甜，多为脾胃湿热；黏腻而苦，多属肝胆湿热。

病人尚有口麻、口腔疼痛者，虽不属口味的异常，但有临床意义。口舌麻木而感觉减退者，应注意肝阳化风之可能，亦可因某些药物过量所致。口腔疼痛者，多因脾胃有热，或心火上炎，或为阴虚火旺所致。

此外，不同脏腑的疾病也可引起偏嗜某种味道。根据五行、五脏、五味的关系，肝病嗜酸，心病嗜苦，脾病嗜甘，肺病嗜辛，肾病嗜咸，可作为临床参考。

八、问二便

问二便，是询问病人大小便的有关情况，如大小便的性状、颜色、气味、时间、便量多少、排便次数、排便感觉以及兼症等。

大小便的排出是机体新陈代谢的正常现象。大便的排泄，虽直接由大肠所司，但与脾胃的腐熟运化、肝的疏泄、命门的温煦、肺气的肃降等也有密切关系。小便的排泄，虽直接由膀胱所主，但与肾的气化、脾的运化转输、肺的肃降和三焦的通调等功能密不可分。故询问大小便状况，不仅可以了解机体消化功能的强弱、水液代谢的情况，而且亦是判断相关脏腑病变与疾病寒热虚实的重要依据。

（一）大便

健康人一般每日大便 1 次，为黄色、成形软便，排便顺畅，内无脓血、黏液及未消化的食物等。

1. 便次异常

（1）便秘　大便秘结不通，排便时间延长，或便次减少者，称为便秘，又称大便难。

大便干结，小便短赤，舌红苔黄，脉数，多因热结肠道，耗伤津液，以致肠道燥化太过，肠失濡润而传导失常所致。

大便艰涩，排出困难，腹中冷痛，四肢不温，舌淡苔白，脉沉迟，此为寒邪结于大肠，大肠传导失职所致。

虽有便意，但临厕努挣乏力，难以排出，挣则汗出短气，便后乏力，舌淡嫩，脉虚，此为脾肺气虚，大肠传送无力所致。

大便秘结，面白无华，头晕目眩，心悸失眠，舌质淡嫩，脉细。此为血虚津少，不能下润大肠所致。

大便秘结，胸腹胀满，嗳气频作，舌苔薄，脉弦。此为气机郁滞，传导失职所致。

（2）泄泻　便次增多，便质稀薄，甚至便稀如水样者，称为泄泻。

水泻肠鸣，便次频多，脘腹痞闷，肢体困重，舌淡脉缓，此为湿困脾土，不能运化，清浊不分，水液下注所致。

泻下稀便，夹有不消化食物，脘腹胀满，嗳腐吞酸，苔厚脉滑，此为宿食停滞，胃肠受阻，传化失常所致。

腹痛肠鸣，泻后痛减，胸胁胀闷，每因恼怒紧张而泄泻，脉弦，此因肝失疏泄，横逆犯脾，肝脾不和，脾失升清所致。

大便时溏时泻，食欲不振，食后脘腹胀满，舌淡苔白，脉细弱，此因脾胃气虚，运化无权，清浊不分所致。

黎明之前，腹痛作泄，泻后则安，伴形寒肢冷，腰膝酸软，脉沉细，称为五更泄。多因肾阳虚衰，不能温养脾胃，运化失司所致。

泻下黄糜，腹痛，肛门灼热，舌苔黄腻者，多属大肠湿热。

2. 便质异常　除便秘、泄泻必然伴有便质的干燥或稀薄之外，常见的便质异常还有以下几种。

（1）完谷不化　大便中经常含有较多未消化的食物，称为完谷不化。多见于脾胃虚寒，或肾虚命门火衰所致。

（2）溏结不调　即大便时干时稀。多因肝郁脾虚，肝脾不调所致；若大便先干后稀，多属脾胃虚弱。

（3）便血　指血液从肛门排出体外，或大便带血，或便血相混，或便后滴血，或全为血便。多因胃、肠脉络受损所致。临床根据出血部位离肛门的远近，分为远血与近血。若便黑如柏油，或便血紫暗，其出血部位离肛门较远，为远血；若便血鲜红，其出血部位离肛门离肛门较近，为近血。若大便中夹有脓血或黏液为脓血便，多见于痢疾，常因湿热积滞交阻于肠，脉络受损，气血瘀滞而化为脓血所致。

3. 排便感异常　排便感异常是辨证的重要依据，常见以下几种。

（1）肛门灼热　指排便时肛门有灼热感。肛门灼热的病机，多为里有蕴热，肠内热盛，热从里而出，熏灼肛门，故肛门有灼热感。若病人腹泻，肛门灼热，伴有腹痛肠鸣，痛一阵、泻一阵，小便短赤，多为火热泄泻，又称"火泻"，为里热蕴结，津液不化，湿热并走大肠所致。若病人腹泻，发于夏秋之季，同时见有肛门灼热，排便不爽，便多臭秽，口黏而渴，为湿热泄泻，多因大肠湿热下注，湿热下迫直肠所致，见于湿热泄泻或湿热痢疾。

（2）里急后重　腹痛窘迫，时时欲便，且欲泻之势紧急而不可耐，称里急；排便时，便量极少，又觉肛门重坠，便出不爽，或欲便又无，称后重，两者合称为里急后重。多因湿热内阻，肠道气滞所致，为痢疾主症之一。

（3）排便不爽　指排便不通畅，有滞涩难尽之感。由于肠道气机不畅，传化失常，当降者不降，故便出难尽而不爽快。若病人腹痛腹泻而排便不爽，伴有腹胀矢气较多，多属肝气犯脾，因肝气郁结，横犯脾胃，脾胃气机不畅，累及于肠，肠道气滞所致；若病人腹泻，排便不爽，便中完谷不化，酸臭难闻，多为伤食泄泻，为食积于胃，气机不利而致；若泻下黄糜而不爽，伴有口黏而渴，多为湿热蕴结，为湿性黏腻，阻滞气机，肠道气机不畅，传导失职而致。

（4）大便失禁 大便不能控制，滑出不禁，甚则便出而不自知者，称大便失禁，又称滑泻。此乃因脾肾虚衰，肛门失约所致。常见于久病年老体衰或久泻不愈的患者。若新病腹泻势急而大便未能控制，或神志昏迷而大便自行流出，虽亦为肛门失约，但不属脾肾虚衰。

（5）肛门气坠 即肛门有重坠向下之感，甚则脱肛，常于劳累或排便后加重。多属脾气虚衰，中气下陷，肠道气机郁滞，无力上举，故有坠下感。常见于久泻或久痢不愈的患者。

（二）小便

一般情况下，健康成人日间排尿 3 ~ 5 次，夜间 0 ~ 1 次，每昼夜总尿量 1000 ~ 1800mL。尿次和尿量受饮水、温度、出汗、年龄等因素的影响。

小便为津液所化，了解小便有无异常变化，可诊察体内津液的盈亏和有关脏腑的气化功能是否正常。一般应询问尿量、尿次、尿质及排尿感觉异常等情况。

1. 尿量异常

（1）尿量增多 指尿次、尿量皆明显超过正常量次。小便清长量多，常见于虚寒证及消渴。

小便清长，畏寒肢冷，见于虚寒证。寒则汗液不泄，水湿下流于膀胱，而尿清长。若兼多饮、多食、消瘦等症，此为消渴，因肾阴亏虚，开合失司所致。

（2）尿量减少 指尿次、尿量皆明显少于正常量次。常见于实热、伤津和水肿。

小便短赤，发热面红。此由热盛伤津所致。小便短少，口燥咽干，皮肤干燥。此为汗、吐、下伤津，导致小便化源不足。尿少水肿，多与肺失宣通、脾失运化、肾失气化有关。临证时应当结合其他兼症，辨别是哪一脏的病变。

2. 尿次异常

（1）尿次增多 常见于下焦湿热和下焦虚寒。新病小便频数，短赤而急迫者，多属膀胱湿热，气化功能失职所致。久病小便频数，量多色清，或夜尿频数，多因下焦虚寒，肾阳不足，肾气不固，膀胱失约所致。

（2）尿次减少 多见于癃闭，小便不畅，点滴而出为癃；小便不通，点滴不出为闭，一般统称为癃闭。癃与闭只有程度的差别，其病机相同，皆是由肾、膀胱与三焦的气化失司和肺、脾、肾的通调、转输、蒸腾气化功能失常，导致尿量减少，排尿困难，甚至小便闭塞不通为主要特征的病证。实证多因瘀血、结石、湿热、败精阻滞、阴部手术等阻塞尿路所致；虚证多因久病或老年气虚、阳虚，导致肾之气化不利，开合失司所致。

3. 排尿感异常

（1）尿道涩痛 指排尿时自觉尿道灼热疼痛，小便滞涩不畅的症状。多因湿热蕴结，膀胱气化不利所致，常见于淋证。

（2）余沥不尽 小便后点滴不尽，称为余沥不尽，又称尿后余沥。多因肾气不固，膀胱失约所致，常见于老年或久病体衰者。

（3）**小便失禁**　小便不能随意识控制而自动遗出，称为小便失禁，又称尿失禁。小便失禁多为肾气不足，下元不固，下焦虚寒，膀胱失煦，不能制约水液所致。

（4）**遗尿**　指成人或3周岁以上小儿在睡眠中经常不自主排尿的症状。多因禀赋不足、肾气亏虚所致，也可因肝经湿热，下迫膀胱引起。

九、问经带胎产

由于女性有月经、带下、妊娠、产育等生理病理特点，所以对女性的问诊，还应注意月经、带下、妊娠、产育等情况。妇女月经、带下的异常，不仅是妇科常见疾病，也是全身病理变化的反映。因而即使一般疾病也应询问月经、带下的情况，作为诊断妇科或其他疾病的依据。问妊娠、产育的意义主要在于了解妊娠、产育与所患其他疾病的关系，以便正确地诊断与治疗。

（一）月经

月经是指健康而发育成熟的女子有规律的胞宫周期性出血的生理现象。因它犹如海水之涨落，每月1次，信而有期，故又称月信、月水、月事、经水等。月经第一次来潮，称为初潮，多在14岁左右。49岁左右月经闭止，称为绝经。月经周期一般为28天左右，行经天数3~5天，经量中等（一般为50~100mL），经色正红，经质不稀不稠，不夹血块。

问月经的主要内容包括：月经的周期，行经的天数，月经的量、色、质及有无闭经或行经腹痛，初潮或绝经年龄，末次月经日期等。

1. 经期异常

（1）**月经先期**　指连续2个月经周期出现月经提前7天以上者。多因脾气亏虚，肾气不固，冲任失约，气不摄血；或热扰冲任，血海不宁所致。

（2）**月经后期**　指连续2个月经周期出现月经延后7天以上者。多因气血亏虚，肾精不足，血海失养；或气滞血瘀，寒凝血滞，痰湿阻滞，冲任不畅所致。

（3）**月经先后无定期**　指经期不定，月经时而提前、时而延后7天以上者，又称经期错乱。多因肝气郁滞，气机逆乱，血海蓄溢失常；或肾气不足，或瘀血阻滞，冲任失调所致。

2. 经量异常

（1）**月经过多**　指月经周期、经期基本正常，但经量较常量明显增多者。多因血热内扰，迫血妄行；或气不摄血，冲任不固；或瘀血阻滞，血不归经所致。

（2）**月经过少**　指月经周期基本正常，但经量较常量明显减少，甚至点滴即净者。多因精血亏少，血海失充；或因寒凝、血瘀、痰阻，胞络受阻，血行不畅所致。

（3）**崩漏**　指非行经期间，阴道内忽然大量出血，或持续下血，淋漓不止者。一般以来势急，出血量多者，称为崩，或称崩中；来势缓，出血量少者，称为漏，或称漏下。崩与漏在病势上虽有缓急之分，但发病机理基本相同，在疾病演变过程中，又常互相转化，交替出现，故统称为崩漏。崩漏的发病机理主要是冲任损伤，不能制约经血，故经血从胞宫非时而下。常见病因有血热妄行、脾虚失摄、肾失封藏、瘀阻冲任等。

（4）闭经　女子年逾18周岁，月经尚未来潮，或已行经后又中断，停经3个月及以上者，称为闭经。但在妊娠期、哺乳期或绝经期的月经停闭，属生理现象。部分少女初潮后的一时性停经，而又无其他不适症状者，不作闭经论治。

闭经的病因病机较复杂，主要因冲任气血失调所致，其病机分虚实两方面，虚证多为肝肾不足、气血虚弱、阴虚血燥，而致经血失其源泉，闭而不行；实证可由痰湿阻滞、气滞血瘀等造成经络不通，经血闭塞不行。

3. 经色、经质异常　经色淡红质稀薄，多属气虚或血虚；经色深红质黏稠，多属血热内炽；经色紫暗，夹有血块，兼小腹冷痛者，多属寒凝胞宫及内有瘀血。

4. 痛经　正值经期或行经前后，出现周期性小腹疼痛，或痛引腰骶，甚至剧痛难忍者，称为痛经，又称经行腹痛。若经前或经期小腹胀痛或刺痛，拒按，经行不畅，脉弦者，多属气滞血行不畅；小腹冷痛，得温痛减，遇冷加重者，多属寒凝血行不畅；经期或经后小腹隐痛伴腰酸痛者，多属气血两虚，或肝肾虚损，胞脉失养所致。

（二）带下

带下是指妇女阴道内的一种少量白色透明、无臭的分泌物，具有润泽阴道、防御外邪入侵的作用，称为生理性带下。

若带下量过多，淋漓不断，或伴有颜色、质地、气味等异常改变者，称为病理性带下。妇女在月经期前后、排卵期或妊娠期，带下量略有增加，仍属生理现象。

问带下时，应注意询问带下量的多少、色质和气味等情况。临床常根据带下颜色的特征，而有白带、黄带、赤白带之区分。

1. 白带　带下色白量多，质稀如涕，淋漓不绝，多属脾肾阳虚，寒湿下注所致。带下色白质稠，状如凝乳，或呈豆腐渣状，气味酸臭，伴阴部瘙痒者，多属湿浊下注所致。

2. 黄带　指带下色黄，质黏，气味臭秽者，多属湿热下注所致。

3. 赤白带　指白带中混有血液，赤白杂见者，多属肝经郁热，或湿热下注所致。中老年妇女，带下颜色赤黄略褐（古称五色带），或绝经后仍见赤白带淋漓不断，伴气味臭秽异常者，多属湿热夹毒下注所致，应排除癌变引起，需做妇科检查，以进一步明确诊断。

（三）问妊娠

如已婚妇女平素月经正常，突然停经而无病理表现，脉象滑数冲和者，应考虑妊娠。

妊娠二三月，出现厌食、恶心、呕吐，甚则反复呕吐不能进食者，称为妊娠恶阻。如症见神疲倦怠，口淡腹胀，是因胃气素虚，妊娠后冲脉气盛上冲，胃失和降所致；如症见抑郁易怒，口苦吐酸，是肝郁化火，肝火犯胃所致；如症见脘闷纳呆，呕吐痰涎，是痰浊上逆，胃失和降所致。

妊娠后小腹部下坠疼痛，腰部酸痛，或兼见漏红，称为胎动不安，为坠胎或小产先兆。若兼见面色暗滞，头晕耳鸣，尿频，为肾虚不能顾护冲任所致；兼见面白无华，神疲倦怠，为气血亏虚不能养胎所致；若跌仆闪挫而后出现腹痛漏红者，为外伤损伤冲任所致。

（四）问产后

产后血性恶露淋漓不断，持续 20 天以上者称为产后恶露不绝，可由气虚、血热、血瘀等引起。若恶露量多，色淡，质稀，兼见面色萎黄，神疲乏力，为气虚下陷不能升摄所致；恶露量多，色深红，质稠，兼见面红口渴，便秘，尿赤，为血热妄行所致；恶露紫暗有块，兼见小腹刺痛拒按，舌隐青或有瘀斑，为瘀血内停所致。

产后发热持续不退，甚则壮热者，称为产后发热，可由感受外邪、火邪内盛、阴虚生热等引起。如病人有发热恶寒、头身痛等表证者，为外邪所致；若病人高热烦躁，口渴饮冷，便秘尿赤，为火邪内盛所致；若病人产后低热，腹痛绵绵，头晕面白，大便干结，为血虚化燥生热所致。炎热季节，身热多汗，口渴心烦，体倦少气，要考虑中暑发热的可能。

本章小结

问诊是获取病情资料的重要途径。问诊时医生要注意态度、语言、问诊目的，且边问边辨，重视主诉的询问，对于危重病人应以抢救为先。问诊内容包括问一般情况、主诉、现病史、既往史、个人史和家族史，本章的重点是问现在症，因为现在症是中医辨证的依据。对现在症的询问，为防止遗漏，初学者可按照"十问歌"的内容进行询问，包括问寒热、问汗、问疼痛、问耳目、问头身胸腹、问睡眠、问饮食口味、问二便及问经带。真实获得这些病情资料对辨证的结论是否准确十分重要。

第四章 切 诊

切诊是医生用手指对病人身体的某些部位进行触、摸、按、压，以获得病情资料的诊察方法，包括脉诊和按诊两部分。古代切诊主要是指脉诊，按诊较为简单，现代虽对按诊加以丰富，但仍以脉诊为主，本章重点介绍脉诊。

第一节 脉 诊

脉诊亦名切脉，是医生用手指切按患者身体特定部位的动脉，以体察脉象，从而辨识病情的诊察方法。脉诊与舌诊均为中医特色诊断方法，对临床有重要的指导意义，应重点学习掌握。

早在公元前 5 世纪，著名医家扁鹊已将脉诊用于临床实践，并以擅长候脉诊病而著称；《内经》有"三部九候论""独取寸口"等脉学重要观点的论述，对后世影响深远；西汉张仲景"平脉辨证"以论伤寒和杂病；西晋王叔和著《脉经》，记载了 24 种脉象，是最早的脉学专著；李时珍著《濒湖脉学》，载 27 脉，并编成七言歌诀以便于诵记，为后世学脉者必读；李士材著《诊家正眼》，增定 28 脉，并为现代临床所沿用。

学习脉诊一方面需要掌握脉诊的理论知识，另一方面需要不断地临床实践，反复体会，逐步识别各种病理脉象，为准确诊断提供依据。

一、脉诊原理

脉象是指脉动应指的形象，脉象的形成与人体脏腑、气血津液关系密切，受多种因素的影响，主要包括以下几个方面。

1. 与脏腑功能密切相关 心、脉是形成脉象的主要器官。心脏搏动是形成脉象的动力，脉的至数与心的搏动频率、节律相应；脉为气血运行之通道，并有约束和推进血流的作用，直接影响脉象。

其他脏腑功能与脉象的形成亦有关联。肺主气，司呼吸，朝百脉，有助于血的运行；脾胃为气血生化之源，脾统血而控制血液在脉中运行；肝藏血，贮藏和调节血量，肝又能调畅气机；肾藏精，为元气之根，这些因素均影响脉象的形成。

2. 以气血为物质基础 气血是形成脉象的物质基础。血充盈于脉道，直接关系到脉象的大小；气是推动血液运行的动力，心的搏动也靠气的调节，因此，气血是脉象形成的物质基础。

由此可知，人体各脏腑的功能活动及气、血、津液的盛衰和运行状况，都可以直接或间接地对脉象产生影响。当致病因素作用于人体，引起脏腑、气、血、津液的功能失常时，脉象亦随之发生改变，故通过脉诊可以诊察疾病。

二、诊脉部位

诊脉部位以体表浅表部位的动脉为主，从古至今主要有遍诊法、人迎寸口诊法、仲景三部诊法以及寸口诊法。

1. 遍诊法 又称三部九候诊法，首见于《素问·三部九候论》。即遍诊人体上（头）、中（手）、下（足）三部的有关动脉，每部又分天、地、人三候，三三合而为九，故称三部九候。

2. 三部诊法 张仲景在《伤寒杂病论》中提到三个诊脉部位，分别是寸口、趺阳、太溪。他认为"诊寸口脉候脏腑，诊趺阳脉候胃气，诊太溪脉候肾气"。

3. 两部诊法 见于《内经》，即人迎寸口诊法，是切按人迎、寸口两部脉象，互相参照，以诊察疾病的方法。相对而言，它比遍诊法简单。

4. 寸口诊法 首见于《内经》，在《难经》中得到完善，后经历代医家长期大量的临床实践，积累了丰富的经验。晋代王叔和在其所著的《脉经》中，将寸口作为常用的诊脉部位，并提出独取寸口的诊脉方法。此后，寸口诊法一直是临床中广泛使用的诊脉方法，也是现代脉学学习的主要内容。本章主要介绍寸口诊法。

（1）诊脉部位 寸口又称气口或脉口，是切按腕后高骨（桡骨茎突）内侧的一段动脉（桡动脉）的搏动，以体察脉象的方法，分为寸、关、尺三部（图4-1），两手共六部。

（2）诊脉原理 寸口位于手太阴肺经的原穴部位，是脉之大会。肺朝百脉，全身的气血通过经脉会聚于肺而变见于寸口，故寸口脉气最为明显。此外，寸口部位解剖位置表浅，简便易行，便于诊察。

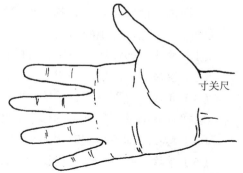

寸关尺

图4-1 寸口脉寸关尺示意图

（3）分候脏腑 根据文献记载，寸口部位有不同的分候方法，目前，较为常用的寸口部位分候脏腑见表4-1。

表4-1 常用寸口脉分候脏腑

	左手	右手
寸	心	肺
关	肝	脾、胃
尺	肾	命门（肾）

三、诊脉方法

1. 时间 《素问·脉要精微论》指出："诊法常以平旦，阴气未动，阳气未散，饮食未进，经脉未盛，经络调匀，气血未乱，故乃可诊有过之脉。"即诊脉以清晨（平旦）未起床、未进食时最佳。因为该时机体气血平和，内外环境安定，脉象能比较真实地反映机体的生理病理情况。而现代临床中很难做到晨起诊脉，特别是门诊病人，故不能拘于平旦，但可要求诊室、医生及病人安静，以减少干扰，尽可能地达到诊察真实脉象。

2. 体位 诊脉时，病人的正确体位是正坐、仰卧均可；寸口的部位要与心脏平行；手腕放松，掌心向上，寸口部位充分暴露，腕下垫上脉枕。

3. 选指 医生诊脉时当选左手或右手的食指、中指和无名指，指端平齐，手指略呈弓形，与受诊者体表约呈45°，使指目紧贴脉搏搏动的部位。以中指诊察关部，食指诊察寸部，无名指诊察尺部。

4. 布指 诊脉时，医生首先以中指找到腕后高骨，向内侧挪移，触到桡动脉搏动处，定关，然后以食指按在关前（腕侧）定寸，无名指按在关后（肘侧）定尺。切脉时，根据病人手臂的长短确定布指的疏密程度。小儿切脉时，由于寸口部位较短，一般采用"一指定三关"，不必细分寸、关、尺三部。

5. 指法 诊脉的指法是指医生诊脉的操作方法。正确的诊法，可以获取比较丰富、准确的脉象信息。常用的指法有：举法、按法、寻法、总按、单诊。

（1）**举法** 即浮取，指用较轻的指力按在寸口脉搏动的部位，以体察脉象。

（2）**按法** 即沉取，手指用力较重，甚至按到筋骨，以体察脉象。

（3）**寻法** 寻即找寻，是医生指力由轻到重，由重到轻，调节适当的指力，左右推寻，以找寻脉动最明显部位的诊察方法。用力不轻不重，按至肌肉间的诊法为中取。

（4）**总按** 即三指同时用大小相等的指力诊脉的方法，是从总体上诊察脉象。

（5）**单诊** 指用一个手指诊察一部脉象的方法，以分别了解某一部脉象的情况。

6. 平息 是指要求医生诊脉时保持呼吸平静、调匀，清心宁神，以便以自己的息次计算病人脉动的次数。《素问·平人气象论》载："人一呼脉再动，一吸脉亦再动，呼吸定息，脉五动，闰以太息，命曰平人。"

7. 五十动 候脉一般要求不少于脉搏跳动50次的时间，以便辨认脉象，并了解其中有无促、结、代脉等情况。目前临床要求每手诊脉时间不应少于1分钟，两手以3分钟左右为宜。

四、脉象要素

脉象要素，即构成脉象的基本要素，包括脉管的深浅、脉长（脉动的范围长短）、至数（脉搏的频率）、均匀度（脉动的节律）、脉宽（脉管的粗细）、脉力（脉搏的强弱）、流利度（脉来的通畅程度）、紧张度（脉管的弛缓程度）等8个方面，即8个脉象要素。临床一般进一步概括为位、数、形、势四个方面。

（1）脉位 脉搏显现部位的深浅和长度。比如，浮脉和沉脉即是从脉位的深浅确定的。

（2）脉数 脉搏的至数和节律，如迟、数；促、结、代等。

（3）脉形 脉搏跳动的宽度，如洪脉、细脉等。

（4）脉势 指脉搏跳动的力度、流利度和紧张度，如实脉、虚脉；弦脉、紧脉等。

五、正常脉象

正常脉象是指人在健康状态下出现的脉象，亦称为平脉。平脉是人的生理功能正常状态的反映，具有一定的变化规律和范围，并不是固定不变的某种特定脉象。

（一）正常脉象的特点

正常脉象表现为一息 4 ~ 5 至，相当于 70 ~ 90 次 / 分（成年人），不浮不沉，不大不小，从容和缓，节律一致，尺部沉取有一定力量。随外界环境、气候、生理活动的变化而发生相应的改变。这些正常脉象的特征被概括为有胃、有神、有根。

1.有胃 指脉象不浮不沉，不快不慢，不大不小，从容和缓，节律一致。这些特征说明胃气充盛，气血调和。因此，脉之胃气反映了后天之本脾胃功能的盛衰。

2.有神 指脉象应指柔和有力，脉律整齐。神以精气为物质基础，故脉之神说明精气充盛。而精气产生于水谷，故脉之有神与有胃气表现基本是一致的。

3.有根 指尺脉有力，沉取不绝。古代医家对脉之有根之说认识较为一致，都认为与肾有关。脉之有根反映肾气充足。《脉经》曰："寸关虽无，尺犹不绝，如此之流，何忧殒灭。"

（二）脉象的生理变异

脉象和人体内外环境的变化关系非常密切。脉象受年龄、性别、形体、生活起居、精神情志、季节、气候、昼夜、地理环境的影响而出现生理变异。

在年龄和体质因素方面，小儿脉多小数，青年脉多平滑，老人脉多弦硬，妇人脉较男子濡细而数。妊娠脉多滑数。肥胖者多沉细，消瘦者脉多浮。身材高大者脉象较长，矮小者脉象较短。运动、饱餐、酒后脉多滑数有力，饥饿时脉多软弱。

在季节气候因素影响方面，四季平脉具有"春弦、夏钩（洪）、秋毛（浮）、冬石（沉）"的生理变化特点。脉象不仅随着季节的变化呈现周期性的演变，还有昼夜交替节律的变化。昼日脉象偏浮而有力，夜间脉象偏沉而细缓。

脉位的变异是因桡动脉解剖位置变异而出现的。常见的有两种，即斜飞脉和反关脉。斜飞脉，即脉象不见寸口，而是从尺部斜向手背。反关脉，即脉象出现于寸口的背侧。

此外，地理环境对脉象亦有一定的影响，北方之人脉多强实，南方之人脉多软弱，这个主要是由于不同地理位置的气候不同造成的，但也不能一概而论。

六、病理脉象

疾病反映于脉象的变化,称为病理脉象,简称病脉。历代医家对病脉的分类认识不同,晋代王叔和在《脉经》中将病脉分为 24 种,明代李时珍在《濒湖脉学》中记载 27 种脉,明代李中梓在《诊家正眼》中记载 28 种脉。近代医家在前人的基础上,结合现代临床实际,将常用的病理脉象定为 28 种,本书以此为依据进行介绍。

(一)浮脉

【脉象特征】轻取即得,重按反减而不空。

由于其脉动部位表浅所致,轻取即得,按之反而减弱而不空,"如水漂木"。

【临床意义】主表证,亦见于内伤久病。

表证邪盛而正气不衰,则脉浮而有力,虚人外感或邪盛已致正虚,则浮而无力。外感风寒,脉多浮紧;外感风热,脉多浮数。瘦人见浮脉,夏秋季节脉偏浮,均不属病脉。

【相类脉】指具有浮脉特点的脉象,包括以下 3 种。

1. 散脉

(1)脉象特征　浮散无根、至数不齐。

(2)临床意义　元气耗散,脏腑精气欲绝。

2. 芤脉

(1)脉象特征　浮大中空,如按葱管。

(2)临床意义　多见于失血、伤阴之际。临床不易见到,只有在血崩、外伤、呕血等大出血突然发生之时,血量骤减,脉管空虚才可出现。

3. 革脉

(1)脉象特征　浮而搏指,中空外坚,如按鼓皮。

(2)临床意义　主亡血、失精、半产、漏下。

(二)沉脉

【脉象特征】轻取不应,重按始得。

其脉动显现部位较深。《濒湖脉学》记载"如石投水,必极其底"。

【临床意义】主里证。

邪深郁于里,气血内搏则脉沉有力;脏腑虚衰,正气不足,则脉沉无力。

此外,肥胖者、冬季脉亦偏沉。两手六部脉象均沉细等同,而无病象,为六阴脉,属正常脉象。

【相类脉】具有沉脉特点的脉象,包括伏脉和牢脉。

1. 伏脉

(1)脉象特征　重按推筋着骨始得。

(2)临床意义　主邪闭、厥病和痛极。

2. 牢脉

（1）脉象特征　沉而实大弦长。

（2）临床意义　阴寒内盛、疝气癥瘕之实证。

（三）迟脉

【脉象特征】脉动一息不足四至（1分钟不满60次）。

即脉次少于正常。

【临床意义】主寒证，亦见于邪热结聚之里实热证。

迟而有力为实寒，迟而无力为虚寒。另外，运动员见迟脉多属于正常现象。

【相类脉】与迟脉具有相似特征的脉象主要有缓脉。

缓脉

（1）脉象特征　缓脉的特征有二，一是脉来和缓、一息四至，属常脉。二是脉势纵缓、缓怠无力，属病脉。

（2）临床意义　正常之缓脉，见于正常人，是脉有胃气的表现。病理之缓脉，主脾胃虚弱，也主湿病。

（四）数脉

【脉象特征】脉来一息五至以上而不满七至（每分钟脉跳90～120次）。

即脉次较快，高于正常。

【临床意义】主热证。

邪热亢盛，脉数有力；虚热内生，脉数无力或细数；浮大虚数，无力而空为虚阳外越。

正常人在运动后或情绪激动时脉率可加速，儿童脉率亦较快，属生理现象。

【相类脉】具有与数脉相似特征的脉象主要有疾脉。

疾脉

（1）脉象特征　较数脉脉次更快，脉跳一息七八至（每分钟120次以上）。

（2）临床意义　主阳极阴竭，元气欲脱。

（五）虚脉

【脉象特征】三部脉举之无力，重按空虚。

是一切无力脉的总称。虚脉以指感势力弱为特点。

【临床意义】主虚证。多为气血两虚。

气虚，则脉道松弛，按之空豁；血虚，则脉细无力；阳虚，则迟而无力；阴虚，则数而无力。

（六）实脉

【脉象特征】三部脉举按皆有力。

为一切有力脉的总称。

【临床意义】主实证。

脉实而兼浮数为实热证，脉实而兼沉迟为实寒证。若两手六部脉均实大等同，而无病象，为六阳脉，此属正常脉。

（七）洪脉

【脉象特征】脉体宽大有力，来盛去衰，如波涛汹涌。

【临床意义】主热盛。

正常人夏季脉较洪。

（八）细脉

【脉象特征】脉细如线，应指明显。

切脉指感脉道狭小而搏动不弱。

【临床意义】主气血两虚及湿病。

营血亏虚，气血不足，则脉细弱；湿邪阻遏，则脉细而缓。

【相类脉】具有细脉特征的脉象包括以下 3 种。

1. 濡脉

（1）脉象特征　浮细而软。

（2）临床意义　主虚证、湿困。

2. 弱脉

（1）脉象特征　沉细而软。

（2）临床意义　主阳气虚衰，或气血俱虚。

3. 微脉

（1）脉象特征　极细极软，按之欲绝，若有若无。

（2）临床意义　主气血大虚或阳气衰微。

（九）滑脉

【脉象特征】往来流利，如盘走珠，应指圆滑。

可以理解为流利脉。

【临床意义】主痰饮、食滞、实热等证。

滑而和缓，为平人之脉。育龄妇人脉滑而停经，应考虑妊娠。

【相类脉】

动脉

（1）脉象特征　滑数有力，关部明显。

（2）临床意义　主惊恐、疼痛。

（十）涩脉

【脉象特征】细迟短涩，往来艰难。

脉势不匀，滞涩不畅，如轻刀刮竹。可以理解为不流利脉。

【临床意义】主气滞、血瘀、精伤、血少。

血瘀气滞，则脉涩而有力；精血衰少，津液耗伤，则脉涩而无力。

（十一）弦脉

【脉象特征】端直以长，如按琴弦。

从中直过，挺然指下。弦脉主要是脉紧张度增高。《脉经》谓其"按之如弓弦状"。

【临床意义】主肝胆病、痛证、痰饮。

此外，弦脉亦见于老年健康者或为春季之常脉。

【相类脉】

紧脉

（1）脉象特征　脉形紧急，如牵绳转索，按之左右弹指。

脉感比弦脉更加绷急有力。

（2）临床意义　主实寒证、痛证、宿食。

（十二）结脉

【脉象特征】缓而时止，止无定数。

即脉率缓慢而有不规则的歇止。以脉率慢，节律不齐为主要特征。

【临床意义】主阴盛气结、寒痰血瘀、气血虚弱。

由气滞、血瘀、痰阻、食滞及寒邪阻遏经络，致心阳被抑，脉气阻滞者，为实证，见结而有力；气虚血少者，为虚证，见结而无力。

【相类脉】

1. 促脉

（1）脉象特征　数而时一止，止无定数。

即脉率较快而有不规则的歇止。以脉率快，节律不齐为主要特征。

（2）临床意义　主阳盛实热、气血痰食停滞；亦见于脏气衰败。

阳盛实热或邪实阻滞，为实，见脉促有力；脏气衰败，阴液亏耗，为虚，见脉促无力。

2. 代脉

（1）脉象特征　脉来时一止，止有定数，良久方还。

脉来迟缓，脉力较弱，呈有规律的歇止，且间隔时间长。包括了节律、形态和脉力等方面的参差不齐。

（2）临床意义　主脏气衰微、疼痛、惊恐、跌仆损伤。

正常人有时因情绪激动、过劳以及酗酒等可偶见促脉，休息可缓解。

（十三）长脉

【脉象特征】脉动应指范围较长，两端超过寸、关、尺。

【临床意义】主阳证、实证、热证。

亦见于正常人，提示气血充盛。

（十四）短脉

【脉象特征】脉动应指范围较短，不足本位。

只出现在寸部或关部，尺脉常不显。

【临床意义】主气病，包括气郁、气虚。

七、脉象鉴别

根据脉象要素的不同，病理脉象分为28种。其中，一些病理脉象在某些要素方面具有相同或相似的特点，对此加以鉴别，有助于掌握脉象的基本特征。主要包括比类法与对举法。

（一）比类法

比类法，一是将相似的脉象归为一类；二是在同类脉象中进行辨异，找出不同，从而鉴别脉象的方法。

1. 脉位类　指在脉位方面具有相同特征的脉象。

（1）浮脉类　浮脉，轻取即得；芤脉，浮大中空；革脉，浮而弦，按之中空；散脉，浮而散乱无根；濡脉浮而细软。

（2）沉脉类　沉脉，重按始得；伏脉，更深于沉，紧贴于骨；牢脉，沉实大弦长；弱脉，沉而细软。

2. 脉率类　指在脉率方面具有相同特征的脉象。

（1）数脉类　数脉，一息五至以上；疾脉，一息七至以上；促脉，数而时止；动脉，滑数而短。

（2）迟脉类　迟脉，一息三至；缓脉，一息四至；结脉，缓而时一止。

3. 脉宽度类　指在脉宽度方面具有相同特征的脉象。

（1）宽大脉类　洪脉，宽大有力，来盛去衰；实脉，脉大有力，浮沉皆然；芤脉，浮大中空；牢脉，沉实大弦长。

（2）细脉类　细脉，脉细如线，应指明显；微脉，极细极软，若有若无；濡脉，浮而细软；弱脉沉细而软。

4. 脉长度类　在脉长方面具有相同特征的脉象。

（1）长脉类　长脉，脉动应指超逾三部；弦脉，端直以长，如按琴弦；此外，牢脉亦有长脉的特征。

（2）短脉类　短脉，脉动应指不及三部。

5. 脉力度类　在脉力方面具有相同特征的脉象。

（1）虚脉类　虚脉，搏指无力或按之无根；濡脉，浮细无力；弱脉，沉细无力；微脉，极细而无力，应指模糊；散脉，浮散无根；芤脉，浮大中空；革脉，浮弦中空。

（2）实脉类　实脉，三部举按长大有力；洪脉，浮大有力，来盛去衰；长脉，脉长超逾三部，脉力逊于洪、实；弦脉，端直以长，应指紧张感，脉力不及洪、实。

6. 脉流利度类　在脉流利度方面具有相同特征的脉象。

（1）流利脉　滑脉，往来流利，如盘走珠；动脉，短而滑数。

（2）不流利脉　涩脉，脉势艰难，往来不利。

7. 脉紧张度类　在脉紧张度方面具有相同特征的脉象。

（1）高紧张度　脉弦脉，如按琴弦；紧脉，紧张度比弦脉更高；革脉，浮弦而中空；牢脉，沉实大弦长。

（2）低紧张度　脉濡、弱、微、散、缓脉的共同点是软而无力，不同点参考脉力类。

8. 脉均匀度类　脉律不匀脉：结脉，缓而时一止，止无定数；代脉，脉来时止，止有定数；促脉，数而时一止，止无定数；散脉，浮而无根，散乱无序；涩脉往来艰涩，三五不匀。

（二）对举法

对举法，是指将在某一方面具有相反特征的脉象归为一类进行鉴别的方法。

1. 脉位相反的脉象　浮脉与沉脉。浮脉，位置表浅；沉脉，深沉在里。濡脉与弱脉。濡脉，浮细而软；弱脉，沉细而软。

2. 脉率相反的脉象　迟脉与数脉。迟脉，脉率慢于正常；数脉，脉率快于正常。

3. 脉力相反的脉象　虚脉与实脉。虚脉，无力之脉；实脉，脉来有力。

4. 脉流利度相反的脉象　滑脉与涩脉。滑脉，应指流利圆滑；涩脉，往来艰涩不畅。

5. 脉宽相反的脉象　洪脉与细脉。洪脉，脉体宽大；细脉，脉细如线。

6. 脉长相反的脉象　长脉与短脉。长脉，脉长超出本位；短脉，不满寸关尺三部。

八、相兼脉

凡是由两种或两种以上单因素脉相兼出现，复合构成的脉象，称为相兼脉，又称复合脉。在常见28脉中，有些脉象本身就是由几种单因素脉复合而成，比如，弱脉由沉、细、弱三种因素合成；牢脉由沉、实、大、弦、长五种因素合成。临床上，相兼脉的主病往往要结合多种单因素脉象的临床意义进行判断。

浮紧脉：主表寒证、风寒痹疼痛。

浮缓脉：主太阳中风证。

浮数脉：主表热证。

沉迟脉：主里寒证。

浮滑脉：主表证夹痰。

沉细数脉：主阴虚内热或血虚。

沉涩脉：主血瘀，常见于阳虚而寒凝血瘀者。

沉缓脉：主脾肾阳虚，水湿停留诸证。

沉弦脉：主肝郁气滞或水饮内停。

弦紧脉：主寒证、痛证。

弦数脉：主肝郁化火、肝胆湿热或肝阳上亢等。

弦滑数脉：主肝火夹痰、肝胆湿热、肝阳上亢或痰火内蕴等。

弦细脉：主肝肾阴虚、血虚肝郁或肝郁脾虚等。

滑数脉：主痰热、湿热或食积内热。

九、诊妇人、小儿脉

（一）诊妇人脉

妇人有经孕产育等特殊的生理活动和与之有关的病理变化，这些变化也会不同程度地在脉象上反映出来。

1. 月经脉　左关尺脉忽大于右手，多为月经将至。尺脉细涩，多是月经不利。尺脉虚细涩者，多为精血亏少；迟脉弦涩者，多为气滞血瘀。脉弦滑者，多为痰湿阻于胞宫。

2. 妊娠脉　突然停经而见脉来滑数冲和；少阴脉（神门及尺部）脉动加强。

（二）诊小儿脉

小儿脉与成人脉有所不同。小儿寸口部位狭小，难以区分寸、关、尺三部，而且小儿就诊时容易惊哭，惊则气乱，气乱则脉无序，故难以诊察。因此，小儿科诊病注重辨形色、审苗窍。

1. 诊小儿脉方法　诊小儿脉的方法可归纳为"一指定三关"。具体的操作方法是，用左手握住小儿的手，对 3 岁以下的小儿，可用右手大拇指按于小儿掌后高骨部脉上，不分三部，以定至数为主；对 3～5 岁的小儿，则以高骨中线为关，以一指向两侧转动以寻察三部；6～8 岁小儿，则可挪动拇指诊三部；9～10 岁患儿，可依次下指，诊寸、关、尺三部；10 岁以上患儿，可按成人三部脉法进行辨析。

2. 小儿脉象主病　小儿脉象一般只诊浮沉、迟数、强弱、缓紧。以辨别阴阳、表里、寒热和邪正盛衰，而不详求 28 脉。数为热，迟为寒，浮数为阳，沉迟为阴。强弱可测虚实，缓紧可测邪正。沉滑为食积，浮滑为风痰。紧主寒，缓主湿，大小不齐多食滞。

2～3 岁小儿，一息六七至为平脉，每分钟 100～120 次；5～10 岁小儿，一息六至为平脉，约每分钟 100 次。

十、脉症顺逆与从舍

脉症顺逆，是指从脉症的相应、不相应来判断疾病的顺逆。一般而言，脉象与症状临床意义一致的，为顺证；反之，则为逆证。对于病情单纯者，脉与症多是相应的。比如，脉见洪数有力，症见高热、烦躁、便秘、舌红苔黄厚等，脉与症均提示实热，为脉症相应之顺证，说明邪实正盛，正气能够抗邪；若脉见细弱，则脉症不符，为逆证，提示病情复杂，可能为正气亏虚，不足以对抗邪气，易导致邪毒内陷。

脉症从舍，是指在脉与症不相应的情况下，辨别脉与症的真假，以决定从舍，包括舍脉从症和舍症从脉。舍脉从症，是在辨证过程中，根据临床信息，确定症真脉假，或认为症状所反映的病机为当前主要矛盾，则以症状审定病机，确定治疗方案。舍症从脉，经过分析判断，认为脉象为真，其所反映的病机为主要矛盾，则以脉象审定病机，确立治疗方案。

总之，脉症的顺逆与从舍提示临床病证的复杂性，需谨慎判断，防止误诊误治。

十一、脉诊的临床意义

诊脉是中医临床不可缺少的诊察步骤和内容。脉诊的重要性在于，脉象能够传递五脏六腑、四肢百骸等各部位的生理病理信息，是医生观察、了解体内功能变化的窗口，可为诊断疾病提供重要依据。其临床意义可归纳为以下四个方面。

（一）辨病位病性

疾病部位有表里之分，外感病多病位表浅，脉象多浮；内伤杂病多伤及气血阴阳，病变部位相对在里，脉象大多不浮；若病在气，气虚为虚脉，气滞为短脉；病在血，血虚为细脉，血瘀为涩脉，血寒为沉迟或弦紧脉，血热为滑数脉；病在五脏，脾虚多濡脉，肝病多弦脉，肺虚多虚脉，肾虚多细弱脉，心病多结、代、促、迟、数等脉。

病性分寒热虚实。寒证脉多迟、紧、弦；热证脉多数、滑、洪；虚证脉多虚弱无力，出现细、弱、濡、缓、微、散等脉；实证脉多应指力强，出现洪、弦、滑、长、紧等脉。

（二）测病因病机

通过脉象可推测疾病发生发展的病因、病机。如，寸口脉沉而迟，沉则为水，迟则为寒，由此推测其病因为寒水侵袭。又如，"脉阳微阴弦，即胸痹而痛"，阳微阴弦指关前（寸部）脉微弱，关后（尺部）脉弦急，阳微为胸阳不足，阴弦为阴邪内盛，二者结合导致胸痹发生。

（三）判疾病预后

在疾病发生发展过程中，脉象也会随之出现相应的变化，及时准确地把握脉象变化，对预测、判断疾病的进退有一定临床意义。如外感病脉象由浮转沉，表明病邪由表入里，病情加重；若实热病热势渐退，脉象和缓，是热退将愈之候，反之脉急数、烦躁不安，则病情加重。若久病、重病，虽精神不振，但脉渐和缓有力，是胃气渐复，疾病向愈之佳兆。

第二节 按 诊

按诊是医生用手触摸或按压病人身体的某些部位，以了解病人局部冷热、润燥、软硬、压痛、肿块或其他异常变化的诊察方法，通过按诊不仅可进一步探明疾病的部位、性质和程度，同时也使一些病证表现进一步客观化。按诊是对望、闻、问诊所获资料的补充和完善，可为全面分析病情、判断疾病提供重要的指征和依据。

按诊是传统"四诊"中切诊的重要组成部分，在辨证中起着至关重要的作用，是四诊中不容忽视的一环。按诊的运用，早在《内经》中就有记载；至汉代，张仲景对按诊的论述更多，尤其是胸腹部的按诊，已成为鉴别疾病的重要依据。按诊在应用中得以发展，后世医家拓宽了其应用范围，且在方法上不断创新，应注意配合望、闻、问诊，以辨疾病的寒热虚实。

一、按诊概述

（一）按诊的体位

一般病人应取坐位或仰卧位。病人取坐位时，医生面对病人坐或站立，用左手扶病体，右手触摸按压某一局部。按胸腹时，病人须取仰卧位、屈膝，医生在病人右侧，用右手或双手对病人胸腹某些部位进行切按。

（二）按诊的手法

按诊手法主要有触、摸、按、叩四法。

1. 触法 是医生用自然并拢的第 2、第 3、第 4、第 5 手指或手掌轻轻接触病人局部皮肤，以了解肌肤的凉热、润燥等情况。

2. 摸法 是医生用手指或手掌稍用力寻抚局部，探明有无疼痛以及肿物的形态、大小，以辨病位及虚实。

3. 按法 是以重手按压或推寻局部，如胸腹、肿物部位，了解深部有无压痛或肿块，肿块的形态、大小、活动程度、性质等，辨脏腑虚实和邪气的痼结情况。

触、摸、按三法的区别是指力轻重不同，所达部位浅深有别。触为用力轻诊皮肤；摸为稍用力达于肌层；按为重指力诊筋骨或腹腔深部。临床操作时可综合运用，而一般是先触摸，后按压，由轻而重，由浅入深，先远后近，先上后下地进行诊察。

4. 叩法 是医生用手指叩击病人身体某部来诊查疾病的方法。叩击法有直接叩击法和间接叩击法。直接叩击法是医生手指直接触击体表部位。间接叩击法是医生用左手掌平贴在体表，右手握成空拳叩击左手背，或用左手中指第 2 指节紧贴病人需要诊察的部位，以右手中指指端叩击左手中指第 2 指节，叩击方向应与叩击部位垂直，边叩边询问患者叩击部位的感觉，以推测病变部位和程度。

（三）按诊注意事项

必须根据疾病的不同部位，选择适当的体位和方法。医生举止要稳重大方，态度要严肃认真，手法要轻巧柔和，避免突然暴力或冷手按诊。注意争取病人的主动配合，使病人能准确地反映病位的感觉。要边检查边注意观察病人的表情变化，以了解病痛所在的准确部位及程度。

二、按诊的内容

按诊的运用相当广泛，临床常用的有按胸胁、按脘腹、按肌肤、按手足、按腧穴等。

（一）按胸胁

按胸胁是根据病情的需要，有目的地对前胸和胁肋部进行触摸、按压或叩击，以了解局部及内脏病变的情况。胸胁即前胸和侧胸部的统称。

胸内藏心肺，胁内包括肝胆，按胸胁排除局部皮肤、经络、骨骼之病变后，主要是诊察心、肺、肝、胆等脏腑的病变。

按胸胁包括按胸部和按胁部。

1. 按胸部 胸为心肺之所居，按胸部可了解心肺及虚里的病变情况。

前胸高起，叩之清音者，多为肺胀、气胸；按之胸痛，叩之实音，常为饮停胸膈或痰热壅肺；青紫肿胀，疼痛拒按，多为胸部外伤。

诊虚里是按胸部的重要内容，虚里位于第4、第5肋间，心尖波动处，为诸脉之所宗。按虚里可测宗气之强弱、疾病之虚实、预后之吉凶。尤以危急病寸口脉难凭时，诊虚里更有诊断价值。正常情

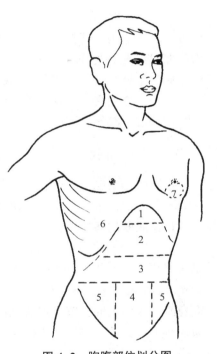

图4-2　胸腹部位划分图

1. 心下　2. 胃脘　3. 大腹　4. 小腹

5. 少腹　6. 胁肋　7. 虚里

况下，虚里搏动不显，仅按之应手，动而不紧，缓而不急，动气聚而不散，节律清晰，是心气充盛，宗气积于胸中，为平人之象。虚里搏动微弱者为不及，是宗气内虚之征；若动而应衣为太过，是宗气外泄之象；按之弹手，洪大而搏，或绝而不应者，是心气衰绝之候。

2. 按胁部 肝胆位居右胁，其经脉分布两胁，故按胸胁主要是了解肝胆疾病。

胁痛喜按，胁下按之空虚无力为肝虚；胁下肿块，刺痛拒按多为血瘀；胁下痛处色红，痛不可按，多为肝痈（肝脓肿）；右胁下肿块，按之表面凹凸不平，应注意排除肝癌；疟疾后左胁下可触及痞块，按之硬者为疟母。

（二）按脘腹

脘腹部的按诊是通过触按胃脘部及腹部，了解其凉热、软硬、胀满、肿块、压痛等情况，以辨别不同脏腑组织的发病及证之寒热虚实的诊断方法。

1. 按脘部 主要诊察胃腑病证。按之硬满疼痛，多属邪聚胃脘之实证；按之濡软无痛，多属胃腑虚弱之虚证；按之胀满，辘辘有声，多属水饮停胃之证。

2. 按腹部 主要是诊断肝、脾、大肠、小肠、膀胱、胞宫及其附件组织的病证。腹部按之肌肤凉而喜温者，多属寒证；腹部按之肌肤热而喜凉者，多属热证；腹痛喜按者，多属虚证；腹痛拒按者，多属实证。腹满有虚实之别，若按之饱满充实而有弹性，有压痛者，多属实满；若按之虚软而缺乏弹性，无压痛者，多属虚满。腹部胀大如鼓者，称为鼓胀。鼓胀在鉴别是水臌或气臌时，主要是通过按诊来识别。腹部肿块，若推之不移，痛有定处，为"癥积"，病属血分；若推之可移，痛无定处，为"瘕聚"，病属气分。左侧少腹按之累累有硬块，多为肠中宿粪；右侧少腹拒按或有包块应手，多为肠痈。腹中结块，按之起伏，聚散不定，应手如蚯蚓蠕动者，多为肠中虫积。

（三）按肌肤

按肌肤是指触摸某些部位的肌肤，通过肌肤的寒热、润燥、滑涩、疼痛、肿胀、疮疡等不同表现，来分析疾病的寒热虚实及气血阴阳盛衰的诊断方法。

1. 诊肌肤的寒热 根据肌肤的寒热可以了解阴阳的盛衰、表里虚实和邪气的轻重。

肌肤寒冷，体温偏低者，多为阳气衰少；肌肤灼热，体温升高者，多为阳盛实热；肌肤温热，汗出如油，脉躁疾无力者，多为亡阴之征；肌肤厥冷，冷汗淋漓，脉微欲绝者，多为亡阳之征。身灼热而肢厥冷者，多属阳盛格阴之真热假寒证；外感病，汗出热退身凉，多为表邪已解；皮肤无汗而灼热者，多为热甚；身热初按热甚，久按热反轻者为热在表；久按其热反甚为热在里。皮肤不热，红肿不显，多为阴证；皮肤灼热而红肿疼痛，多为阳证。

2. 诊肌肤的滑润和燥涩 肌肤的滑润和燥涩可以了解汗出与否及气血津液的盈亏。

一般而言，皮肤干燥者，尚未出汗；皮肤干瘪者，津液不足；皮肤湿润者，身已出汗；皮肤滑润者，为气血旺盛；皮肤枯涩者，为气血不足；肌肤甲错者，为血虚失荣或瘀血内阻。

3. 诊肌肤疼痛的程度 从肌肤的疼痛程度可辨疾病的虚实。

肌肤濡软，按之痛减，为虚证；硬痛拒按者，为实证；轻按即疼痛者，病在表浅；重按方痛者，病在深部。

4. 诊肌肤肿胀程度 可辨别水肿和气肿。按之凹陷，不能即起者，为水肿；按之凹陷，举手即起者，为气肿。

5. 诊疮疡 按局部肌肤疮疡的凉热、软硬，可辨证之阴阳寒热。

肿而坚硬不热者，属寒证；肿而灼热压痛者，属热证；根盘平塌漫肿者，属虚证；根盘收束隆起者，属实证；患处坚硬，多为无脓；边硬顶软，多为有脓。

此外，自《内经》以来就有"按尺肤"之记载，根据其缓急、滑涩、寒热的情况，来判断疾病的性质。

（四）按手足

按手足是通过触摸病人手足部位的冷热，来判断疾病的寒热虚实以及表里内外顺逆。手足俱冷，多属阳虚寒盛之寒证；手足俱热，多属阳盛热炽之热证。热证见手足热者，属顺候；热证见手足逆冷者，属逆候。手足背热甚，多属外感发热；手足心热甚，多属内伤发热。额上热甚于手心热者，多为表热；手心热甚于额上热者，多为里热。此外，诊手足寒温对判断阳气存亡，推断疾病预后，具有重要意义。

（五）按腧穴

按腧穴是通过按压某些特定穴位的变化和反应，来判断内脏的病变。诊断脏腑病变的常用腧穴有：心病：巨阙、膻中、大陵穴；肺病：中府、肺俞、太渊穴；肝病：期门、肝俞、太冲穴；脾病：章门、脾俞、太白穴；肾病：气海、太溪穴。

按诊简表

表 4-2　按胸胁

部位	表现	临床意义
按胸部	前胸高起，叩之清音	肺胀、气胸
	按之胸痛，叩之实音	饮停胸膈或痰热壅肺
	青紫肿胀，疼痛拒按	胸部外伤
	虚里搏动微弱者	宗气内虚
	虚里动而应衣	宗气外泄
	虚里按之弹手，洪大而搏，或绝而不应	心气衰绝
按胁部	胁痛喜按，胁下按之空虚无力	肝虚
	胁下肿块，刺痛拒按	血瘀
	胁下痛处色红，痛不可按	肝痈（肝脓肿）
	右胁下肿块，按之表面凹凸不平	肝癌

表 4-3　按脘腹

部位	表现	临床意义
按脘部	按之硬满疼痛	邪聚胃脘之实证
	按之濡软无痛	胃腑虚弱之虚证
	按之胀满，辘辘有声	水饮停胃之证

续表

部位	表现	临床意义
	肌肤凉而喜温者	寒证
	肌肤热而喜凉者	热证
	腹痛喜按者	虚证
	腹痛拒按者	实证
	按之饱满充实而有弹性，有压痛者	实满
按腹部	按之虚软而缺乏弹性，无压痛者	虚满
	肿块推之不移，痛有定处	"癥积"，病属血分
	肿块推之可移，痛无定处	"瘕聚"，病属气分
	左侧少腹按之累累有硬块	多为肠中宿粪
	右侧少腹拒按或有包块应手	多为肠痈
	腹中结块，按之起伏，聚散不定，应手如蚯蚓蠕动者	多为肠中虫积

表 4-4　按肌肤

部位	表现	临床意义
	肌肤寒冷，体温偏低	阳气衰少
	肌肤灼热，体温升高	阳盛实热
	肌肤温热，汗出如油，脉躁疾无力	亡阴之征
	肌肤厥冷，冷汗淋漓，脉微欲绝	亡阳之征
	身灼热而肢厥冷者	阳盛格阴之真热假寒证
肌肤寒热	外感病，汗出热退身凉	表邪已解
	皮肤无汗而灼热	热甚
	身热初按热甚，久按热反轻	热在表
	身热初按热甚，久按其热反甚	热在里
	皮肤不热，红肿不显	阴证
	皮肤灼热，红肿疼痛	阳证
	皮肤干燥	未出汗
	皮肤干瘪	津液不足
滑润和燥涩	皮肤湿润	身已出汗
	皮肤滑润	气血旺盛
	皮肤枯涩	气血不足
	肌肤甲错	血虚失荣或瘀血内阻

部位	表现	临床意义
疼痛的程度	肌肤濡软，按之痛减	虚证
	硬痛拒按	实证
	轻按即疼痛	病在表浅
	重按方痛	病在深部
肿胀程度	按之凹陷，不能即起	水肿
	按之凹陷，举手即起	气肿
局部疮疡	肿而坚硬不热	寒证
	肿而灼热压痛	热证
	根盘平塌漫肿	虚证
	根盘收束隆起	实证
	患处坚硬	无脓
	边硬顶软	有脓

表 4-5　按手足

部位	表现	临床意义
按手足	手足俱冷	阳虚寒盛之寒证
	手足俱热	阳盛热炽之热证
	热证见手足热	顺候
	热证见手足逆冷	逆候
	手足背热甚	外感发热
	手足心热甚	内伤发热
	额上热甚于手心热者	表热
	手心热甚于额上热者	里热

表 4-6　按腧穴

部位	腧穴
心病	巨阙、膻中、大陵穴
肺病	中府、肺俞、太渊穴
肝病	期门、肝俞、太冲穴
脾病	章门、脾俞、太白穴
肾病	气海、太溪穴

本章小结

切诊分为脉诊和按诊两部分。脉诊是中医最具特色的诊法，本章重点介绍了脉诊。包括脉诊的方法、正常脉象的特点以及 28 部病理脉象的特征及临床意义。脉诊的学习，除注重基础知识的学习外，还应多进行临床实践，在实践中心领神会，才能真正掌握"心中了了，指下难明"的诊脉方法，运用于临床，指导中医诊断的过程。按诊，既是传统中医诊法，也是现代西医常用诊察方法，但两者有明显区别：中医按诊侧重于辨别病证的寒热虚实，是为中医辨证提供判断依据；西医更侧重与解剖知识的结合，以探查内部脏器组织的具体病理变化。临床上一般建议将两者联合运用，病证结合，两不遗漏，源流同治，或标本兼顾，制定最佳的治疗方案。

中篇 辨 证

第五章 八纲辨证

八纲，是指阴、阳、表、里、寒、热、虚、实八个辨证的纲领。

证，即证候，是疾病发展过程中某一阶段的病理概括。辨证，是认识疾病、确立证候的思维和实践过程，即将四诊收集的有关疾病的所有资料，包括症状和体征，运用中医学理论进行分析、综合，辨清疾病的原因、性质、部位及发展趋向，然后概括、判断为某种性质的证候的过程。

八纲辨证是根据四诊获得的各种病情资料，进行综合分析，探求疾病的性质、病变部位、病势的轻重、机体反应的强弱、正邪双方力量的对比等情况，归纳为阴、阳、表、里、寒、热、虚、实八类证候的基本辨证方法，是其他各种辨证的总纲。

尽管疾病的临床表现极其复杂多样，但是任何一种疾病，病位离不开表里；病性可区分为寒热；邪正斗争的关系主要反映邪正性质的虚实；病证属性类别，最终都可归属于阳或阴。因此，运用八纲辨证就能将错综复杂的临床表现，归纳为阴或阳、表或里、寒或热、虚或实四对纲领性证候，从而找出疾病的关键所在，为临床确立治疗原则和方法，为选方用药指明方向。而在这八纲中，阴阳两纲能统领其他六纲，即表证、实证、热证均属于阳；里证、寒证、虚证均属于阴。因此，阴阳又为八纲辨证的总纲。

第一节　八纲基本证候

一、表里辨证

表里是辨别疾病病位内外和病势浅深的一对纲领。

表与里是相对的概念，如皮肤相对于肌腠而言，皮肤为表，肌腠为里；肌腠相对于筋骨来说，肌腠为表，筋骨为里；经络中三阳经相对于三阴经而言，三阳经属表，三阴经属里；经络与脏腑相对来讲，经络属表，脏腑属里；五脏相对于六腑而言，六腑属表，五脏属里；就人体总体而论，身体的皮毛、肌腠、经络在外属表，脏腑、气血、骨髓在内属里。

在分析疾病的过程中，分清病变部位的内外深浅，才能准确地诊断和治疗疾病。而辨清病变的表里证属，对于外感疾病尤为关键。因为内伤疾病多直接伤及人体脏腑气血，辨证一般都属于里证。但是，外感疾病是病邪从皮毛口鼻侵入人体后，由表入里、由浅而深，病势发展也由轻到重。因此，表里辨证是对外感病发展阶段性的最基本的认识，它可说明病情的轻重浅深及病理变化的趋势，而掌握疾病的基本演变规律，对疾病的诊断、确立治疗原则，以及选方用药都具有极其重要的指导作用。

应该注意的是，表里的辨证，不能把表单纯理解为现代医学解剖意义的部位，要根据临床表现来分析判断。比如，一些皮肤病变正是脏腑病变在体表的反映。如皮肤上的斑疹或血丝缕缕多是脏腑出现病变反映于体表的症状，这反而是我们判断脏腑气血受病等里证的重要依据。

（一）表证

表证是指六淫或疠气等外邪经皮毛、口鼻入侵肌体的初期阶段，正气奋起抗邪于肌腠经络，临床以恶寒发热等主要表现为特征的证候。

【临床表现】新病初起见恶寒（或恶风），或恶寒发热，头身疼痛，舌苔薄白，脉浮，或见鼻塞流涕、咽喉痒痛、咳嗽等症。

【证候分析】外邪袭表，卫阳被遏，不能宣发于肌表，肌表失于温煦，故恶寒；风为百病之长，多和他邪兼杂为病，风性开泄，腠理不闭，则恶风，卫气受遏于内，郁而化热，故见发热；邪气郁滞肌腠经脉，气血运行不畅，不通则痛，故头身疼痛；邪在肌表，故舌象无明显变化，而见薄白苔；外邪袭表，正气奋起抗邪，脉气鼓动彰显于外，故脉浮；肺主皮毛，开窍于鼻，邪气从皮毛、口鼻而入，内应于肺，肺失宣降，故见鼻塞流涕、咽喉痒痛、咳嗽等症状。

表证主要见于外感疾病初期阶段，具有起病急、病位浅、病情轻、病程短、有感受外邪的诱发因素等特点。因六淫和疠气致病因素的致病特点不同，其临床表现也各异。但其共同特征是新起恶寒或恶寒发热并见，脉浮，舌象变化不明显。

表证多见于外感疾病的初期阶段，病位较浅，病情轻，一般能较快治愈。倘若外邪不解，则可进一步内传，而成为半表半里证或里证。

（二）里证

里证是指病邪深入体内，影响脏腑、气血、骨髓等部位，以脏腑、气血功能失调症状为主要临床表现的证候。

【临床表现】里证相对于表证而言，因病位不同，其临床表现多种多样，范围广泛，凡不是表证（及半表半里证）的证候，一般都属于里证的范畴。其证候表现的特征是无新起恶寒发热并见，脉象不浮，舌象有异常，以脏腑失调症状为主要表现。

【证候分析】究其里证的形成原因有三个方面：一是外邪袭表不解，内传入里；二是外邪直接入里，侵犯脏腑；三是情志、饮食劳倦等内伤因素，直接损伤脏腑、气血，或致脏腑气血逆乱。

里证多见于外感病的中、后期阶段或内伤疾病之中。不同的里证，临床表现不同，证候各异。总体来讲，一般里证的病位较深，病情较重，病程较长。

另外，里证的病位不同，仍有浅深之别，一般病变在腑、在上、在气者，病情相对较轻浅；而在脏、在下、在血者，病情则较为深重。

里证按八纲分类有寒、热、虚、实的不同。其具体证候的辨别，必须结合脏腑辨证、六经辨证、卫气营血辨证等辨证方法，才能进一步明确证候属性。

附：半表半里证

半表半里证是指外感病邪既不在表，也不在里，病位处在表里之间，疾病处在表里进退之中，临床表现可见寒热往来等特征的证候。如六经辨证中的少阳证，温病学中病位居于卫表肌腠之内，五脏六腑之外的募原证等都属于半表半里之证。

其形成原因多为邪气由表入里或里病出表，邪正分争，病位处于表里进退变化之中。其临床特征常见往来寒热等表现。由于病不在表，在治疗时不可解表，病不在里，也不可用治里之法，应用和解或诱邪外达的治疗方法进行治疗。

（三）表证与里证的鉴别

辨别表证和里证，主要从寒热症状特点、兼证表现及舌象、脉象的变化等方面进行审察辨别。

一般而言，外感表证寒热症状是发热恶寒同时并见；里证见但热不寒或但寒不热症状；半表半里证见寒热往来的症状。表证常见头身疼痛、鼻塞或喷嚏等症状，内脏证候不明显；里证内脏证候为主，可见如咳、喘、心悸、脘腹疼痛、呕吐、泄泻、便秘等脏腑功能失调的症状。半表半里证则有胸胁苦满等特有表现。表证舌苔变化不明显，里证舌苔变化多样，半表半里的少阳证舌象变化不明显，但温病的邪伏募原可见舌象变化，但有特定的发病因素。表证脉象多见浮脉，里证脉象多见沉脉或其他多种脉象。此外，辨表里证还可以根据发病情况、起病的缓急、病情的轻重、病程的长短等多方面考虑。

二、寒热辨证

寒热是辨别疾病性质的两个纲领。

寒证与热证是对机体阴阳偏盛偏衰病理的概括。疾病过程是正邪交争的过程。而病邪不同，阴阳属性不同，正气因在机体中的功能不同也有阳气与阴液之别。机体感受阳邪致阳偏盛，或是阴液亏损无力制阳，而阳气偏亢，均可见热证；机体感受阴邪致阴偏盛，或是机体阳气虚衰不能制阴，而致阴寒内盛，均可见寒证。即所谓"阳盛则热，阴盛则寒""阳虚则外寒，阴虚则内热"。

临床症状的寒象和热象与八纲辨证的寒证、热证，既有联系，又有区别。恶寒、发热只是疾病的表象，而寒证、热证则是对疾病本质认识所做的判断。如果临床症状的表象能反映疾病的本质，表面征象与疾病的本质相符，热证就会现热象，寒证就可现寒象，但临床上有时临床症状不能反映疾病的本质，会出现寒证反见某些热象，或热证反见某些寒象。如《伤寒论》中的戴阳证和所谓的"热深厥亦深"的热厥证。

寒热辨证的意义在于认清疾病的性质，指导临床确立相应的治疗原则和方法。这也是临床准确运用"寒者热之""热者寒之"治疗原则的依据。

（一）寒证

寒证指感受寒邪，或阳虚阴盛，导致机体功能活动受到制约或衰退，表现出具有"寒、静、湿"临床特点的证候。感受外寒邪气，或过食生冷寒凉之品，起病急骤，体质壮实者属实寒证；因内伤久病，阳气耗伤而阴寒偏胜属虚寒证。寒邪袭于肤表，多为表寒证；寒邪客于脏腑，或因阳气亏虚所致者，多为里寒证。

【临床表现】恶寒（或畏寒）喜暖，肢冷蜷卧，面色白或青灰，冷痛喜温，口淡不渴，痰、涎、涕清稀，小便清长，大便稀溏，舌淡苔白而润滑，脉紧或迟。

【证候分析】由于寒邪遏制阳气致使其功能不能发挥，寒邪损伤阳气，或阳气虚弱不能制阴，阴寒内盛，机体失却温煦，故见恶寒喜暖、蜷卧、面色白或青灰；阴寒之气内盛，气化失司，气不化水，故口不渴，痰、涎、涕、尿等分泌物、排泄物澄澈清冷增多，苔白而润滑；外寒阻遏阳气或阳气虚弱，无力鼓动血脉，血不能上荣于面，而见面色苍白或青灰，舌淡，血流迟缓，故脉迟；寒主收引，血脉受寒则脉道收缩而拘急，故见脉紧。

（二）热证

热证指感受热邪，或脏腑阳气过度亢盛，或阴虚无制阳气亢奋，导致机体的功能活动亢进，临床表现出"热、动、燥"为特征的证候。火热阳邪侵袭，或过服辛辣温热之品，或体内阳热之气过盛所致，病势急而形体壮者，多为实热证；因内伤久病，阴液耗损而阳气偏亢者，多为虚热证，即阴虚证。风热之邪袭于肌表，多为表热证；热邪盛于脏腑，或阴虚阳亢者，多为里热证。

【临床表现】各类热证的表现不尽一致，其常见证候有发热，恶热喜冷，口渴欲饮，面赤，烦躁不宁，痰、涕黄稠，小便短黄，大便干结，舌红，苔黄燥少津，脉数等。

【证候分析】由于感受阳邪致阳热偏盛，或脏腑阳气过度亢盛，或因阴液亏虚而虚热内盛，故见发热、恶热、面赤、烦躁不宁、舌红、苔黄、脉数等热象证候；阴津不足，故见口渴欲饮、痰涕黄稠、小便短黄、大便干结、苔燥少津等症。

（三）寒证、热证的鉴别

寒证与热证，是机体阴阳盛衰的反映，是疾病性质的主要体现。寒证的临床表现具有"寒、静、湿"等阴性特征，热证的临床表现具有"热、动、燥"等阳性特征。对寒热证候的判断，应根据疾病的全部表现进行综合分析，尤其对恶寒发热、对寒热的喜恶、口渴与否、面色的赤白色泽、四肢的温凉、二便的质地、舌象、脉象的表现等多方面进行诊察更为重要。其鉴别见表 5-1。

表 5-1 寒证、热证鉴别表

鉴别要点	寒证	热证
寒热喜恶	恶寒喜温	恶热喜凉
四肢	冷	热
口渴	不渴	渴喜冷饮
面色	白	红
大便	稀溏	干结
小便	清长	短黄
舌象	舌淡苔白润	舌红苔黄燥
脉象	紧或迟	数

三、虚实辨证

虚实辨证是辨别邪正盛衰的两个纲领。主要反映机体病变过程中人体正气的强弱和致病邪气的盛衰。

在病变过程中，邪气侵犯机体，机体正气奋起抗邪，邪正之间的斗争贯穿于疾病过程始终。邪正盛衰决定着疾病的虚实变化，故《素问·通评虚实论》有"邪气盛则实，精气夺则虚"之说。虚主要是指正气不足，实主要是指邪气盛实。虚证以人体正气虚弱而邪气也不太盛为特点。实证以邪气太盛，而正气尚未虚衰，邪正相争剧烈为特点。

通过虚实辨证，可以掌握疾病邪正盛衰的情况，为确立治疗原则和选方用药提供依据。只有辨清虚实，才能正确运用"虚则补之""实则泻之"的治则，以免犯虚虚实实之误。

（一）虚证

虚证是指人体阴阳、气血、津液、精髓等亏虚，产生以"不足、虚弱、衰退"等为特征的证候。虚证可因先天禀赋不足，或后天失养，或大病久病耗损太过而致。如饮食失调，气血生化之源不足；思虑太过、悲哀卒恐、过度劳倦等，耗损营阴气血；房劳过度，肾精元气受损；久病失治、误治，损伤正气；大吐、大泻、大汗、出血、失精等致阴液气血耗损等，均可形成虚证。

人体正气包括阳气、阴液、精、气、血、津液、营、卫等，故阳虚、阴虚、气虚、血虚、津液亏虚、精髓亏虚、营气虚、卫气虚等，都属于虚证的范畴。根据正气虚损的程度不同，临床又有不足、亏虚、虚弱、虚衰、亡脱之类描述。

【临床表现】由于机体正气虚弱有气、血、阴、阳、津液、精、髓等亏虚的不同，临床上有时几种亏虚同时并见，而其形成机理也各异，因此临床表现也不同，很难用几个症状全面概括。但临床上常见阳气的亏损，激发推动温煦失司，或阳虚则阴盛，或阴血或阴精亏虚不养，或阴虚阳亢。其症状有：精神萎靡，神疲乏力，面色淡白或萎黄，心悸气短，形寒肢冷，自汗，大便滑脱，小便失禁，舌淡胖嫩，脉虚沉迟；或为五心烦热，消瘦颧红，口咽干燥，盗汗潮热，舌红少苔，脉虚细数。

【证候分析】由于机体失去阳气的激发推动、温煦和固摄，所以见到面色淡白、神疲乏力、心悸气短、大便滑脱、小便失禁等表现，阳虚则阴寒盛，故舌胖嫩，脉虚沉迟。由于阴虚不能制阳及失去其濡养滋润的作用，故见手足心热，心烦心悸，面色萎黄或颧红，潮热盗汗等症，阴虚则阳偏亢，故舌红干少苔，脉细数。

（二）实证

实证是指人体感受外邪，或疾病过程中阴阳气血失调，体内病理产物蓄积，临床表现以"有余、停聚"为特征的证候。实证特点是以邪气充盛、停聚为主，但正气尚未虚衰，有充分的抗邪能力，故邪正斗争一般较为剧烈，而表现出有余、停聚的特征。

实证的形成机理主要可概括为两个方面：一是风寒暑湿燥火、疫疬以及虫毒等邪气侵犯人体，正气奋起抗邪，故病势较为亢奋、急迫，以寒热显著、疼痛剧烈、呕泻咳喘明显、二便不通、脉实等症为突出表现；二是内脏功能失调，气化障碍，导致气机阻滞，形成痰、饮、水、湿、脓、瘀血、宿食等有形病理产物，壅聚停积于体内所致。

【临床表现】由于致病因素多样，病位广泛，脏腑阴阳失调病变复杂，因此实证的临床表现也极其多样。常见的主要症状有：恶寒发热或但热不寒，或但寒不热，胸闷烦躁，甚则神昏谵语，呼吸气粗，痰涎壅盛，腹胀痛拒按，大便秘结，或下利，里急后重，小便不利，或淋沥涩痛，舌质苍老或胖嫩，舌苔厚腻或黄燥，脉实有力。

【证候分析】邪气侵袭，若外邪袭表，则恶寒发热；正邪抗争，若阳热过盛则但热不寒；若阴寒过盛则但寒不热；实邪扰心，或蒙蔽心神，故烦躁，甚至神昏谵语；邪阻于肺，肺宣降失常则胸闷、喘息气粗；痰盛者见痰声辘辘；实邪积于肠胃，腑气不通，见腹胀满痛拒按，大便秘结；湿热下攻，可见下利，里急后重；水湿内停，气化不行，所以小便不利；湿热下注膀胱，致小便淋沥涩痛；湿浊蒸腾，故舌苔多见厚腻；火热邪盛，则舌质苍老，舌苔黄燥；阴寒邪盛，气化不行，水湿内停，则舌质胖嫩；邪正相争，搏击于血脉，故脉实有力。

（三）虚实证鉴别要点

虚证与实证主要从病程、病势、体质，以及症状、舌脉等方面加以鉴别（表 5-2）。

表 5-2 虚证、实证鉴别表

鉴别要点	虚证	实证
病　程	较长（久病）	较短（新病）
体　质	多虚弱	多壮实
精　神	萎靡	兴奋
息　声	声息低微	声高气粗
疼　痛	喜按，按之痛减	拒按，按之疼痛
胀　满	按之不痛，胀满时减	按之疼痛，胀满不减
寒　热	畏寒，添衣近火得温则减	恶寒，添衣近火得衣不减
舌　象	舌质嫩，苔少或无苔	舌质老，苔厚腻
脉　象	无力	有力

四、阴阳辨证

阴阳是归类病证类别的两个纲领，是八纲的总纲。

（一）阴证

凡符合"阴"的一般属性的证候，称为阴证。如病邪性质为阴邪致病、病情变化较慢的，或症状表现在内的、向下的，以抑制、沉静、衰退、晦暗等为主要特征的里证、寒证、虚证均属于阴证的范畴。

【临床表现】不同的疾病，所表现的阴证证候不尽相同，各有侧重。一般常见症状为面色苍白或暗淡，精神萎靡，身重蜷卧，畏寒肢冷，倦怠无力，语声低怯，纳差，口淡不渴，大便溏泄气腥，小便清长，舌淡胖嫩，脉沉迟或弱或细。

【证候分析】精神萎靡，声低乏力，是气虚的表现；畏寒肢冷，口淡不渴，小便清长，大便溏泄气腥，是里寒证的症状；舌淡胖嫩，脉沉迟、微弱、细，为虚寒之舌脉。

（二）阳证

凡符合"阳"的一般属性的证候，称为阳证。如病邪性质为阳邪致病，病情变化较快的，或症状表现于外的、向上的，以兴奋、躁动、亢进、明亮等为主要特征的表证、热证、实证，一般都可归属为阳证。

【临床表现】不同的疾病，所表现的阳证证候也不尽相同，常见的有：发热，面红，神烦，躁动不宁，语粗声高或骂詈无常，呼吸气粗，喘促痰鸣，口干渴饮，大便秘结或有奇臭，小便短赤，舌质红绛；苔黄，脉象浮数、洪大、滑实。

【证候分析】表证、热证、实证，均属于阳证的范畴。表热多恶寒发热同见，里热见但热不寒。面红，神烦躁动，肌肤灼热，口干渴饮，为热证的表现；语高声粗，呼吸气粗，喘促痰鸣，大便秘结等，又是实证的表现；舌质红绛，苔黄，脉洪大数滑实，均为实热之征。

（三）阴阳证鉴别要点

阴证与阳证的鉴别，可体现在表里、寒热、虚实证候的鉴别中，也可从四诊收集的临床表现来分析把握（表 5-3）。

表 5-3　阴证、阳证鉴别表

四诊	阴证	阳证
望诊	面色苍白或暗淡，身重蜷卧，倦怠无力，萎靡不振，舌质淡而胖嫩，舌苔润滑	面色潮红或通红，身热喜凉，狂躁不安，口唇燥裂，或苔黄
闻诊	语声低微，静而少动，呼吸怯弱，气短	语声壮厉，烦而多言，呼吸气粗，喘促痰鸣，狂言叫骂
问诊	大便腥臭，饮食减少，口中无味，不烦不渴，或喜热饮，小便清长或短少	大便或硬或秘，或有奇臭，恶食，口干，烦渴引饮，小便短赤
切诊	腹痛喜按，身寒足冷，脉象沉微细涩、迟弱无力	腹痛拒按，身热足暖，脉象浮洪数大、滑实而有力

阴阳分别代表事物相互对立的两个方面，疾病的症状、病位、病性、病势及证候的类别，都可归属于阴或阳的范畴。八纲中的表里、寒热、虚实六纲，可以从不同的侧面概括病情，但只能说明疾病某一方面的特征，而不能反映疾病的全貌，而阴阳两纲则可以对病情进行总的归纳，使复杂的证候纲领化，所以说阴阳是八纲的总纲。

由于阴阳是一个相对的概念，阴阳又具有无限可分性，因此存在阴中有阳、阳中有阴的情况。如表证相对里证属阳，但表寒证属阴，表热证属阳。里证相对表证属阴，但里热证属阳，里寒证属阴。因此，临床证候的阴阳属性归类时，不可以绝对，要结合临床实际准确辨证。

第二节　八纲证候间的关系

八纲辨证中，表里、寒热、虚实、阴阳分别概括了一个方面的病理本质，然而病理本质的各个方面是相互联系的，寒热病性、邪正斗争不能离开表里病位而存在，反之也没有可以离开寒热、虚实等病性而独立存在的表证或里证，因此用八纲所分析归类的证，并不是绝对独立的、静止不变的。证与证之间存在着相兼、错杂、转化的关系，甚至真假难辨，并随病情发展而不断变化。因此，用八纲来分析、归纳证候，不是彼此孤立、静止不变的，其间相互兼夹、错杂，并随着病变的发展而不断变化。临床辨证时，不仅要注意八纲基本证候的识别，更应把握八纲证候之间的相互关系，只有将八纲联系起来对病情做综合性的分析考察，才能对证候有比较全面、正确的认识。八纲证候间的相互关系，主要可归纳为证候相兼、证候错杂、证候真假、证候转化四个方面。

一、证候相兼

广义的证候相兼，是指各种证候的相兼存在。本处所指为狭义的证候相兼，指在疾病某一阶段，其病位在表或在里，病情性质只有寒或热与虚或实的某一方面存在，而没有一对纲领中两种相反的证候同时存在的证候。如病位在表，相兼证可见表实寒证、表实热证、表虚寒证、表虚热证。病位在里，相兼证可见里实寒证、里实热证、里虚寒证、里虚热证。

值得注意的是，临床上表虚寒证、表虚热证两型的说法少见。关于表虚，以往通常通过观察表证临床表现有无汗出来判断。将表证有汗出者，称之为表虚；表证无汗者，称之为表实。表虚有汗也多认为是卫阳虚弱不固，营阴不能内守而致。但临床上，表证不能仅用有汗无汗来判断虚实，还要根据感邪的轻重及性质来判定。如虽有表虚卫阳不固，但感受病邪较重，以邪气盛为矛盾的主要方面，仍属实证范畴。

所以，表虚寒证、表虚热证，一方面是虽有卫阳不足，但以邪实为主要矛盾方面，其实质，就是表实寒证和表实热证；另一方面，虽有表虚，但致表虚的原因是机体内部阳气或营阴正气不足，而此时邪气不盛，其实质是里虚寒或里虚热的证候。

因此，相兼证候的判断，不仅要分清病位的表里，还要根据病证的寒热性质、邪正盛衰而致的虚实变化等多方面进行综合分析，才能准确把握疾病的本质。

二、证候错杂

证候错杂是指在疾病的某一阶段，病位上出现表里同病，病性上寒、热、虚、实性质相反的证候同时呈现的证候。

八纲中，表里寒热虚实的错杂关系，表现为表里同病、寒热错杂、虚实夹杂，临床辨证应对其进行综合考察。其目的在于辨清疾病的标本缓急、因果主次关系，指导临床确立正确的治疗原则和方法以及临床选方用药。

（一）表里同病

表里同病是指在同一患者身上，既有表证，同时又有里证的证候表现。其形成机理一是表证未解，又内传于里，如伤寒论中的太阳病未解，又内传阳明形成的太阳阳明并病；二是发病就同时出现表证和里证的证候，如素体阳气亢盛之人，感受热邪，出现发热重、恶寒轻，同时小便黄、大便干的表里同病；三是本有内伤未愈，又复感外邪，如久病之人，内有气血不足，抗病力低下，又感外邪形成表里同病。

证的错杂，不仅病位上表里同时出现，病性上还可出现寒热或虚实错杂，可见表里俱寒、表里俱热、表里俱虚、表里俱实、表寒里热、表热里寒、表虚里实、表实里虚等病变证候。

此外，由于里证病位广泛，涉及脏腑气血阴阳，因此其病变也非常复杂，故虽为里证，但因脏腑病位之别，可表现为寒热虚实证候的错杂，临床上应仔细分辨。

（二）寒热错杂

寒热错杂是指同一患者身上既有寒证又有热证。其形成机理一是机体有热证，复感寒邪，或是体内有寒证，复感热邪；二是外感阴寒邪气，寒邪入里郁而发热而表证仍未解；三是机体阴阳失调而致寒热错杂。

临床上，除了寒热与表里错杂的表寒里热、表热里寒之外，还可见到上寒下热和上热下寒之证。

（三）虚实夹杂

虚实夹杂是指同一患者身上既有虚证又有实证。其形成机理一方面是素体正气不足之人，机体内部功能失调，气化失司而致水、湿、痰饮、瘀血、结石等病理产物积聚，或复感外邪，形成虚实夹杂之证；二是先有实证，因病邪太过亢盛，伤及人体正气，又见虚证。

虚实夹杂之证，除了与病位的表虚里实、表实里虚的夹杂之外，还可见上实下虚、下实上虚之证。

辨清虚实夹杂的意义，旨在通过辨证分析，弄清虚实多少、轻重缓急，根据其结果确立相应的治疗原则，指导临床遣方用药。若虚多实少，则以补为主；若实多虚少，则以攻为主；若虚实并重，则攻补兼施。故虚实夹杂之证可见以虚为主的虚中夹实，以实为主的实中夹虚和虚实并重三种证型。

三、证候真假

证候真假是指在某些疾病的过程中，出现一些与疾病本质相反的症状（假象）。所谓"真"，是指与疾病的内在本质相符的症状；所谓"假"，是指疾病表现出某些与疾病的本质不相符的症状。证候真假有寒热真假、虚实真假。

（一）寒热真假

当病情发展到寒极或热极的时候，有时会出现一些与其寒、热本质相反的症状或体征，即所谓真寒假热、真热假寒。

1. 真热假寒　是内有真热而外见假寒的证候。

【临床表现】身热，胸腹灼热，口鼻气灼，口臭息粗，烦渴喜冷饮，小便短黄，大便燥结或热痢下重，手足逆冷，神志昏沉，面色紫暗，舌红苔黄而干，脉沉有力。

【证候分析】机体邪热炽盛，伤阴耗液，故见身热、胸腹灼热、口鼻气灼、口臭息粗、口渴引饮、小便短黄、大便燥结或热痢下重、舌红苔黄而干、脉有力等实热证表现。由于邪热内盛，阳气郁闭于内而不能布达于外，可表现出手足逆冷、脉沉等假寒之象；邪热内闭，气血不畅，故见神志昏沉，面色紫暗。真热假寒证的本质是阳热内盛，外现手足逆冷、脉沉等假寒之象，此为内热愈盛，阳气内郁而致。阳气内郁不能外达，阴阳二气不相顺接，手足逆冷就越严重，即所谓"热深厥愈深"，又称之为阳盛格阴证。

2.真寒假热 是内有真寒外见假热的证候。

【临床表现】身热，面红，口渴，脉大，但身热反欲盖衣被，颧红如妆，时隐时现，口渴喜热饮，饮亦不多，四肢厥冷，下利清谷，小便清长，舌淡苔白，脉大而无力。

【证候分析】由于阳气虚衰，阴寒内盛，肢体失于温煦，水液不能正常输布和气化，故四肢逆冷，疲乏无力，小便清长，或尿少而浮肿，便质不燥，甚至下利清谷，脉按之无力，舌淡苔白。由于阴寒内盛，逼迫虚阳浮越于外，故可以见到自觉发热、面色浮红如妆、躁扰不宁、口渴咽痛、脉浮大或数等颇似阳热证的表现。但其本质为阳气虚衰，阴寒内盛，故身虽热，而反欲盖衣被，触之胸腹必然无灼热，且口渴而不欲饮，咽部不红肿，面色亦不会满面通红。真寒假热证的本质是阳虚阴盛而阳气浮越，故又称虚阳浮越证，亦称之为阴盛格阳证。

3.寒热真假的鉴别 寒热真假证候，极其容易被假象迷惑，可能出现误治。因此出现这种同有寒热复杂证候时，就应更加细心观察，仔细甄别。

寒热真假的辨别，一方面要详问病史，了解疾病的全过程，另一方面要仔细观察临床症状和体征，掌握疾病的发展变化规律。

一般机体内在的脏腑、气血、津液等方面的表现，能够如实反映疾病本质，因此辨证时应该以里证、舌脉变化作为诊断的主要依据。而假象一般出现在体表，如四肢、皮肤和面部等。

（二）虚实真假

虚证与实证的真假疑似情况，有真实假虚和真虚假实两种。所谓"大实有羸状"就是指真实假虚证候，"至虚有盛候"就是指真虚假实证候。

1.真实假虚 是指本质为实证，临床表现却反见某些虚羸现象的证候。

【临床表现】神情默默，倦怠懒言，但语时却声高气粗，身体羸瘦，胸腹硬满拒按，脉沉细而按之有力。

【证候分析】由于热结肠胃，或痰食壅积，或湿热内蕴，或瘀血停蓄等，机体内部邪气大积大聚，以致经脉阻滞，气血不能畅达，因而表现出神情默默、倦怠懒言、身体羸瘦、脉象沉细等一些类似虚证的假象。但病变的本质属邪气内盛之实证，故虽默默不语，语时却声高气粗，虽羸瘦而胸腹硬满拒按，虽脉沉细而按之有力。

2.真虚假实 是指本质为虚证，临床表现反见某些实证现象的证候。

【临床表现】腹部胀满，喜按，按之腹软无块，或按之胀减，或时而自行缓解，呼吸喘促，二便闭塞，口淡不渴，神疲乏力，面色萎黄或淡白，舌淡胖嫩，脉虚弱。

【证候分析】其病机多为脏腑虚衰，气血不足，运化无力，气机不畅，故可出现腹部胀满、呼吸喘促、二便闭塞等类似实证的假象。但其本质属虚，故腹部胀满而有时缓解，或触之腹内无肿块而喜按，可知并非实邪内积，而是脾虚不运所致；喘促而气短息弱，并非邪气壅滞，肺失宣降，而是肺肾气虚，摄纳无权之故；大便虽闭而腹部不甚硬满，系阳气失其温运之能而腑气不行的表现；阳气虚弱不能气化水液，可表现为小便不通；神疲乏力，面色萎黄或淡白，舌淡胖嫩，脉虚弱，更是正气亏虚的本质表现。

3. 虚实真假的鉴别 一般来讲，虚证多具有"不足、松弛、衰退"的特征，实证多具有"有余、亢盛、停聚"的特征，但当疾病较为复杂或发展到严重阶段时，可表现出不符合常规认识的特征，即"大实有羸状""至虚有盛候"征象。对于这种证候必须认真辨别，才能去伪存真，抓住疾病的本质，对病情做出准确的判断，避免犯虚虚实实之误。

四、证候转化

证候转化是指疾病在发展变化过程中，八纲中相互对立的证在一定条件下，可以发生相互转化成对立的另一纲证。证的转化，其实质是正邪双方在斗争过程中，双方力量对比发生变化，量变到了一定程度，疾病发生了质的变化。但在发生质变之前，临床上可见到相兼证候或相互错杂证候。

证转化后，结果有两种可能：一是病位由浅及深，病势由轻变重，病情出现恶化；二是病位由深而浅，病势由重转轻，疾病向愈转化。

八纲中证候转化有表里出入、寒热转化和虚实转化三种。

（一）表里出入

表里出入指病邪从表入里或由里透表，致使表里证发生转化。一般情况下，病邪由表入里，表示病势加重；由里出表表示邪气由里透表，邪有出路，病势减轻。掌握病势的表里出入变化，可以推断疾病的预后和转归，并根据病情变化，及时采取相应的治则治法从而达到治疗疾病的目的。

1. 表邪入里 是指证候由表证转化为里证，表证已消失的证候。

六淫等外邪袭表，若失治误治，邪不从外解，则常内传入里，表证消失，里证出现。临床常见恶寒发热、脉浮等表证，到一定阶段，恶寒消失，出现但发热不恶寒、渴饮、舌红苔黄、尿赤等症时，表明表邪已经入里化热而形成了里热证。

表证转化为里证，一般多见于外感病的初、中期阶段，多因邪气过盛，或机体正气不足，抗邪能力低下，或误治、失治，或护理不当等因素所致。病由表入里，表明病邪由浅入深，病势发展，治法也应由解表转为清里。

2. 里邪出表 指病邪由里向外透达时所表现的证候。表明邪有出路，病情有向愈的趋势。

某些里证，如果机体正气祛邪能力强，又及时采取了正确的治疗措施、护理得当，则是机体祛邪外出，从而表现出病邪向外透达的症状或体征。如麻疹患儿，因热毒内闭，疹出不畅，则见发热、咳喘、烦躁等症，如及时治疗，采用发汗透疹解表之法，继而出现汗出热退、疹透出，病情减轻，即是里邪由里透外的表现。温病学中邪入营分，出现神昏谵语、斑疹隐现时，在清营药物中加入金银花、连翘等，即是利用药力将进入营分的邪热透出气分，通过清气分邪热而达到治疗疾病的目的。这是临床上成功运用里邪透表，使病邪从表而解，达到治疗疾病的典型案例。

（二）寒热转化

寒热转化指疾病在发展变化过程中，疾病寒热性质发生相反的转变的证候。

寒证和热证的相互转化是由邪正双方力量发生了变化而致。寒证转化为热证，是因人体正气尚强，阳气较为旺盛，寒邪从阳化热；热证转化为寒证，多由于正气不支，阳气耗伤并处于衰败状态，提示正不胜邪，病情加重。

1. 寒证化热　指疾病原为寒证，在疾病的发展变化过程中，疾病性质出现变化而转化为热证，而寒证表现不复存在的证候。

寒证化热的形成机理多因患者素体阳盛，或过食辛热食物；或治疗不当，过服温燥药物；或失治，外感寒邪未能及时发散，而机体的阳气偏盛，寒邪从阳化热所致。如太阳伤寒证开始表现为恶寒重、发热轻、苔薄白、脉浮紧之表寒证，因失治、误治而出现壮热、不恶寒、反恶热、心烦、口渴、舌红苔黄、脉数之里热证，这就是由寒证转化为热证。

2. 热证转寒　指疾病原为热证，在疾病发展变化的过程中，疾病性质出现变化而转化为寒证，原有热证征象不复存在的证候。

其形成机理多因素体阳气不足，或失治、误治，损伤阳气；或大病久病，损伤阳气，正不胜邪，功能衰退或衰败所致。如高热病人，由于大汗不止，阳气随汗外泄，或吐泻过度，阳气随津液脱失，而出现体温骤降、四肢厥冷、面色苍白、脉微欲绝的虚寒证的突发变化，也有如热痢日久不愈，因病情迁延，损伤阳气而转化为虚寒痢的慢性变化。

（三）虚实转化

虚实转化指在疾病发展变化过程中，由于邪正双方力量对比变化，致使虚证与实证相互转化，形成与原病证性质相反的证候。

临床上一般以实证转为虚证多见，虚证转为实证者相对少见，多表现为本虚标实、虚实夹杂之证。

1. 实证转虚　是指在疾病发展变化中，原为实证，由于邪正的斗争力量发生变化而转化为虚证，原来实证征象消失的证候。

其形成机理多由病邪亢盛，伤及正气，或失治误治，或护理不当，或病情迁延日久伤及正气而转为虚证。如高热、口渴、汗出、脉大之实热证，因治疗不当，日久不愈，导致津气耗损，而见肌肉消瘦、面色枯白、不欲饮食、虚羸少气、舌上少苔或光净无苔，脉细无力等，为实证转虚。也有高热实证，因误治发汗太过，或吐泻太过，而突现体温骤降、四肢逆冷、面色苍白脉微欲绝的虚证。

2. 虚证转实　是指因机体正气不足，脏腑功能减退的虚证，致使机体气化无权，或气机失调，以致气血津液等物质在体内运行代谢失常，病理产物在体内集聚，病理表现出以邪实为主的证候。

其形成机理多为正气虚弱，脏腑功能失常，而致痰、饮、水、湿、食、血等凝结阻滞。其本质是因虚致实。如心脾气虚之人，常见心悸气短，久治不愈，而突现心痛不止之症，是因为气虚无力行血而致血液瘀阻于心脉，不通则痛。又如脾肾阳虚之人，日久出现水肿，是因为阳虚不能温运水液，水液内停为患。

总之，所谓虚证转实，并非正气来复，而是在虚证的基础上，转化为临床表现以邪气亢盛为主的证候。是因虚致实、本虚标实之证。

本章小结

八纲是从各种具体病证的个体中抽象出来，具有普遍指导意义的纲领，是用来分析疾病共性的辨证方法。

八纲分别从八个方面对疾病本质做出了纲领性的辨别，是对疾病过程中机体反应状态最一般的概括。表、里，是用来辨别疾病病位深浅的基本纲领；寒、热、虚、实，是用以辨别疾病性质的基本纲领；阴与阳，则是区分疾病类别、归纳证候的总纲，并用来概括表、里、寒、热、虚、实六纲。

八纲辨证分别从不同侧面反映疾病的本质，但并不是意味着它们是单纯孤立的八种证型。它们是相互联系的，其间存在着相兼、错杂、转化的关系。如表里同病、虚实夹杂、寒热错杂、表邪入里、里邪出表、寒证转热、热证转寒、实证转虚、虚证转实等，并且可能出现如真热假寒、真寒假热、真实假虚、真虚假实等一些与疾病性质相反的假象。因此，虽然临床证候复杂多变，但都可以用八纲进行概括。通过八纲辨证可以找出疾病的关键，掌握其要领，确定其类型，预测病证的发展趋势，为确立治疗原则和方法、选方用药指明方向。因此，八纲辨证是辨证的基本纲领，是其他辨证方法的基础。在疾病的诊断过程中起着提纲挈领、执简驭繁的作用。八纲概念的确立，标志着中医辨证逻辑思维的完善，它反映了逻辑思维的许多基本内容，抓住了疾病中普遍性的主要矛盾，对其他辨证方法的学习，对临床正确认识疾病过程，都具有重要的指导意义。

当然，八纲辨证对疾病本质的认识，仍有其局限性，是比较笼统、抽象地辨证，不够深刻和具体。如里证的概念非常广泛，临床诊断疾病时，要根据具体情况，与脏腑辨证、六经辨证、卫气营血辨证等其他方法结合使用；寒与热不能概括湿、燥等其他邪气的病理性质；虚证、实证各有不同的具体病变内容。因此，临床应当与其他辨证方法结合运用，对疾病的证候进行更深入、更具体的分析判断。

第六章　病性辨证

　　病性辨证，是在中医理论指导下，对四诊所得的临床资料进行综合分析，从而确定病性的辨证方法。

　　所谓病性，是指疾病当前病理变化的本质属性。在辨证过程中所判定的病性，反映了导致疾病发生的本质性原因，即"审症求因"。这里的"因"既包括导致疾病发生的原始病因，也包括正气的虚损及气血、脏腑功能失常所导致的各种病理产物的阻滞。病性辨证的任务就是在中医病因、病机及气血津液理论指导下，根据疾病表现于外的症状、体征，推求疾病当前病理变化的本质属性。

　　具体来说，即根据传统的病因辨证、气血津液辨证等得出反映病变性质的基础证，如寒淫证、气虚证、痰证等，是临床施治的一个重要依据。

　　本章重点介绍六淫辨证、七情辨证、饮食劳逸辨证及气血津液辨证。

第一节　病因辨证

　　病因辨证，是运用病因学的基本理论，对病人所表现的各种症状、体征进行分析、综合，从而确定引起疾病当前证候病因的辨证方法。疾病发生的原因是多种多样的，概括起来可分为六淫、七情、饮食劳逸以及外伤四个方面。病因辨证包括六淫辨证、七情辨证、饮食劳逸辨证等。

一、六淫辨证

　　六淫是风、寒、暑、湿、燥、火六种病邪的总称。六淫辨证，是根据六淫的致病特点，对四诊所收集的各种病情资料进行分析、归纳，辨别疾病当前病理本质中是否存在着六淫证候的辨证方法。

（一）风淫证

　　风淫证指风邪侵袭人体肌表、经络，导致卫外功能失常，所表现出的符合"风"性特征的证候。

　　【临床表现】恶风寒，微发热，汗出，苔薄白，脉浮缓；或有鼻塞，流清涕，喷嚏，或伴咽喉痒痛，咳嗽；或为突起风团，皮肤瘙痒；或为突发肌肤麻木，口眼㖞斜；或为肢体关节游走作痛；或新起面睑、肢体浮肿等。

【证候分析】风邪袭表，肺卫失调，卫气不固，则见恶风寒，发热，脉浮；肺气失宣，鼻窍不利，则见咳嗽，咽喉痒痛，鼻塞，流清涕，喷嚏；风邪侵袭肌腠，邪气与卫气搏击于肌表，则见突起风团，皮肤瘙痒；风邪或风毒侵袭经络、肌肤，经气阻滞，肌肤麻痹，则见肌肤麻木，口眼㖞斜；风与寒湿相合，侵袭筋骨关节，闭阻经络，则见肢体关节游走作痛；风邪侵袭肺卫，宣降失司，通调失职，则见新起面睑肢体浮肿。

【辨证要点】以恶风、微热、汗出、脉浮缓，或突起风团、瘙痒、麻木、肢体关节游走性疼痛等为辨证要点。

（二）寒淫证

寒淫证指寒邪侵袭机体，阳气被遏，以恶寒甚、无汗、头身或胸腹疼痛、苔白、脉弦紧等为主要表现的实寒证候。寒证主要是因感受阴寒之邪所致，感受寒邪的常见途径有淋雨、涉水、衣单、露宿、在冰雪严寒处停留、食生、饮冷等。

【临床表现】恶寒重，或伴发热，无汗，头身疼痛，鼻塞或流清涕，脉浮紧，或见咳嗽，气喘，咯稀白痰；或为脘腹疼痛，肠鸣腹泻，呕吐；或为四肢厥冷，局部拘急疼痛；口不渴或渴喜热饮，小便清长，面色白或青，舌苔白，脉弦紧或伏。

【证候分析】寒邪束表，玄府不通，卫气不得宣发，故发热恶寒，无汗；寒邪郁于经脉则头痛，身痛；肺合皮毛，皮毛受邪，内舍于肺，肺失宣降，故咳喘，鼻塞；脉浮紧，苔薄白，乃寒邪袭表的征象；若寒邪客肺，肺失宣降，故见咳嗽，气喘，咯稀白痰；寒中于里，损及脾胃之阳，中焦升降失司，运化不利，则见腹痛，肠鸣腹泻，呕吐；若寒邪郁于经脉，阳气损伤，壅遏气机，则肢体厥冷，局部拘急疼痛；寒为阴邪，不消水液，津液未伤，故口不渴或渴喜热饮，小便清长；寒遏阳气或伤人阳气，气血运行不畅，故面色白或青；寒邪收引，凝滞经脉，则见脉弦紧或伏。

【辨证要点】新病突起，病势较剧，有感寒原因可查，以寒冷症状为主要表现。

（三）暑淫证

暑淫证指感受暑热之邪，耗气伤津，以发热口渴、神疲气短、心烦头晕、汗出、小便短黄、舌红、苔黄干等为主要表现的证候。暑证的产生有严格的季节性，在夏月炎暑之季最易感受。

【临床表现】发热恶热，汗出，口渴喜饮，气短神疲，肢体困倦，小便短黄，舌红，苔白或黄，脉虚数；或见高热，神昏，胸闷，腹痛，呕恶，无汗；或发热，猝然昏倒，汗出不止，气急，甚至昏迷、惊厥、抽搐等。

【证候分析】暑性炎热，蒸腾津液，则发热恶热，汗出；暑邪耗气伤津，故见口渴喜饮，气短神疲，尿黄；暑夹湿邪，阻闭气机，故见肢体困倦，苔白或黄；暑病汗多，气随汗泄，故脉虚数。若湿邪较甚，阻遏中焦，脾胃运化失司，气机升降失调，则见胸闷腹痛，呕恶；暑邪致肺气闭阻，玄府不通，则无汗；若暑闭心神，引动肝风，则见发热，甚至猝然昏倒，昏迷，惊厥，抽搐；暑热炽盛，营阴受灼，见汗出不止，气急。

【辨证要点】夏月有感受暑热之邪的病史，临床以发热、口渴、汗出、疲乏、尿黄等为常见症状。

（四）湿淫证

湿淫证指感受外界湿邪，阻遏气机与清阳，以头身困重、肢体倦怠、关节酸痛重着为主要表现的证候。湿淫证因外湿侵袭，如淋雨下水、居住潮湿、冒受雾露等而形成，又称为外湿证。

【临床表现】头昏沉如裹，嗜睡，身体困重，胸脘痞闷，口腻不渴，纳呆恶心，肢体、关节、肌肉酸痛，大便稀溏，小便浑浊，或为局部渗漏湿液，或皮肤出现湿疹、瘙痒，妇女可见带下量多，面色晦垢，舌苔滑腻，脉濡缓或细。

【证候分析】湿为阴邪，具有阻碍气机、损伤阳气、黏滞缠绵、重浊趋下等致病特点。

湿邪困阻气机，阻遏清阳，则见头昏沉如裹，嗜睡，身体困重；湿邪阻碍气机，脾胃运化失常，则见胸脘痞闷，纳呆，恶心；湿邪易伤人体的皮肤、肌肉、筋骨，故见肢体、关节、肌肉酸痛，局部渗漏湿液，或皮肤出现湿疹、瘙痒；湿邪下注，则见妇女带下量多；面色晦垢，舌苔滑腻，脉濡缓或细，为湿邪黏腻，阻碍气机之征。

【辨证要点】起病较缓而缠绵，以困倦、酸楚、痞闷、腻浊等为证候特点。

（五）燥淫证

燥淫证指外界气候干燥，耗伤津液，以皮肤、口鼻等干燥少津为主要表现的证候。燥证发生有明显的季节性，是秋天的常见证候，发于初秋气温者为温燥，发于深秋气凉者为凉燥。

【临床表现】皮肤干燥，甚则皲裂、脱屑，口唇、鼻腔、咽喉干燥，口渴饮水，大便干燥，小便短黄，或见干咳少痰，痰黏难咯，舌苔干燥，脉浮。除以上临床表现外，凉燥常有恶寒发热、无汗、头痛、脉浮缓或浮紧等表寒症状；温燥常有发热有汗、咽喉疼痛、心烦、舌红、脉浮数等表热症状。

【证候分析】燥邪具有干燥、伤津耗液、易损伤肺脏等致病特点。

燥邪侵袭，易伤津液，而与外界接触的皮肤、清窍和肺系首当其冲，故常见皮肤干燥，甚则皲裂、脱屑，口唇、鼻孔、咽喉干燥，舌苔干燥，干咳少痰等症；大便干燥，小便短黄，口渴饮水，为津伤的表现。

由于燥证主要是感受外界燥邪所致，所以除了干燥的证候外，还有表证的一般表现，如轻度恶寒发热、脉浮等。初秋之季，气候尚热，余暑未消，燥热侵犯肺卫，故除了干燥津伤之证外，又见类似风热表证之象；深秋季节，气候既凉，气寒而燥，人感凉燥，除了燥象之外，又见类似寒邪袭表之表寒证候。

【辨证要点】常见于秋季或处气候干燥的环境，具有干燥不润的证候特点。

（六）火淫证

火淫证指外感火热邪毒，阳热内盛，以发热、口渴、胸腹灼热、面红、便秘、尿黄、舌红苔黄而干、脉数或洪等为主要表现的证候。火、热、温邪的性质同类，仅有轻重、缓急等程度上的区别，故有"温为热之渐，火为热之极"之说，在病机上有"热自外感，火自内生"之谓，但从辨证学的角度看，火证及热证均是具有温热性质的证候，概念基本相同。形成火热证的原因，可有外界阳热之邪侵袭，如高温劳作、感受温热、火热烧灼等，或过食辛辣燥热之品，或寒湿等邪气郁久化热，或情志过激而化火，脏腑气机过旺等。

【临床表现】发热恶热，烦躁，口渴喜饮，汗多，大便秘结，小便短黄，颜面色赤，舌红或绛，苔黄干燥或灰黑，脉数有力（洪数、滑数、弦数等），甚者可见神昏，谵语，惊厥，抽搐，吐血，衄血，痈肿疮疡。

【证候分析】火为阳邪，具有炎上、耗气伤津、生风动血、易致肿疡等特性。

阳热之气过盛，火热燔灼急迫，气血沸涌，则见发热恶热、颜面色赤；热扰心神，轻则烦躁，重则神昏谵语；邪热迫津外泄，故多汗；热盛伤津，则口渴喜饮，大便秘结，小便短黄；火热迫血妄行，则见吐血、衄血；火热使局部气血壅聚，灼血腐肉而形成痈肿脓疡；火热炽盛可致肝风内动，而见抽搐、惊厥；舌红或绛，苔黄干燥或灰黑，脉数有力，均为火热之象。

【辨证要点】新病突起，病势较剧，以发热、口渴、便秘、尿黄、舌红或绛、苔黄干、脉数有力等为主要表现。

二、七情辨证

七情辨证，是指根据病人所表现的症状、体征等，对照情志致病的特点，通过分析，辨别疾病当前病理本质是否有情志证候存在的辨证方法。

七情，是指喜、怒、忧、思、悲、恐、惊七种情志活动，是人的精神意识对外界事物的反应。作为致病因素，是指这些活动过于强烈、持久或失调，导致神气失常，脏腑、气血功能紊乱而致病。

七情致病，具有先伤神、后伤脏，先伤气、后伤形的特点，即情志为病应有精神情志方面异常的症状，如抑郁、烦躁、多怒、失眠等，同时可有脏腑气机失常的症状，如胸闷、腹胀、气短、心悸等。不同的情志变化，对内脏有不同的影响，会产生不同形式的气机逆乱，正如《素问·举痛论》所说：喜伤心、怒伤肝、忧伤肺、思伤脾、恐伤肾；怒则气上、喜则气缓、悲则气消、恐则气下、惊则气乱、思则气结等。所以，辨证时除应注意分析情志因素之外，还须细致审察脏腑气机逆乱的见症。

（一）喜证

喜证是指由于过度喜乐，导致神气失常，以喜笑不休、精神涣散等为主要表现的情志证候。

【临床表现】喜笑不休，心神不安，精神涣散，思想不集中，甚则语无伦次，举止失常，肢体疲软，脉缓。

【证候分析】喜为心志，适度的喜乐能使人心情舒畅，精神焕发，营卫调和。然喜乐无制，可损伤心神，使心气弛缓，神气不敛，则见肢体疲软，喜笑不休，心神不安，精神涣散，思想不集中等；暴喜过度，神不守舍，导致痰火扰乱心神，则见语无伦次，举止失常等。

【辨证要点】有导致喜悦的情志因素存在，以喜笑不休、精神涣散等为主要表现。

（二）怒证

怒证是指由于暴怒或过于愤怒，导致肝气横逆，肝阳上亢，以烦躁多怒、胸胁胀闷、面赤头痛等为主要表现的情志证候。

【临床表现】烦躁多怒，胸胁胀闷，头胀头痛，面红目赤，眩晕，或腹胀，泻泄，甚至呕血，发狂，昏厥，舌红苔黄，脉弦有力。

【证候分析】怒为肝志，怒则气上。大怒不止，可使肝气升发太过，阳气上亢。肝气郁滞而欲发，则见胸胁胀闷，烦躁多怒；肝气上逆，血随气涌，则见面红目赤，头胀头痛，眩晕，甚至呕血；阳气暴张而化火，冲扰神气，可表现为发狂，或突然昏厥；肝气横逆犯脾，则见腹胀、泄泻；舌红苔黄，脉弦有力，为阳亢气逆之征。

【辨证要点】有导致愤怒的情志因素存在，以烦躁多怒、胸胁胀闷、面赤头痛等为主要表现。

（三）忧思证

忧思证是指由于思虑过度，或过分忧愁，导致心、脾等脏腑气机紊乱，以忧愁不乐、失眠多梦等为主要表现的情志证候。

【临床表现】情志抑郁，忧愁不乐，表情淡漠，胸闷胁胀，善太息，失眠多梦，头晕健忘，心悸，倦怠乏力，纳谷不香，腹胀，脉沉弦。

【证候分析】思则气结，神气郁滞，则见情志忧虑，郁郁寡欢，表情淡漠，胸闷胁胀，善太息；思虑过度，暗耗心血，血不养神，则见失眠，多梦，头晕，健忘，心悸等；思伤脾，忧思过度，易损脾胃，使中焦气机不畅，受纳、运化失常，则见纳谷不馨，腹胀等；脾气不运，营气不充，可见倦怠乏力；脉沉弦为情志伤肝之征。

【辨证要点】有导致忧思的情志因素存在，以情绪忧愁不乐、失眠多梦等为主要表现。

（四）悲恐证

悲恐证是指由于悲伤过度，或经受过度惊骇，导致气机消沉，以情绪悲哀或恐惧、胆怯易惊、神疲乏力等为主要表现的情志证候。

【临床表现】善悲好哭，精神萎靡，神疲乏力，面色惨淡，或胆怯易惊，恐惧不安，心悸失眠，常被噩梦惊醒，甚则二便失禁，或为滑精、阳痿等。

【证候分析】悲则气消，悲哀太过，则神气涣散，意志消沉，故见善悲喜哭，精神萎靡，神疲乏力，面色惨淡；惊恐伤肾，恐则气下，肾气不固，胆气不壮，神气不宁，则见胆怯易惊，恐惧不安，心悸失眠，常被噩梦惊醒，甚则二便失禁，或为滑精、阳痿等症。

【辨证要点】有导致悲恐的情志因素存在，以情绪悲哀或恐惧、精神萎靡、胆怯易惊等为主要表现。

三、饮食、劳逸辨证

饮食要有一定的节制，劳逸要合理安排，饮食、劳逸失调也会影响气血、脏腑的生理功能，导致疾病的发生。多因"饮食自倍，肠胃乃伤"；过劳则气耗，过逸则气惰；房劳太过，耗损肾精所致。

（一）饮食所伤

【临床表现】饮食伤在胃，则胃痛，恶闻食臭，饮食不佳，胸膈痞满，吞酸嗳腐，舌苔厚腻，脉滑有力；饮食伤在肠，则腹痛，泄泻；一般饮食伤，脉见滑疾或沉实，舌苔厚腻或黄；若不慎误食毒品，则呕吐恶心，或吐泻交作，腹痛如绞。

【证候分析】饮食伤胃，致气机阻滞，故胃痛；食积胃脘，和降失司，浊气上逆，故恶闻食臭，饮食不佳，胸膈痞满，吞酸嗳腐；饮食伤在肠，气机失调，清浊不分，故腹痛，泄泻；脉见滑疾或沉实，舌苔厚腻或黄，均为饮食所伤之征。

（二）劳逸所伤

【临床表现】过劳，则倦怠无力，嗜卧，懒言，饮食减退，脉缓大或浮或细等；过逸，则体胖行动不便，动则喘息，心悸气短，肢软乏力。

【证候分析】过劳、过逸均可致病。操劳过度，过于安逸，均能使气血、筋骨、肌肉失其正常生理功能，而产生病理现象。过劳，则损伤元气，导致精神困顿，而见倦怠、嗜卧等；过逸，则郁滞气机，血脉失于宣畅，则喘息、心悸等。此外，辨劳倦还需了解劳倦之所伤，如久卧伤气、久视伤血、久立伤骨、久坐伤肉、久行伤筋，以及劳倦之后，汗出过多，伤津耗气；再如肺劳伤气、心劳伤神、脾劳伤食、肝劳伤血、肾劳伤精等，都必须详细辨别。

（三）房室所伤

【临床表现】头晕，耳鸣，神疲，气弱，腰酸腿软，心悸怔忡；男子阳痿早泄，梦遗滑精；女子经少，梦交，宫寒不孕。

【证候分析】房室过度，损伤精气，肾精不足，无以生髓，髓海空虚，元神失其所养，故头晕，耳鸣，神疲，气弱；腰为肾之府，肾之精气空虚，髓失所生，骨失所养，则腰酸腿软；肾精亏虚，心火亢盛，水火不济，则心悸怔忡；肾阳不足，失却温煦之能，故男子梦遗，女子梦交。

第二节 气血津液辨证

气血津液辨证，是运用脏腑学说中关于气血津液的理论，来分析气、血、津液的病变，辨认其反映的不同证候的辨证方法。

由于气、血、津液均为脏腑功能活动的物质基础，而它们的生成及运行又有赖于脏腑的功能活动，故在病理上，脏腑发生病变，可以影响到气、血、津液的变化，而气、血、津液的病理变化，也会影响到脏腑的功能活动。所以，气、血、津液在生理上、病理上均与脏腑密切相关，气血津液辨证须与脏腑辨证互相参照。

一、气病辨证

气病范围极为广泛，凡气之所至，皆可为病，故《素问·举痛论》说："百病生于气也。"其临床常见证候为气虚类证、气滞类证两种。

（一）气虚类证

气虚类证包括气虚证、气陷证、气不固证、气脱证。

1. 气虚证 指由于气的功能衰减或脏腑组织功能减退，以神疲乏力、少气懒言、脉虚等为主要表现的虚弱证候。常由久病体虚、劳累过度、年老体弱、饮食失调等因素引起。

【临床表现】少气懒言，神疲乏力，声音低微，气短，或有头晕目眩，自汗，活动时诸症加重，舌质淡嫩，脉虚无力。

【证候分析】元气亏虚，脏腑组织（以肺、脾、肾为主）功能减退，故少气懒言，神疲乏力，声低，气短；气虚清阳不升，不能上荣头目，故头晕目眩；卫气虚弱，不能固护肌肤则自汗；"劳则气耗"，所以活动劳累后诸症加重；气虚无力鼓动血脉，血不上荣则舌质淡嫩，运血无力则脉虚无力。

【辨证要点】本证以病体虚弱、神疲、乏力、气短、脉虚、动则诸证加剧为辨证要点。

2. 气陷证 指气虚升举无力而下陷，以自觉气坠，或内脏下垂为主要表现的证候。气陷证常是气虚证的进一步发展，常由久病失养，形体消瘦，或劳累用力过度，损伤某一脏器而致。多见于慢性杂病，病程一般较长。

【临床表现】神疲乏力，头晕目眩，久痢久泻，腹部有坠胀感，脱肛，子宫脱垂或内脏下垂，舌淡苔白，脉弱。

【证候分析】本证多由气虚发展而来，故常见神疲乏力、头晕目眩、舌淡脉弱等气虚证表现；气虚失其升举之能，以致腹内脏器下垂，腹部有坠胀感；脱肛、子宫脱垂亦为气虚下陷之象。脱肛多见于久痢久泻之后，也有因小儿正气未充，或大便干结，排便时用力过度而致者。子宫脱垂为气虚下陷常见之症，若因产后过早过重的劳累而致子宫脱垂，即使不兼有全身气虚症状，亦可诊断为气虚下陷。

【辨证要点】本证以气坠、内脏下垂与气虚症状共见为辨证要点。

3.气不固证 指气虚失其固摄之能，以自汗，或二便、经血、精液、胎元等不固为表现的证候。

【临床表现】气短，乏力，面白，舌淡，脉弱无力；或见自汗不止；或为流涎不止；或见遗尿、余沥不止、小便失禁；或为大便滑脱失禁；或各种出血、妇女崩漏；或为滑胎、小产；或见男子遗精、滑精、早泄。

【证候分析】本证多见于慢性杂病，病程一般较长，多由气虚发展而来，故常见气短、乏力、面白、舌淡、脉弱无力等气虚证，并有各自"不固"的证候特征。气不摄血则可导致妇女崩漏及各种慢性出血；气不摄津则可见自汗、流涎；气虚不能固摄二便，则可见遗尿、余沥不止、小便失禁，或为大便滑脱失禁；气不摄精则见男子遗精、滑精、早泄；气虚胎元不固，可导致妇女滑胎、小产等症的出现。

【辨证要点】本证以病体虚弱，疲乏，气短，脉虚，或自汗，二便、经血、精液、胎元等不固为辨证要点。

4.气脱证 指由于元气亏虚已极，急骤外泄所表现的证候，是以气息微弱、汗出不止、脉微等为主要表现的危重证。

【临床表现】呼吸微弱而不规则，汗出不止，口开目合，全身瘫软，神志朦胧，面色苍白，口唇青紫，二便失禁，舌淡，舌苔白润，脉微。

【证候分析】本证多由气虚证、气不固证进一步发展而来，也可以在大汗、大吐、大泻或大失血、出血、中风等情况下，出现"气随津脱""气随血脱"，或于长期饥饿、极度疲劳、暴邪骤袭等状况下发生。

元气欲脱，则心、肺、脾、肾等脏腑之气皆衰。气息微弱欲绝，汗出不止，为肺气外脱之征；面白，口唇青紫，脉微，神志朦胧，为心气外越之象；二便失禁为肾气欲脱的表现；全身瘫软，口开，手撒，为脾气外泄之征。

【辨证要点】本证以病势危重、气息微弱、汗出不止、脉微为辨证要点。

（二）气滞类证

气滞类证包括气滞证、气逆证和气闭证。

1.气滞证 指由于人体某一脏腑或某一部位气机阻滞，运行不畅所表现的证候。引起气滞的因素很多，凡病邪内阻、情志不舒、饮食失调，以及阳气虚弱，温运无力，均可导致气机郁滞。此外，痰饮、瘀血、宿食、蛔虫、砂石等病理物质的阻塞，也可使气的运行发生障碍而致阻滞。

【临床表现】胸胁脘腹胀闷、疼痛，疼痛性质可为胀痛、窜痛、攻痛，嗳气、矢气则痛减，常与情绪因素有关，胸闷不舒，善太息，脉弦。

【证候分析】气机郁滞，运行障碍而不通畅，轻则胀闷，重则疼痛；因气滞常聚散无常，故疼痛多见胀痛、窜痛、攻痛，按之无形，症状时轻时重。随着病变部位的不同而分属于不同的脏腑经络，如脘腹胀满疼痛为胃肠气滞，胁肋胀闷疼痛多属肝郁气滞，胸部闷痛以心肺病变居多，四肢关节窜痛，多见于经络病等。气从上道而出或气从下道而出，气道通顺，故嗳气、矢气则胀痛缓解。当情志不畅时，肝失疏泄，气机阻滞，气滞症状明显加重。脉弦为气机不利，脉气不舒之象。

【辨证要点】本证以胀闷、疼痛、脉弦等为辨证要点。

2. 气逆证 指气机升降失常，逆而向上所引起的证候。本证常由情志不遂或感受外邪而致。气逆证临床以肺胃之气上逆和肝气升发太过为多见。

【临床表现】肺气上逆，则见咳嗽喘息；胃气上逆，则见呃逆，嗳气，恶心，呕吐；肝气上逆，则见头痛，眩晕，昏厥，呕血等。

【证候分析】气逆表现为气机的当降不降而反上升，或升发太过。诸气皆属于肺，肺气上逆，多因感受外邪或痰浊壅滞，使肺气失于肃降而上逆，发为喘咳；胃气上逆，可因寒饮、痰浊、食积等停留于胃，阻滞气机，或外邪犯胃，使胃失和降，上逆而为呃逆、嗳气、恶心、呕吐；肝气上逆，多因情志不遂，郁怒惊恐伤肝，致使肝气失调，升发太过而无制，从而表现为头痛、眩晕、昏厥，血随气逆而上涌，可致呕血。

【辨证要点】本证以咳嗽、呕吐、呃逆等，或与气滞症状共见为辨证要点。

3. 气闭证 指邪气阻闭脏器、管窍所引起的，以突然发生昏厥或绞痛为主要表现的实性急重证候。形成气闭证的主要原因有：强烈的精神刺激使气机闭塞；砂石、虫、痰等阻塞脉络、管腔，导致气机闭塞；溺水、电击等意外事故，致使心、肺气闭。

【临床表现】突然发生势急、症重之昏厥，或内脏绞痛，或二便闭塞，呼吸气粗，声高，脉沉弦有力。

【证候分析】极度精神刺激，气机闭塞，则见突发昏厥；砂石、蛔虫、痰浊、瘀血等阻塞脉道、管腔，导致气机闭塞，则突发绞痛，或见二便不通；因邪实所致之证，病体不虚，故见气粗，声高，脉沉弦有力。

【辨证要点】本证以突然昏厥或绞痛、二便闭塞、息粗、脉实为辨证依据。

二、血病辨证

血病辨证，是根据血的生理功能、病理变化，分析辨认其所反映的不同证候，用以指导临床，诊断疾病。血行脉中，内流脏腑，外至肌肤，是人体生命活动的物质基础。若外邪干扰，脏腑失调，使血的生理功能失常，即可出现寒热虚实的病候。血病证候分血虚类证、血瘀证、血热证、血寒证等。

（一）血虚类证

血虚类证包括血虚证和血脱证。

1. 血虚证 指血液亏虚，不能濡养脏腑百脉、经络、组织而表现的全身虚弱的证候。血虚证常由禀赋不足，或脾胃虚弱，生化乏源，或各种急慢性出血，或久病不愈，或思虑过度，耗伤阴血，或瘀血阻络，新血不生，或肠寄生虫等因素所致。

【临床表现】面白无华或萎黄，唇色淡白，爪甲色淡，头晕目眩，心悸失眠，手足发麻，妇女经血量少色淡、延期，甚或闭经，舌淡苔白，脉细无力。

【证候分析】血液亏虚，不能濡养面、舌、爪甲、头目，故见面白无华或萎黄，唇舌淡白，爪甲苍白，头晕目眩；血不养心，心神不宁，则见心悸，失眠多梦；血少不能濡养经脉、肌肤，则手足麻木，皮肤干涩；血海空虚，冲任失充，故妇女月经量少、色淡、延期，甚或闭经；血虚而脉道失充，故脉细无力。

由于心主血而肝藏血，故血虚一般多见心血虚证和肝血虚证。此外，血虚尚可形成血虚肠燥证和血虚肤燥生风证。

【辨证要点】本证以病体虚弱，面、睑、唇、舌、爪甲色淡白，脉细为辨证要点。

2. 血脱证　指突然大量出血或长期反复出血，血液亡脱所导致的虚弱证候。导致血脱证的主要原因是突然大量出血，如呕血、便血、崩漏、外伤失血等；也可因长期慢性失血、血虚进一步发展而来。

【临床表现】面色苍白，头晕目眩，心悸，气短，四肢逆冷，舌色枯白，脉弱或芤。

【证候分析】血液大量耗损，血脉空虚，不得充盈荣润，则见面色苍白、舌色枯白、脉弱或芤；血液亡失，心脏、清窍失养，则见心悸、头晕目眩等症；气随血脱，阳气不能温养四肢，则见四肢逆冷。

【辨证要点】本证以有血液严重损失的病史、面色苍白、心悸、脉弱或芤为辨证要点。

【类证鉴别】气脱证、血脱证均为疾病发展到濒危阶段的危重证候，且常可相互影响而同时存在，临床不易严格区分，诊断时主要是辨别何种亡脱在先。两者均有面色苍白、脉微的特点。气脱证以气息微弱尤为突出，而血脱证则有血液大量耗失的病史。

（二）血瘀证

血瘀证是指瘀血阻滞于脏腑、经脉所引起的证候。凡离经之血不能及时排出和消散，停留于体内，或血行不畅，瘀积于经脉或器官之内的某一局部，均可形成瘀血。血瘀证的形成常由寒邪入侵、热邪内郁、气机郁结、气虚不运以及外伤等因素引起。

【临床表现】血瘀证的临床表现，随着病变部位的不同而各异，其常见症状有：疼痛如针刺刀割，痛处固定不移、拒按，常在夜间加剧；肿块在腹内者，坚硬按之不移，称为癥积；肿块在体表者，肤色呈青紫或黑暗；面色黧黑，口唇爪甲青紫，肌肤甲错，皮下有紫暗斑点，或丝状红缕，腹部青筋突出，或蜷曲成团。出血反复不止，血色紫暗，夹有瘀块；妇女常见经闭；舌质紫暗，或见紫斑、紫点，脉多细涩。

【证候分析】瘀血内停，络脉不通，气机受阻，不通则痛，故疼痛是血瘀证的突出症状。有形瘀血停积于局部，气血不得通达，故刺痛、固定不移、拒按；夜间血行缓慢，瘀阻加重，则夜间疼痛增剧；积瘀不散而凝结，则可形成肿块，故外见肿块色青紫，内部肿块触之坚硬不移；瘀血阻塞脉络，血液不能循经运行而溢出脉外，故出血；所出之血停聚未行，则色呈紫暗，或已凝结而为血块；血块又堵塞脉络，成为再次出血的原因，故由瘀血引发的出血，其特点是反复不止，色紫暗或夹有血块；瘀血阻络，血行瘀滞，血色变紫、变黑，则可见面色黧黑，口唇、舌体、指甲青紫色暗等症；瘀久不消，血液亏少，营血不能濡润滋养肌肤，则肌肤甲错；瘀血内阻，冲任不通，则为经闭；丝状红缕，腹部青筋突出，或蜷曲成团，脉细涩，皆为瘀血阻络之象。

【辨证要点】本证以疼痛如针刺刀割，痛处固定不移、拒按，肿块，唇、舌、爪甲紫暗，脉涩，为辨证要点。

（三）血热证

血热证指脏腑火热炽盛，热迫血分所表现的实热证候。血热证的形成，常由烦劳、嗜酒、恼怒、房事过度等因素，引起阳气暴张，化热生火，侵扰血分所致。

【临床表现】咳血、吐血、衄血、斑疹、尿血、便血、妇女月经提前、月经量多或崩漏，可伴心烦、口渴、身热，或局部疮疡红、肿、热、痛，舌质红绛，脉象滑数。

【证候分析】血液运行，有其常道，脏腑火热，内迫血分，血热沸腾，致脉络损伤，血不能循其常道而溢出脉外。由于所伤脏腑不同，则出血部位有异，如伤肺络则多见咳血，胃络伤则多见吐血，膀胱络伤则多见尿血，大肠络伤则便血，胞络受损则妇女经期提前而量多，甚或崩漏；衄血有鼻衄、齿衄、舌衄、肌衄等不同，皆由所属脏腑之火热炽盛，络脉损伤所致；火热炽盛，灼伤津液，则身热口渴；火热内扰心神，则心烦；若火热邪毒积于局部，灼血腐肉，使局部血液壅滞，则见疮疡红、肿、热、痛；血热则血流加速，脉络充盈，则舌质红绛，脉象滑数。

【辨证要点】本证以出血和热象为辨证要点。

（四）血寒证

血寒证是指局部络脉寒凝气滞，血行不畅，渐致瘀滞的病证。血寒证的形成，常由寒邪内犯，或阴寒内盛，凝滞脉络，导致寒瘀络阻所致。

【临床表现】手足冷痛，肤色紫暗，喜暖畏寒，得温痛减，或少腹疼痛，形寒肢冷，妇女月经后期，经色紫暗，夹有血块，甚或闭经，舌质淡暗或淡紫，苔白，脉沉迟而涩。

【证候分析】因寒为阴邪，寒瘀内阻，阳气不得畅达，则见形寒肢冷，手足或少腹冷痛，肤色紫暗；血得温则行，得寒则凝，故喜暖畏寒，得温痛减；妇女因寒凝胞宫，经血运行不畅，引起经期推迟，经暗有块，闭经；舌质淡暗或淡紫，苔白，脉沉迟而涩，均为寒邪阻滞血脉，气血运行不畅之征。

【辨证要点】本证以患处冷痛拘急、唇舌紫暗为辨证要点。

三、气血同病辨证

气和血在生理上相互依存、相互资生、相互为用，在病理上，两者常互相影响，或同时发病，或互为因果，从而表现为气血同病。

气血同病的常见证候有气滞血瘀证、气虚血瘀证、气血两虚证、气不摄血证和气随血脱证。

（一）气滞血瘀证

气滞血瘀证是指气机郁滞而致血行瘀阻所出现的证候。本证的形成，常由情志不遂，或外邪侵袭，或闪挫外伤，导致气血郁阻而引起。本证有缓急之分，一般来说，由外伤或感受外邪引起者，发病较急；由情志不遂，忧怒内伤所致者，发病较缓。

【临床表现】症状所在部位不一，临床以肝经部位居多。胸胁胀闷，走窜疼痛，性情急躁，胁下痞块，刺痛拒按，妇女可见经闭和痛经，经色紫暗，夹有血块，或伴乳房胀痛等症，舌质紫或有紫斑，脉弦涩。

【证候分析】肝主疏泄，具有条达气机，调节情志的功能，情志不遂，或外邪侵袭，外伤闪挫伤肝脉，导致疏泄失职，肝气郁结而致胸胁胀闷走窜疼痛；肝失条达之性，则性情急躁易怒；肝郁日久不解，脉络失和，血行不畅，终致瘀血内停，渐成胁下痞块；气滞与血瘀为病，互为因果，始由气滞导致血瘀，终因瘀阻而反碍气机，故疼痛愈甚，如针刺刀割，部位不移而拒按；足厥阴肝经经气不舒，见乳房胀痛；瘀血阻滞胞脉，血行不畅，则痛经、经色紫暗夹有血块；经血不畅，继发闭经；舌质紫或有紫斑、脉弦涩，均为气滞血瘀之征。

【辨证要点】本证以病程较长，气滞证与血瘀证的症状共见，病变部位胀痛、有痞块，舌质紫暗，脉弦涩为辨证要点。

（二）气虚血瘀证

气虚血瘀证是指气虚运血无力，血行瘀滞所表现的证候。气虚血瘀证的形成，常由病久气虚，或高年脏气日衰，运血无力，渐致血行瘀滞所引起。气虚与血瘀是互为因果的，如气虚运血无力，则血行缓慢而瘀滞；血瘀阻络，必致营血日损，久延不愈，气失所藏，则随之而消散。故气虚血瘀证一般多见于慢性病，尤以老年人发病率高。

【临床表现】面色淡白或晦滞，身倦乏力，少气懒言，胸胁疼痛如刺，痛处固定不移、拒按，舌淡暗或有紫斑，脉沉涩。

【证候分析】面色淡白、身倦乏力、少气懒言，为气虚之征；气虚运血无力，血行缓慢，终致瘀阻络脉，则面色晦滞；血行瘀阻，不通则痛，故疼痛如刺，拒按不移，临床以心、肝病变为多见，故疼痛出现在胸胁部位；气虚舌淡，血瘀紫暗，沉脉主里，涩脉主瘀，是为气虚血瘀证的常见舌脉。

【辨证要点】本证属虚中夹实证，以气虚和血瘀的证候表现并见为辨证要点。

（三）气血两虚证

气血两虚证是指气虚与血虚同时存在时所表现的证候。气血两虚证的形成，常由久病不愈，气虚不能生血，血虚无以化气所致。

【临床表现】头晕目眩，少气懒言，乏力自汗，面色淡白或萎黄，口唇、眼睑、爪甲颜色淡白，心悸失眠，形体消瘦，舌淡而嫩，脉细弱。

【证候分析】气血不足，脑窍失养，故见头晕目眩；气虚，脏腑功能减退，则见少气懒言，乏力；气虚，卫外不固，则见自汗；气血两虚，不能上荣于面，则见面色淡白或萎黄，口唇、眼睑色淡白，舌淡嫩；血虚，血不养心，神不守舍，则心悸失眠；血虚不能滋养形体、爪甲，故见形体消瘦，爪甲淡白。舌淡，脉细弱，均为气血两虚之征象。

【辨证要点】本证以气虚与血虚证同见为辨证要点。

（四）气不摄血证

气不摄血证是指气虚不能统摄血液而见出血的证候。气不摄血证的形成，常由久病气虚，或慢性失血，气随血耗，转而气虚不能摄血所致。

【临床表现】吐血，衄血，便血，尿血，崩漏，皮下瘀斑，月经过多或崩漏，气短，倦怠乏力，面色白而无华，舌淡，脉细弱。

【证候分析】血行脉中而不溢出脉外，全赖气的统摄作用，方能循其常道，而环周不息。若气虚统摄无权则血液离经而外溢，则可形成多种出血症状，血溢于上，则见鼻衄、齿衄；溢于胃肠，则为吐血、便血；溢于肌肤，则见皮下瘀斑；脾虚统摄无权，冲任不固，渐成月经过多或崩漏；气虚则气短，倦怠乏力；气虚失血，血虚则面白无华；舌淡，脉细弱，皆为气血不足之象。

【辨证要点】本证以出血证与气虚证并见为辨证要点。

出血证除气不摄血的原因之外，还可由血热、血瘀等原因引起，现列表鉴别之（表6-1）。

表6-1 出血证鉴别简表

证别	病势	性质	血色	血质	舌象	脉象	兼证
气不摄血证	失血多见慢性	虚证	淡红	质稀	淡	细弱	气虚证
血热证	实热多急 虚热多缓	实证或虚证	鲜红	质稠	红绛	实热滑数 虚热细数	热象
血瘀证	或急或缓	实证	紫暗	有血块	紫	涩	血瘀证

（五）气随血脱证

气随血脱证是指由于大出血而引起的气随之暴脱的证候。气随血脱证的形成，常由肝、胃、肺等脏器有宿疾而脉道突然破裂，或外伤，或妇女崩中、分娩等引起。

【临床表现】大出血时突然面色苍白，四肢厥冷，大汗淋漓，气息微弱，甚至晕厥，舌淡，脉微细欲绝，或浮大而散。

【证候分析】气血有相互依存的关系，血为气之母，大量出血，气无所附，故气亦随血而外脱。气脱阳亡，不能上荣于面，则面色苍白；不能温煦四肢，则手足厥冷；津随气泄，则大汗淋漓；气脱不能接续，则气息微弱；神随气散，神无所主，则为晕厥；血失气脱，正气大伤，舌体失养，则见舌淡、脉道失充而微细欲绝；若阳气浮越外亡，脉见浮大而散，证情更为险恶。

内出血，亦能突然出现气脱阳亡之证，应予特别注意。

【辨证要点】本证以大量出血，随即出现气脱之证为诊断依据。

四、津液病辨证

津液是人体正常水液的总称，有滋养脏腑、润滑关节、充盈骨髓、濡养肌肤等作用。其生成与输布，主要与脾的运化、肺的通调、肾的气化功能有密切关系。津液病变多由肺、脾、肾三脏的机能失调而形成，一般可概括为津液不足和水液停聚两方面。

（一）津液不足证

津液不足证是指体内津液亏少，脏腑、组织、官窍失去津液的滋润、濡养，所表现的相应部位出现干燥现象的病证。多由津液生成不足与丧失过多所致。

【临床表现】口燥咽干，唇燥而裂，皮肤干枯无泽，小便短少而黄，大便干结，舌红少津，脉细数或细小。

【证候分析】机体内及脏腑，外至肌肤，均有赖于津液的濡养。津液亏耗，上不能滋润口咽，则口燥咽干，唇燥而裂；外不能濡养肌肤，则肌肤干燥枯槁；下不能化生小便，濡润大肠，则便干难解，尿少；津液不足，血液的化生亦减少，津血亏虚致生内热，故舌红少津，脉见细数或细小。

热病后津液不足，往往兼见内热，应辨别是余热未尽，还是纯属虚热。若余热未尽，常伴见心烦不寐、口渴溲黄、舌红苔黄、脉数等症；若为虚热，常见潮热、颧红、五心烦热、舌红少津、脉细数等症。两者应有区别。

【辨证要点】本证以肌肤、口唇、舌咽干燥，便干难解，口渴尿少等为辨证要点。

（二）水液停聚证

水液停聚证是指肺、脾、肾三脏对水液的输布排泄功能失调，以致水液停聚体内，从而形成水湿、痰饮等病理物质所表现的病证。凡外感六淫、内伤七情，皆能导致水液停聚。

1.水肿　凡水液停聚肌肤组织之间，出现面目、四肢、胸腹，甚至全身浮肿的病证，称为水肿。水肿辨证应先区分阳水与阴水，以明虚实。

（1）阳水　指病邪侵袭机体，水液输布功能发生障碍，水液停聚肌肤而出现的水肿病证。多因感受风邪，或水湿浸淫，或湿热内蕴，或疮疖余毒未尽等因素引起，一般病程较短。

【临床表现】阳水常见于水肿病的初、中期。头面浮肿，一般从眼睑开始，继而遍及全身，小便短少，来势迅速，皮肤薄而光亮。常伴见恶风或恶寒，发热，肢节酸重，苔薄白，脉浮紧；或咽喉肿痛，舌红而脉浮数；或全身水肿，来势较缓，按之没指，肢体沉重困倦，小便短少，脘闷纳呆，泛恶欲吐，舌苔白腻，脉沉。

【证候分析】本证辨证重在肺、脾两脏，一般发病急者在肺，发病缓者在脾。肺主宣发肃降，通调水道，外合皮毛。感受风邪，肺卫受病，宣降失常，通调失司，水津失布，泛滥肌肤，风水相合而成水肿，故又称风水相搏证。肺位于上焦，宣发受阻，水液停滞，所以水肿先见于眼睑头面；肃降失常，决渎不利，水津不能输布，溢于肌肤，迅即波及全身；三焦不利，膀胱气化失司，故小便短少；本病上焦失宣，中焦失布，下焦失司，三焦俱病，水无去路，泛溢肌肤，故来势迅猛，很快蔓延全身，肌肤薄而光亮；由于风邪引发，故首先出现恶风或恶寒、发热、肢节酸重、咽喉肿痛等肺卫表证；风水相搏，其证属实，苔薄白，脉浮紧，为风水偏寒；舌红，脉浮数，属风水偏热。

若水湿浸淫，中焦受困，运化失司，水泛肌肤，所致水肿，亦属阳水范畴。其肿势逐渐遍及全身，来势较缓。脾主四肢肌肉，水湿困脾，湿渍肢体，则沉重困倦；脾气受困，膀胱气化失司，则小便短少；脾胃互为表里，脾病及胃，湿蕴中焦，不能腐熟水谷，则脘闷纳呆；胃气上逆，则泛恶欲吐；舌苔白腻，脉沉，皆为湿邪内盛之征。

【辨证要点】本证以发病急，来势猛，水肿先见于眼睑头面，以上半身肿甚者为辨证要点。

（2）阴水　指正气不足，脾肾阳虚不能温化水湿，以致水湿停积肌肤而出现的病证。多因久病正虚，或劳倦内伤，或房事不节伤肾等因素引起，一般病程较长。

【临床表现】阴水常见于水肿病的中、后期。水肿，腰以下为甚，按之凹陷不起，小便短少，脘闷腹胀，纳呆便溏，面色㿠白，神倦肢困，舌淡苔白滑，脉沉；或水肿日益加剧，小便不利，腰膝酸冷，四肢不温，畏寒神疲，面色㿠白或灰滞，舌淡胖，苔白滑，脉沉迟无力。

【证候分析】本证辨证重在脾、肾两脏。脾主运化水湿，肾主温化水液，脾虚不能运化水湿，肾虚不能升清降浊，均导致水液代谢障碍，泛溢肌肤，而成阴水。水势趋下，故肿从足部开始，尤以腰以下为重，按之凹陷不起；膀胱气化失司，则小便短少；脾病及胃，中焦健运失常，则脘闷腹胀，纳呆便溏；脾主肌肉，脾虚水湿内渍，则面色㿠白，神倦肢困；阴水正气虚衰，气血不能上荣舌体则舌淡，水湿内盛则苔白滑；病本在里，故见沉脉。脾虚水肿，久延不愈伤及肾阳，或肾阳亏虚，开合不利，水液不能排泄，均能成阴水。肾阳虚的水肿，较脾虚水肿更为严重，故肿势日益加剧。肾与膀胱相表里，肾阳不足，膀胱气化失司，故小便不利；肾阳虚不能温养腰膝，则腰膝酸冷；不能温煦肢体，则四肢不温，畏寒神疲；面色㿠白，为阳虚水停之象，灰滞为肾虚水泛之征；舌淡胖苔白滑，脉沉迟无力，均为肾阳虚衰，水寒之气内盛，气血失于温运之力的表现。

【辨证要点】本证以发病缓，来势徐，水肿先从足部开始，腰以下肿甚为辨证要点。

2. 痰饮　指由脏腑功能失调，水液代谢障碍而产生的病理产物。一般以黏稠者称为痰，清稀者称为饮，由痰或饮引起的病变，称为痰证或饮证。

（1）痰证 指水液凝结，质地稠厚，停聚于脏腑、经络、组织之间而引起的病证。常由六淫外侵、内伤七情，导致脏腑功能失调而产生。

【临床表现】痰证的临床表现，随着痰阻部位的不同而不同。一般较为常见的有：咳喘咯痰，胸闷；脘痞不舒，纳呆恶心，呕吐痰涎，头晕目眩；神昏癫狂，喉中痰鸣；肢体麻木，半身不遂，瘰疬瘿瘤，痰核乳癖，喉中异物感，舌苔白腻或黄腻，脉滑。

【证候分析】痰证的临床变化多端，所以古人有"诸般怪证皆属于痰"之说。在辨证上，除需掌握不同病变部位反应的特有症状外，还要找出生痰之因，辨清寒热虚实，才能阐明痰证的本质。痰阻于肺，宣降失常，肺气上逆，则咳嗽，气喘，咯痰；气为痰阻，肺气不利，则胸闷不舒；痰滞于胃，胃失和降，则脘痞纳呆；胃气上逆，则恶心呕吐，痰涎随之升越；由于胃气为痰所遏，清阳不得上升，所以头晕目眩；痰迷于心，心神受蒙，可见神昏。癫证、狂证亦与痰迷心窍有关，但癫证多痰浊，狂证多痰火，病变性质有所不同；喉中痰声，为痰随气逆之故；痰停经络，气血运行不利，可见肢体麻木，半身不遂；痰结皮下肌肉，局部气血不畅，凝结成块，在颈多见瘰疬、瘿瘤，在肢体多见痰核，在乳房多见乳癖，在咽喉多见喉中异物感，吞之不下，吐之不出；痰证舌苔多腻，白腻为痰湿，黄腻为痰火，滑脉为有痰之征。

【辨证要点】本证以咳吐痰多或呕吐痰涎，或神昏时喉中痰鸣，或肢体麻木，或见痰核，苔腻，脉滑等为辨证要点。

（2）饮证 指水饮质地清稀，停滞于脏腑组织之间所表现的病证。多由脏腑阳气虚衰，不能温化水液，或感受寒湿，阻滞气机，或其他疾病导致气机升降失常，水液代谢障碍等因素引起。

【临床表现】咳嗽气喘，胸闷，痰液清稀，色白量多，喉中痰鸣，倚息不得卧，甚则心悸，下肢浮肿，或脘痞腹胀，水声辘辘，泛吐清水，食欲减退；或胸胁胀闷作痛，咳喘引痛，舌苔白滑，脉弦。

【证候分析】饮停于肺，肺气上逆则咳嗽，气喘，胸闷；饮为阴邪，质地稀薄，故痰液清稀，色白量多；饮阻气道，肺气逆而不降，故喉中痰鸣，倚息不得卧。本证往往反复发作，日久不愈，导致心阳受损，水饮凌心而见心悸；脾胃阳虚，可见下肢浮肿；饮停胃肠，气机不畅，故脘痞腹胀；水在胃肠，胃中有振水音，肠间有辘辘水鸣声；由于水饮内停，腐熟功能失常，胃气逆而向上，故见泛吐清水，食欲减退；饮停胸胁，胸胁为气机升降之道，气道受阻，络脉不利，故胸胁胀闷作痛；饮邪内阻于肺，肺气上逆，可见咳嗽气喘，并有牵引疼痛感；饮为阴邪，故苔见白滑；弦脉主饮，为水饮常见之脉象。

【辨证要点】本证以胸闷脘痞、呕吐清水或咳吐清稀痰涎、肋间饱满、苔白滑为辨证要点。

本章小结

病性辨证是在中医学理论的指导下，对病人所表现的各种症状、体征等进行分析、综合，从而确定疾病当前的证候性质，判断现阶段病理本质的辨证方法。本章包括病因辨证和气血津液辨证两部分，是八纲中寒热虚实辨证的具体深化，即以辨别疾病的具体病因病性为主要目的。其中病因辨证重点说明致病因素，包括六淫辨证、七情辨证、饮食劳逸辨证等。六淫证即风淫证、寒淫证、暑淫证、湿淫证、燥淫证、火淫证；七情辨证包括喜证、怒证、忧思证、悲恐证；饮食劳逸辨证包括饮食所伤、劳逸所伤、房室所伤等所致诸证。气血津液辨证，主要是分析气、血、津液等失常的病理变化，包括气病辨证、血病辨证、气血同病辨证和津液病辨证。气血病的证候分虚实两方面，一方面为气血的亏虚，主要有气虚证（含气脱证、气陷证、气不固证）、血虚证（含血脱证），属虚证的范畴；另一方面为气血运行失常，主要表现为气滞证（含气逆证、气闭证）、血瘀证，属实证的范畴；此外尚有血热证、血寒证，是指血分的热证、寒证。气血同病的常见证候有气滞血瘀证、气虚血瘀证、气血两虚证、气不摄血证和气随血脱证。津液辨证可概括为津液不足和水液停聚两个方面。

第七章　脏腑辨证

　　脏腑辨证，是在认识脏腑生理功能、病理变化的基础上，对四诊所收集的症状、体征及有关病情资料，进行综合分析，从而判断疾病所在的脏腑部位、病因、病性等，为临床治疗提供依据的辨证归类方法。即以脏腑为纲，对疾病进行辨证。它是中医辨证体系中的重要内容，是临床辨证的基本方法，是临床各科辨证的基础。

　　早在《内经》中就提出了按脏腑进行辨证的观点。如《灵枢·本神》说："必审五脏之病形，以知其气之虚实，谨而调之。"东汉张仲景承《内经》之学，在《金匮要略》中确定了按脏腑病机进行辨证，他将《脏腑经络先后病脉证》列为首篇，作为总纲，奠定了脏腑辨证的基础。华佗在《中藏经》中专论"五脏六腑、虚实、寒热、生死逆顺，皆见于形证脉气，若非诊察无由识也"，使脏腑辨证初具系统性。隋代巢元方在《诸病源候论》中专列《五脏六腑病诸候》。其后《备急千金要方》《小儿药证直诀》《医学起源》《脾胃论》等，均从不同的角度对脏腑辨证的内容有较大的充实和发展。明清时代，张景岳、李中梓、叶天士等医家亦非常重视脏腑辨证，分别对脏腑辨证进行了卓有成效的研究。近几十年，通过对历代医籍的整理总结，形成了较为完善的脏腑辨证理论体系。

　　尽管中医的辨证方法较多，且各具特色，各有侧重，但都与脏腑辨证密切相关。因为，各种辨证的病位，最终都要落实到脏腑。所以，脏腑辨证是临床辨证的基础，可运用于中医内、外、妇、儿等学科各种疾病的辨证。

　　脏腑辨证的学习、运用应注意以下思维方法。第一，脏腑生理功能和病理变化是脏腑辨证的理论依据。脏腑生理功能不同，其病理变化亦异，不同脏腑发生病变，所表现出来的症状和体征也必然有别，这正是确定脏腑病位的主要依据。第二，病因病性辨证是脏腑辨证的基础。脏腑辨证的基本方法是辨别脏腑病位，除了辨明病证所在脏腑外，还要辨清疾病的病因病性。如脏腑辨证实证中有寒、热、痰、瘀、水、湿等不同病因，虚证中有阴、阳、气、血之虚的不同。只有探明病因、病性，结合脏腑病位，才能得出正确的诊断并为治疗提供依据。第三，在进行脏腑辨证时，要从整体角度分析脏腑病变的所属证候。中医学认为人体是以五脏为中心的一个整体，脏腑之间，脏腑与各组织器官之间，在生理上相互联系，病理上相互影响。所以，临证时应从整体观念出发，仔细分析证候与脏腑的内在联系，才能全面、准确地判断病情。

　　脏腑辨证包括脏病辨证、腑病辨证、脏腑兼病辨证三个部分。由于脏与腑之间具有表里关系，在生理上相互依存、相互为用、相互联系，在病理上相互传变、相互影响，故将腑病辨证归纳到脏病辨证中讨论。

第一节 心与小肠病辨证

心居胸中，有心包络护卫于外。手少阴心经循臂内侧后缘，下络小肠，与小肠互为表里。心开窍于舌，在体合脉，其华在面。

心的主要生理功能是主血脉，具有推动血液在脉道中运行不息的作用；心又主神明，为人体精神和意识思维活动的中枢，是人体生命活动的主宰。小肠的主要生理功能是受盛化物、泌别清浊，为"受盛之官"。

心的病变主要反映在心脏本身及其主血脉、主神明功能的异常。临床以心悸、怔忡、心痛、心烦、失眠、多梦、神昏谵语、神识错乱，或舌痛、舌疮、脉结或代等为常见症状。小肠病变主要反映在受盛化物、泌别清浊的功能失常。临床以肠鸣、泄泻、腹痛、小便赤涩等为常见症状。

心病的证候有虚有实。虚证多由久病伤正，思虑劳神太过，脏气虚弱等，导致心气虚、心阳虚、心阳虚脱、心血虚、心阴虚等证；实证多由寒凝、火扰、痰阻、气滞、血瘀等，导致心火亢盛，心脉痹阻，痰蒙心神，痰火扰心，瘀阻脑络等证。小肠病变主要表现为泌别清浊功能失常，出现小肠实热证，以及虫居小肠，吸取营养所致的虫积肠道证。

一、心气虚证

心气虚证是指心气不足，鼓动无力，表现为以心悸等为主症的虚弱证候。本证多由久病体虚，或禀赋不足，或年高脏器衰弱等原因所致。

【临床表现】心悸，胸闷，气短，精神疲倦，或有自汗，活动时诸症加重，面白无华，舌淡，脉虚。

【证候分析】心气虚，则鼓动乏力，气血不能正常运行，因而心悸、胸闷、气短；气虚卫外不固，故自汗；动则气耗，故活动时诸症加重；舌为心窍，其华在面，气虚运血无力，血不上荣，故面色淡白无华，舌淡，脉虚。

【辨证要点】本证以心悸、胸闷与气虚症状并见为辨证要点。

二、心阳虚证

心阳虚证是指心阳虚衰，温运失司，鼓动无力，虚寒内生所表现的虚寒证候。多由心气虚进一步发展，或由其他脏腑病证损伤心阳所致。

【临床表现】心悸，怔忡，心胸憋闷或痛，气短，自汗，畏寒肢冷，神疲乏力，面色㿠白，或面唇青紫，舌质淡胖或紫暗，苔白滑，脉弱或结或代。

【证候分析】心阳受损，心阳虚衰，鼓动温运无力，心动失常，故轻则见心悸，重则为怔忡；心阳不振，胸中阳气痹阻，心脉不通，故见心胸憋闷或痛；阳气虚弱，气虚运血无力，故见气短，体倦乏力；阳虚，阴液不能内敛则自汗；阳虚不能温煦肢体，则畏寒肢冷；温运无力，血行不畅，故见面色㿠白，或面唇青紫，脉细弱或结代；舌淡胖或紫暗，苔白滑，为阳虚寒盛，水湿不化之征。

【辨证要点】本证以心悸、怔忡、心胸憋闷与阳虚症状并见为辨证要点。

三、心阳虚脱证

心阳虚脱证是指心阳衰极，阳气欲脱所表现的危重证候。多为心阳虚证进一步发展的结果，亦可由寒邪暴伤心阳，或痰瘀阻塞心窍所致。

【临床表现】在心阳虚证的基础上，突然冷汗淋漓，四肢厥冷，面色苍白，呼吸微弱，或心悸，心胸剧痛，神志模糊或昏迷，唇舌青紫，脉微欲绝。

【证候分析】心阳衰亡，不能外固，故冷汗淋漓；不能温煦四肢，故手足厥冷；宗气外泄，不能助肺司呼吸，故呼吸微弱；阳气外脱，脉道失充，故面色苍白；阳衰寒凝，血运不畅，瘀阻心脉，故见心胸剧痛，口唇青紫；阳气虚衰，心失温养，神散不收，故神志模糊，甚则昏迷；脉微欲绝，为阳气外脱之征。

【辨证要点】本证以面色苍白、冷汗淋漓、四肢厥冷、脉微欲绝为辨证要点。

【类证鉴别】心气虚证、心阳虚证、心阳虚脱三证密切相关，为三个不同病理阶段，以心气虚证为基础，进而心阳虚，再进一步发展为心阳虚脱，此三证的临床辨证鉴别详见表 7-1。

表 7-1　心气虚证、心阳虚证、心阳虚脱证鉴别表

证型	相同点	不同点
心气虚证		兼有神疲乏力，少气懒言，面色㿠白，舌淡脉弱
心阳虚证	心悸，气短，自汗，活动后诸症加剧	兼有畏寒肢冷，面色晦暗，舌质胖嫩，脉象微细
心阳虚脱证		常出现突然面色苍白、冷汗淋漓、四肢厥冷、呼吸微弱，脉微欲绝

四、心血虚证

心血虚证是指心血亏虚，不能濡养心脏及心神所表现的虚弱证候。多因劳神过度而耗血，或失血过多，或久病伤及营血，或脾气亏虚，或肾精亏损，生血之源不足所致。

【临床表现】心悸，头晕眼花，失眠多梦，面色淡白或萎黄，唇、舌色淡，脉细无力。

【证候分析】心血不足，心失所养，心动失常，故见心悸；血虚心神失养，故见失眠，多梦；血虚不能上荣于头、面，故见头晕眼花，面色淡白或萎黄，唇、舌色淡；血少脉道失充，故脉细无力。

【辨证要点】本证以心悸、失眠、多梦与血虚症状并见为辨证要点。

五、心阴虚证

心阴虚证是指心阴亏损，心与心神失养，虚热内扰所表现的虚热证候。多因思虑劳神太过，暗耗心阴；或因温热火邪，灼伤心阴；或因肝肾等脏阴亏，累及于心所致。

【临床表现】心悸，心烦，失眠多梦，口燥咽干，形体消瘦，或见手足心热，潮热盗汗，两颧潮红，舌红少津，脉细数。

【证候分析】心阴不足，心失濡养，心动失常，故见心悸；心神失养，虚火扰神，故见心烦不宁，失眠多梦；阴虚失润，不能制阳，故口燥咽干，形体消瘦；手足心热，潮热盗汗，两颧潮红，舌红少津，脉细数等，均为阴虚内热之征。

【辨证要点】本证以心悸、心烦、失眠与阴虚症状并见为辨证要点。

【类证鉴别】心血虚证与心阴虚证均有心失濡养的病理变现，但前者是由于心血不足，后者是由于心阴亏损，临床鉴别见表 7-2。

表 7-2　心血虚证、心阴虚证鉴别表

证型	相同点	不同点
心血虚证		伴有眩晕、健忘、面色淡白、唇舌色淡，脉象细弱
心阴虚证	心悸，怔忡，失眠，多梦	伴有五心烦热，潮热盗汗，两颧潮红，舌红少苔、脉象细数

六、心火亢盛证

心火亢盛证是指火热内炽，心火上炎，或心热下移于小肠所表现的实热证候。多因情志抑郁，气郁化火；或火热之邪内侵；或过食辛辣刺激、温补之品，久蕴化火，内炽于心所致。

【临床表现】发热，口渴，心烦，失眠，便秘，尿黄，面红，舌尖红绛，苔黄，脉数有力。或见口舌生疮，溃烂疼痛；或见小便短赤，灼热涩痛；或见吐血，衄血；或见狂躁谵语，神识不清。

【证候分析】心火炽盛，内扰心神，故见发热，心烦，失眠；火邪伤津，故口渴，便秘，尿黄；火热炎上，故面赤，舌尖红绛；气血运行加速，故脉数有力。若以口舌生疮、赤烂疼痛为主者，常称为心火上炎证；若兼小便赤涩灼痛者，常称为心热下移小肠证；若吐血、衄血表现突出者，常称为心火迫血妄行证。

【辨证要点】本证以发热、心烦、失眠、吐衄、舌赤生疮、尿赤涩、灼痛等实火表现为辨证要点。

七、心脉痹阻证

心脉痹阻证是指由于瘀血、痰浊、阴寒、气滞等因素阻痹心脉，以心悸、怔忡、胸闷、心痛为主要表现的一类证候。多因正气先虚，心阳不振，有形之邪痹阻心脉所致，其性质多属本虚标实。由于痹阻的原因不同，临床又有瘀阻心脉证、痰阻心脉证、寒凝心脉证、气滞心脉证之分。

【临床表现】心悸，怔忡，心胸憋闷疼痛，痛引肩背内臂，时作时止。或以刺痛为主，舌质晦暗或有青紫斑点，脉细涩或结代；或以心胸憋闷为主，体胖痰多，身重困倦，舌苔白腻，脉沉滑或沉涩；或以遇寒痛剧为主，得温痛减，畏寒肢冷，舌淡苔白，脉沉迟或沉紧；或以胀痛为主，与情志变化有关，善太息，舌淡红，脉弦。

【证候分析】心阳不振，失于温运，心动失常，故见心悸，怔忡；阳气不宣，血行无力，心脉阻滞不通，故心胸憋闷疼痛；手少阴心经之脉横出腋下，循肩背、内臂后缘，故痛引肩背内臂。瘀血痹阻心脉的疼痛，以刺痛为特点，伴见舌暗，或有青紫斑点，脉细涩或结代等症状。痰浊痹阻心脉的疼痛，以闷痛为特点，多伴体胖痰多，身重困倦，苔白腻，脉沉滑或沉涩等痰浊内盛的症状。阴寒凝滞心脉的疼痛，以痛势剧烈，突然发作，遇寒加剧，得温痛减为特点，伴见畏寒肢冷，舌淡苔白，脉沉迟或沉紧等寒邪内盛的症状。气滞心脉的疼痛，以胀痛为特点，其发作往往与精神因素有关，常伴见胁胀、善太息、脉弦等气机郁滞的症状。

【辨证要点】本证以心悸、怔忡、心胸憋闷疼痛为辨证要点。

八、痰蒙心神证

痰蒙心神证是指痰浊蒙蔽心神，表现以神志异常为主症的证候，又称"痰迷心窍证"或"痰迷心包证"。多因湿浊酿痰，阻遏气机；或因情志不遂，气郁生痰；或痰浊内盛，夹肝风内扰，导致痰浊蒙蔽心神所致。

【临床表现】神情痴呆，意识模糊，甚至昏不知人，或精神抑郁，表情淡漠，喃喃独语，举止失常。或突然昏仆，不省人事，口吐涎沫，喉有痰声。并见面色晦暗，胸闷，呕恶，舌苔白腻，脉滑等症。

【证候分析】痰浊上蒙心神，神明失司，故见神情痴呆，意识模糊，甚则昏不知人；情志不遂，肝失疏泄，气郁痰凝，痰气互结，蒙蔽神明，故见精神抑郁，表情淡漠，或神志错乱，喃喃独语，举止失常；若痰浊内盛，引动肝风，肝风夹痰，痹阻心神，可表现为突然昏仆，不省人事，口吐涎沫，喉中痰鸣；痰浊内阻，清阳不升，浊气上泛，气血不畅，故面色晦暗；痰阻胸阳，胃失和降，故胸闷，恶心呕吐；舌苔白腻，脉滑，均为痰浊内盛之征。

【辨证要点】本证以精神抑郁、神志错乱、痴呆、昏迷等与痰浊内盛症状并见为辨证要点。

九、痰火扰心证

痰火扰心证是指火热痰浊交结，侵扰心神，表现以神志异常为主症的证候。又称"痰火扰神证"。多因精神刺激，思虑动怒，气郁化火，炼液为痰，痰火内盛；或外感温热、湿热之邪，热邪煎熬，灼津为痰，痰火内扰所致。

【临床表现】发热，面红目赤，呼吸气粗，咯吐黄痰，喉间痰鸣，心烦，失眠，甚则神昏谵语，或狂躁妄动，打人毁物，不避亲疏，胡言乱语，哭笑无常，舌质红，苔黄腻，脉滑数。

【证候分析】本证可见于外感热病，又可见于内伤杂病。外感热病中，由于邪热内蕴，里热蒸腾上炎，故见发热，面红目赤，呼吸气粗；痰火内盛，故有吐痰黄稠，或喉间痰鸣；痰火扰乱或蒙蔽心神，故见烦躁不宁，神昏谵语；内伤杂病中，由于精神刺激，痰火内盛，闭扰心神，轻则心烦失眠，重则神志狂乱而见胡言乱语，哭笑无常，狂躁妄动，打人毁物；舌质红，苔黄腻，脉滑数，均为痰火内盛之征。

【辨证要点】本证以神志异常和痰火内盛症状并见为辨证要点。

【类证鉴别】痰蒙心神证与痰火扰心证均以神志异常为主症，但前者表现为抑郁型及一般痰浊之症而无热象，后者表现为亢奋型，并伴有痰火之症，具体鉴别见表7-3。

表 7-3　痰蒙心神证、痰火扰心证鉴别表

证型	相同点	不同点
痰蒙心神证	神志异常	神情痴呆，意识模糊，精神抑郁，表情淡漠，喃喃独语，举止失常
痰火扰心证		发热烦躁，口渴面赤，心烦失眠，或狂躁妄动，打人毁物，不避亲疏，胡言乱语，哭笑无常

十、瘀阻脑络证

瘀阻脑络证是指瘀血犯头，阻滞脑络，以头痛、头晕及血瘀症状为主要表现的证候。多因头部外伤，瘀血停积于脑内；或久病入络，瘀血内停，阻塞脑络所致。

【临床表现】头晕、头痛经久不愈，痛如锥刺，痛处固定，或健忘，失眠，心悸，或头部外伤后昏不知人，面色晦暗，舌质紫暗或有瘀斑瘀点，脉细涩。

【证候分析】瘀血阻滞脑络，不通则痛，故头痛持续，痛如锥刺，痛处固定；脑络不通，气血不得正常流布，脑失所养，故头晕时作；瘀血不去，新血不生，心神失养，故有健忘，失眠，心悸；若外伤严重，脑神受损，故昏不知人；面色晦暗，舌质紫暗或有瘀斑瘀点，脉细涩等均为瘀血内阻之征。

【辨证要点】本证以头痛、头晕等与血瘀症状并见为辨证要点。

十一、小肠实热证

小肠实热证是指小肠里热炽盛所表现的实热证候。多由心火炽盛，心热移于小肠，或感受湿热病邪，或过食温热香燥之品，火热积聚于小肠所致。

【临床表现】心烦口渴，口舌生疮，小便赤涩、灼热疼痛，或尿血，舌尖红，苔黄，脉数。

【证候分析】心火炽盛，热扰心神，故心烦；热邪灼伤津液，故口渴；心火上炎，故口舌生疮；由于心与小肠相表里，小肠有分清别浊之功，使水液进入膀胱。若心热下

移小肠，熏灼尿道，故小便赤涩，灼热疼痛；热伤血络，故见尿血；舌尖红，苔黄，脉数，均为心热炽盛之征。

【辨证要点】本证以小便赤涩、灼热疼痛等与心火亢盛症状并见为辨证要点。

十二、虫积肠道证

虫积肠道证是指蛔虫寄生肠道，耗吸营养，阻滞气机所表现的证候。多因进食不洁的瓜果、蔬菜等，虫卵随饮食入口，在肠道内繁殖孳生所致。

【临床表现】胃脘嘈杂，或嗜食异物，面黄体瘦，腹痛时作，大便排虫，或突发疼痛，按之有条索状物，甚至剧痛，汗出肢厥，睡中龂齿，鼻痒，或面部出现白斑，唇内有粟粒样白点，白睛见蓝斑。

【证候分析】虫居小肠，争食水谷，吮吸精微，故觉胃中嘈杂而贪食，久则面黄体瘦；蛔虫扰动，故腹痛时作，虫安则痛止，或随便出而排虫；若蛔虫钻窜，聚而成团，抟于肠中，阻塞不通，故腹痛扪之有条索状物；蛔虫上窜，侵入胆道，气机逆乱，故脘腹阵发剧痛，甚至汗出肢厥，此为"蛔厥"。阳明大肠经入下齿、环唇口，行面颊；阳明胃经起于鼻，入上齿，布面颊。虫积肠道，湿热内蕴，循经上熏，故可表现为鼻痒，龂齿，面部生白色虫斑，唇内有粟粒样白点；肺与大肠相表里，白睛属肺，蛔虫寄居肠道，故可见巩膜蓝斑。

【辨证要点】本证以时作脐周腹痛、面黄体瘦、大便排虫为辨证要点。

第二节　肺与大肠病辨证

肺居胸中，上连气道、喉咙，开窍于鼻，合称肺系。肺在体合皮，其华在毛。其经脉起于中焦，下络大肠，与大肠互为表里。

肺的主要生理功能是主气、司呼吸，吸入清气，呼出浊气，生成宗气，运行全身，贯注心脉，助心行血。肺又主宣发、肃降，通调水道。宣降以输布卫气和津液，使皮毛得以温养和濡润，水道得以通调。大肠的主要生理功能是主传导，排泄糟粕，主津。

肺的病变，主要反映在肺系，呼吸功能失常，水液代谢输布失常，以及卫外功能不固等方面。临床表现以咳嗽、喘促、咯痰、胸闷、咽喉痒痛、声音变异、鼻塞流涕，或水肿等为常见症状。其中尤以咳嗽、气喘为多见。《素问·脏气法时论》"肺病者，喘咳逆气"即言此意。大肠病变，主要是传导功能失常。临床表现以泄泻、便秘，以及下痢脓血、腹痛腹胀等为常见症状。

肺病的证候有虚、实两类。虚证多因久病咳喘，或他脏病变累及于肺，导致肺气虚、肺阴虚。实证多因风、寒、燥、热等外邪侵袭或痰饮停聚于肺所致，临床常见风寒犯肺、风热犯肺、燥邪犯肺、寒痰阻肺、肺热炽盛、痰热壅肺、饮停胸胁、风水相搏等证候。大肠病变主要有肠燥津亏、大肠湿热、肠热腑实等证候。

一、肺气虚证

肺气虚证是指肺的功能减弱，其主气、司呼吸，卫外功能失职所表现的虚弱证候。多因久病咳喘，耗伤肺气；或因脾虚失运，生化不足，肺失充养所致。

【临床表现】咳嗽无力，气短而喘，动则尤甚，咳痰清稀，声低懒言，或有自汗、畏风，易于感冒，神疲体倦，面色淡白，舌淡苔白，脉弱。

【证候分析】由于肺主气、司呼吸，肺气亏虚，呼吸功能减弱，宣降无权，气逆于上，故见咳嗽无力，气短而喘；动则耗气，肺气更虚，故咳喘加重；肺虚，津液不得布散，聚而为痰，随气上逆，故吐痰清稀；肺气虚，不能宣发卫气于肤表，腠理失密，卫表不固，故见自汗，畏风，且易受外邪侵袭而反复感冒；面色淡白，神疲体倦，舌淡苔白，脉弱，均为气虚之征。

【辨证要点】本证以咳喘无力、吐痰清稀与气虚症状并见为辨证要点。

二、肺阴虚证

肺阴虚证是指肺阴不足，失于清肃，虚热内扰所表现的虚热证候。若虚热内扰之症不明显，又可称"津伤肺燥证"。多因燥热伤肺，或痨虫蚀肺，或汗出伤津，或素嗜烟酒、辛辣燥热之品，或久病咳喘，老年体弱，渐致肺阴亏虚所致。

【临床表现】干咳无痰，或痰少而黏、不易咳出，或痰中带血，声音嘶哑，口燥咽干，形体消瘦，五心烦热，潮热盗汗，两颧潮红，舌红少苔，脉细数。

【证候分析】由于肺为娇脏，性喜清润，职司清肃。肺阴不足，失于滋润，或虚火灼肺，损伤肺津导致肺热叶焦，失于清肃，气逆于上，故干咳无痰，或痰少而黏，难以咳出；甚则虚火灼伤肺络，络伤血溢，故痰中带血；肺阴不足，咽喉失润，故声音嘶哑；阴虚阳无所制，虚热内炽，故见午后潮热，五心烦热；热扰营阴，故则盗汗；虚火上炎，故两颧潮红；阴液不足，失于滋养，故口燥咽干，形体消瘦；舌红少苔，脉细数，为阴虚内热之征。

【辨证要点】本证以干咳、痰少而黏与阴虚内热症状并见为辨证要点。

三、风寒犯肺证

风寒犯肺证是指风寒侵袭肺系，肺卫失宣所表现的证候。多因风寒外邪，侵袭肺卫，导致肺卫失宣所致。

【临床表现】咳嗽，咳痰色白而清稀，或气喘，微有恶寒发热，鼻塞，流清涕，喉痒，或见身痛无汗，舌苔薄白，脉浮紧。

【证候分析】肺司呼吸，外合皮毛，风寒外感，最易袭表犯肺，肺气被束，失于宣降，故为咳嗽，气喘；肺津不布，聚成痰饮，随肺气上逆，故咳痰色白而清稀；鼻为肺窍，肺气失宣，鼻咽不利，故鼻塞，流清涕，喉痒；风寒袭表，卫阳被遏，不能温煦肌表，故见微恶风寒；卫阳抗邪，阳气浮郁在表，故见发热；风寒犯表，凝滞经络，不通则痛，故头身疼痛；寒性收引，腠理闭塞，故见无汗；舌苔薄白，脉浮紧，为感受风寒之征。

【辨证要点】本证以咳嗽、痰白清稀与风寒表证症状并见为辨证要点。

四、风热犯肺证

风热犯肺证是指风热邪气侵袭肺系，肺卫受病所表现的证候。多因风热外邪，侵袭肺卫，导致肺卫失宣所致。

【临床表现】咳嗽，痰稠而黄，或气喘，鼻塞，流浊涕，咽喉肿痛，发热，微恶风寒，口微渴，舌尖红，苔薄黄，脉浮数。

【证候分析】风热袭肺，肺失清肃，肺气上逆，故见咳嗽；风热熏蒸，灼津为痰，故痰稠而黄；肺气失宣，鼻窍不利，津液为热邪所灼，故鼻塞流浊涕；风热上扰，咽喉不利，故咽喉肿痛；风热袭表，卫气抗邪，阳气浮郁于表，故有发热；卫气被遏，肌表失于温煦，故微恶风寒；热伤津液，故口微渴；舌尖红，苔薄黄，脉浮数，为风热袭表犯肺之征。

【辨证要点】本证以咳嗽、痰稠而黄与风热表证症状并见为辨证要点。

【类证鉴别】风热犯肺证与风寒犯肺证均属八纲辨证的表证，临床皆具有表证特点，鉴别见表7-4。

表7-4　风热犯肺证、风寒犯肺证鉴别表

证型	相同点	不同点
风热犯肺证	咳嗽吐痰及表证症状	发热重恶寒轻，痰稠而黄，流浊涕，舌苔薄黄，脉浮数
风寒犯肺证		恶寒重发热轻，痰白清稀，鼻流清涕，舌苔薄白，脉浮紧

五、燥邪犯肺证

燥邪犯肺证是指外感燥邪，津液耗伤，肺表失润所表现的证候，简称"肺燥证"。多因时处秋令，感受燥邪，耗伤肺津，肺卫失和，或因风温之邪化燥伤津所致。初秋感燥，燥与热合，多病温燥；深秋感燥，燥与寒合，多病凉燥。

【临床表现】干咳少痰，或痰黏难咳，甚则胸痛，痰中带血，或见鼻衄，口、唇、鼻、咽、皮肤干燥，尿少，大便干结，舌苔薄而干燥少津。或微有发热恶寒，无汗或少汗，脉浮数或浮紧。

【证候分析】肺喜润恶燥，职司清肃。燥邪犯肺，肺津耗损，肺失滋润，清肃失职，故干咳少痰，或痰少而黏、难以咳出；咳甚损伤血络，故见胸痛，咯血，鼻衄；燥邪伤津，清窍、皮肤失于滋润，故见口、唇、鼻、咽、皮肤干燥，苔薄而干燥少津；肠道失润，故大便干燥；津伤液亏，故小便短少；燥袭卫表，卫气失和，故微有发热恶寒。夏末秋初，燥与热合，多为温燥，腠理开泄，故见汗出，脉浮数。秋末冬初，若燥与寒合，多见凉燥，寒主收引，腠理闭塞，故表现为无汗，脉浮紧。

【辨证要点】本证以干咳痰少、鼻、咽、口、舌干燥为辨证要点。

【类证鉴别】燥邪犯肺证与肺阴虚证均以干咳，或痰少难咳为主症，且兼失润之干燥症。但前者为外燥证，病程短，伴有燥邪袭表的表卫失和见症；后者属内燥证，病程长，伴有阴虚内热的虚热症状。具体鉴别见表7-5。

表 7-5　燥邪犯肺证、肺阴虚证鉴别表

证型	相同点	不同点
燥邪犯肺证	干咳，痰少难咳	属外感新病，兼有表证，干燥症状突出，虚热之象不明显
肺阴虚证		属内伤久病，无表证，虚热内扰的症状明显

六、寒痰阻肺证

寒痰阻肺证是指寒邪与痰浊停聚于肺，肺失宣降所表现的证候。多因素有痰疾，罹感寒邪，内客于肺；或因外感寒湿，侵袭于肺，转化为痰；或因脾阳不足，寒从内生，聚湿成痰，上干于肺所致。

【临床表现】咳嗽，气喘，痰白清稀而量多，胸部满闷，或喉间有哮鸣声，恶寒肢冷，舌质淡，苔白腻或白滑，脉濡缓或滑。

【证候分析】寒痰阻肺，肺失宣降，肺气上逆，故咳嗽，气喘，痰白清稀而量多；痰气搏结，上涌气道，故喉中痰鸣，时发喘哮；痰浊或寒饮凝闭于肺，肺气不利，故胸部满闷；寒性凝滞，阳气被郁而不能外达，形体四肢失于温煦，故恶寒肢冷；舌淡，苔白腻或白滑，脉濡缓或滑，为寒饮痰浊内停之征。

【辨证要点】本证以咳嗽气喘、痰白清稀而量多、舌苔白腻为辨证要点。

七、肺热炽盛证

肺热炽盛证是指邪热炽盛，壅积于肺，肺失清肃所表现的实热证候，简称"肺热证"。多因外感风热之邪入里，或风寒之邪入里化热，蕴结于肺所致。

【临床表现】发热，口渴，咳嗽，气粗而喘，甚则鼻翼扇动，鼻息灼热，胸痛，或有咽喉红肿疼痛，小便短黄，大便秘结，舌红苔黄，脉数。

【证候分析】肺热炽盛，肺失清肃，气逆于上，故见咳嗽，气喘，甚则鼻翼扇动，气粗息灼；邪气郁于胸中，阻碍气机，故胸痛；肺热上熏于咽喉，气血壅滞，故咽喉红肿疼痛；里热蒸腾，向外升散，故发热较甚；热盛伤津，故口渴欲饮，大便秘结，小便短黄；舌红苔黄，脉数，为邪热内盛之征。

【辨证要点】本证以咳喘气粗、鼻翼扇动与实热症状并见为辨证要点。

八、痰热壅肺证

痰热壅肺证是指痰热互结，壅滞于肺，肺失清肃所表现的肺经痰热证候，亦称"痰热阻肺证"。多因邪热犯肺，肺热炽盛，灼伤肺津，炼液成痰；或素有宿痰内盛，郁而化热，痰热互结，壅阻于肺所致。

【临床表现】咳嗽，咳痰黄稠而量多，胸闷，气喘息粗，甚则鼻翼扇动，喉中痰鸣，或咳吐脓血腥臭痰，胸痛，发热口渴，烦躁不安，小便短黄，大便秘结，舌红苔黄腻，脉滑数。

【证候分析】痰壅热蒸，肺失清肃，气逆上冲，故咳嗽气喘，气粗息涌，甚则鼻翼扇动；痰热互结，随肺气上逆，故咳痰黄稠而量多，或喉中痰鸣；若痰热阻滞肺络，气滞血壅，肉腐血败，故见咳吐脓血腥臭痰；痰热内盛，壅塞肺气，故胸闷胸痛；里热炽盛，蒸达于外，故见发热；热扰心神，故烦躁不安；热灼津伤，故口渴，小便黄赤，大便秘结；舌红苔黄腻，脉滑数，为典型的痰热内盛之征。

【辨证要点】本证以发热、咳喘、痰多黄稠与实热症状并见为辨证要点。

【类证鉴别】痰热壅肺证与肺热炽盛证均见咳嗽及里实热证，但前者兼有痰浊壅盛的见症，后者则痰证不明显。具体鉴别见表7-6。

表 7-6　痰热壅肺证、肺热炽盛证鉴别表

证型	相同点	不同点
痰热壅肺证	咳喘，痰黄及实热证	痰热俱盛，咳痰黄稠而量多，苔黄腻，脉滑数
肺热炽盛证		热重而痰少，苔黄，脉数

九、饮停胸胁证

饮停胸胁证是指水饮停于胸胁，阻碍气机所表现的证候，亦称"悬饮"。多因中阳素虚，气不化水，水停为饮；或因外邪侵袭，肺失通调，水液运行输布障碍，停聚为饮，流注胸胁所致。

【临床表现】胸胁胀闷或痛，咳唾痛甚，气息短促，或身体转侧或呼吸时胸胁牵引作痛，或有头目晕眩，舌苔白滑，脉沉弦。

【证候分析】饮停胸胁，气机受阻，升降失司，络脉不利，故胸胁胀闷疼痛，气短息促；水饮停于胸腔，上迫于肺，肺失宣降，胸胁气机不利，故咳唾痛甚，或身体转侧时牵引作痛；饮邪遏阻，清阳不升，故头目晕眩；水饮内停，故可见苔白滑，脉沉弦。

【辨证要点】本证以胸胁胀闷、咳唾引痛为辨证要点。

十、风水相搏证

风水相搏证是指风邪侵袭，肺失宣降，不能通调水道，水湿泛溢肌肤所表现的证候。属"水肿"之"阳水"范畴。多由外感风邪，肺卫受病，宣降失常，通调失职，风遏水阻，风水相搏，泛溢肌肤所致。

【临床表现】眼睑头面先肿，继而遍及全身，上半身肿甚，来势迅速，皮肤薄而发亮，小便短少。或见恶寒重发热轻，无汗，舌苔薄白，脉浮紧；或见发热重恶寒轻，咽喉肿痛，舌红，苔薄黄，脉浮数。

【证候分析】风为阳邪，上先受之，肺居上焦，为水之上源，风邪犯肺，宣发肃降失职，不能通调水道，风水相搏，水气泛溢，故水肿起于眼睑头面，继而遍及全身，且以上半身肿甚；由于是外感风邪，故发病较急，水肿迅速，皮肤发亮；上源不通，水液不能下输膀胱，故见小便短少。若伴见恶寒重，发热轻，无汗，苔薄白，脉浮紧等症，为风水偏寒证；若伴见发热重，恶寒轻，咽喉肿痛，舌红，苔薄黄，脉浮数等症，为风水偏热证。

【辨证要点】本证以突起头面浮肿，继而遍及全身，且上半身肿甚与外感表证症状并见为辨证要点。

十一、肠燥津亏证

肠燥津亏证是指津液亏损，肠失濡润，传导失职所表现的证候，又称"大肠津亏证"。多因素体阴亏，或年老阴津不足，或嗜食辛辣燥烈食物，或吐泻，久病，温热病后期等耗伤阴液所致。

【临床表现】大便干燥如羊屎，艰涩难下，数日一行，腹胀作痛，或可于左少腹触及包块，口干，或口臭，或头晕，舌红少津，苔黄燥，脉细涩。

【证候分析】各种原因损伤阴津，肠道失濡，传导失职，故大便干燥秘结，坚硬如羊屎，难以排出，甚或数日一行；大肠有燥屎，气机阻滞，故腹胀作痛，或左下腹触及包块；腑气不通，秽浊不能下排而上逆，故口中气出秽臭，甚至干扰清阳而见头晕；阴津亏损，不能上润，故口干咽燥，舌红少津；阴液不能充盈濡润脉道，故脉细涩。

【辨证要点】本证以大便燥结、排便困难与津亏症状并见为辨证要点。

十二、肠热腑实证

肠热腑实证是指邪热入里，与肠中糟粕相搏，燥屎内结所表现的实热证候，又称"大肠热结证""大肠实热证"。多因邪热炽盛，汗出过多；或误用发汗，津液外泄，导致肠中干燥，里热更甚，燥屎内结。

【临床表现】脘腹胀满，疼痛拒按，大便秘结，或日晡潮热，或热结旁流，大便恶臭，高热，汗多，口渴，甚则神昏谵语，狂乱，小便短黄，舌质红，苔黄厚而燥，或焦黑起刺，脉沉数有力，或沉迟有力。

【证候分析】里热炽盛，伤津耗液，肠道失润，邪热与肠中燥屎内结，腑气不通，故脐腹部胀满，疼痛拒按，大便秘结；大肠属阳明，经气旺于日晡，故日晡发热更甚；若燥屎内积，邪热迫津下泄，故泻下青黑色恶臭粪水，称为"热结旁流"；肠热壅滞，腑气不通，邪热与秽浊上熏，侵扰心神，故可见神昏谵语，精神狂乱；里热熏蒸，迫津外泄，故高热，汗出，口渴，小便短黄；实热内盛，故舌苔黄厚而干燥，脉沉数有力；若燥屎与邪热互结，煎熬熏灼，故舌苔焦黑起刺；阻碍脉气运行，故脉来沉迟有力。

【辨证要点】本证以大便秘结、腹满疼痛与里热炽盛症状并见为辨证主要依据。

十三、大肠湿热证

大肠湿热证是指湿热内蕴，阻滞肠道，传导失职所表现的证候。多因夏秋之季，暑湿热毒之邪侵犯肠道；或饮食不节，进食腐败不洁之物，湿热秽浊之邪蕴结肠道所致。

【临床表现】腹痛腹胀，下痢脓血，里急后重，或暴泻如水，或腹泻不爽，粪质黄稠秽臭，肛门灼热，小便短黄，身热口渴，舌质红，苔黄腻，脉滑数。

【证候分析】湿热之邪侵犯肠道，阻碍气机，气滞不通，故腹痛腹胀；湿热侵袭肠道，气机紊乱，清浊不别，水液下趋，故暴注下迫；湿热内蕴，损伤肠络，瘀热互结，故下痢脓血；火性急迫而湿性黏滞，湿热疫毒侵犯，肠道湿热不散，秽浊蕴结不泄，故腹泻不爽、粪质黄稠、秽臭，排便时肛门灼热感；湿热蒸达于外，故身热；热邪伤津，泻下耗液，故口渴，尿短黄；舌质红，苔黄腻，脉滑数，为湿热内蕴之征。

【辨证要点】本证以腹痛、里急后重、下痢脓血、大便黄稠秽臭与湿热症状并见为辨证要点。

第三节　脾与胃病辨证

脾位居中焦，与胃相表里。脾主肌肉、四肢，开窍于口，其华在唇，外应于腹。

脾的主要生理功能是主运化水谷、水液，输布精微，为气血生化之源，故有后天之本之称。脾又主统血，能统摄血液在脉内运行。脾气主升，喜燥恶湿。胃的主要生理功能是主受纳、腐熟水谷，为"水谷之海""仓廪之官"。胃气以降为顺，喜润恶燥。

脾的病证主要以运化、升清功能失职，致使水谷、水液不运，消化功能减退，水湿潴留，化源不足，或脾不统血，清阳不升为主要病理改变。其临床以腹胀腹痛、食少纳呆、便溏、浮肿、肢体困重、内脏下垂、慢性出血等为常见症状。胃的病证，主要反映在受纳、腐熟功能障碍，胃失和降，胃气上逆。其临床以胃脘胀满或疼痛、呕恶、呃逆、嗳气等为常见症状。

脾病的证候有虚、实之分。虚证多因饮食、劳倦、思虑过度所伤，或病后失调，导致脾气虚、脾阳虚、脾气下陷、脾不统血等证；实证多由饮食不节，或外感湿热或寒湿之邪，或失治、误治，导致寒湿困脾、湿热蕴脾等证。胃病的证候亦有虚、实之分，虚证多因正气不足所致，有胃气虚、胃阳虚、胃阴虚等证；实证多因寒、热、水、食阻滞胃肠所致，有寒滞胃肠、胃肠气滞、胃热炽盛、饮留胃肠、食滞胃脘等证。

一、脾气虚证

脾气虚证是指脾气不足，运化失职所表现的虚弱证候。多因饮食不节、劳倦过度、忧思日久，损伤脾土；或禀赋不足，素体虚弱；或年老体衰；或大病初愈，调养失慎等所致。

【临床表现】食少腹胀，食后胀甚，大便稀溏，肢体倦怠，神疲乏力，少气懒言，形体消瘦，面色萎黄，或肥胖，浮肿，舌淡苔白，脉缓或弱。

【证候分析】脾主运化，脾气虚弱，健运失职，输精、散精无力，水湿不运，故见食少腹胀；食后脾气益困，故腹胀愈甚；脾虚失运，清浊不分，水湿下注肠道，故见大便稀溏；脾为气血生化之源，脾虚化源不足，不能充达肢体、肌肉，故肢体倦怠、形体消瘦；气血不能上荣于面，故面色萎黄；脾气虚，气血化生不足，脏腑功能衰退，故神疲乏力、少气懒言；若脾气虚弱，水湿不运，泛溢肌肤，故可见形体肥胖，或肢体浮肿；舌淡苔白，脉缓或弱，为脾气虚弱之征。

【辨证要点】本证以食少、腹胀、便溏与气虚症状并见为辨证要点。

二、脾阳虚证

脾阳虚证是指脾阳虚衰，失于温运，阴寒内生所表现的虚寒证候，又称脾虚寒证。多因脾气虚进一步发展而成；或因过食生冷，外寒直中；或过用苦寒药物，损伤脾阳；或肾阳不足，命门火衰，火不生土所致。

【临床表现】食少腹胀，腹痛绵绵，喜温喜按，畏寒肢冷，面白少华或虚浮，口淡不渴，大便稀溏，甚至完谷不化，或肢体浮肿，小便短少，或白带清稀量多，舌质淡胖或有齿痕，舌苔白滑，脉沉迟无力。

【证候分析】脾阳虚衰，运化失权，故见食少腹胀、大便稀溏，甚至完谷不化；阳虚失运，寒从内生，寒凝气滞，故腹痛绵绵，喜温喜按；脾阳虚衰，水湿不化，泛溢肌肤，故见肢体浮肿、小便短少；水湿下注，损伤带脉，带脉失约，故见白带清稀量多；脾阳虚衰，温煦失职，故畏寒肢冷；阳虚气血不荣，水气上泛，故面白无华或虚浮；舌质淡胖、边有齿痕，苔白滑，脉沉迟无力，为阳虚失运之征。

【辨证要点】本证以食少、腹胀、腹痛、便溏与虚寒症状并见为辨证要点。

三、脾虚气陷证

脾虚气陷证是指脾气虚弱，升举无力，中气下陷为主要表现的证候，又称脾气下陷证、中气下陷证。多由脾气虚进一步发展，或因久泄久痢，或劳累太过，或妇女孕产过多，产后失于调护等损伤脾气所致。

【临床表现】脘腹重坠作胀，食后益甚，或便意频数，肛门重坠，或久泄不止，甚或脱肛，子宫下垂，胃下垂，或小便浑如米泔；伴面白无华，头晕目眩，食少便溏，气短懒言，神疲乏力，舌淡苔白，脉缓或弱。

【证候分析】脾气主升，能升发清阳，举托内脏。脾气虚衰，升举无力，气坠于下，故脘腹重坠作胀、食后更甚；中气下陷，内脏失于举托，故便意频数，肛门重坠，或久泄不止，甚或脱肛，或子宫下垂，或胃等脏器下垂；脾主散精，精微不能正常输布，清浊不分，反注膀胱，故小便浑浊如米泔；清阳不升，头目失养，故头晕目眩；脾气虚弱，健运失职，故食少便溏；化源亏虚，气血津液不能输布全身，脏腑功能减退，故见气短懒言、神疲乏力、面白无华、舌淡白、脉缓或弱。

【辨证要点】本证以脘腹重坠、内脏下垂与气虚症状并见为辨证要点。

四、脾不统血证

脾不统血证是指脾气虚弱，不能统摄血液，导致血溢脉外为主要表现的虚弱证候，又称气不摄血证。多由久病气虚，或忧思日久、劳倦过度，损伤脾气，以致统血无权所致。

【临床表现】各种慢性出血，如便血、尿血、吐血、鼻衄、紫斑，妇女月经过多，崩漏，食少便溏，神疲乏力，气短懒言，面色萎黄，舌淡苔白，脉细无力。

【证候分析】脾气亏虚，运血乏力，统血无权，血溢脉外，故见各种慢性出血症状。血从胃肠外溢，故见吐血或便血；血从膀胱外溢，故见尿血；血从肌肤外渗，故表现为紫斑；血从鼻外渗，故为鼻衄；脾虚冲任不固，故妇女月经过多，甚或崩漏；脾气虚弱，运化失职，故食少便溏；化源亏少，气血不足，头面失于滋养，功能衰减，故见面色萎黄，神疲乏力、气短懒言；舌淡苔白、脉细无力，为脾气虚弱、气血两虚之征。

【辨证要点】本证以各种慢性出血、血色浅红与气血两虚症状并见为辨证要点。

【类证鉴别】脾气虚证、脾阳虚证、脾气下陷证、脾不统血证均有脾气虚的发病基础，但脾阳虚证常伴有虚寒表现，脾气下陷证常伴有内脏下垂表现，脾不统血证常伴有各种慢性出血表现。四证鉴别详见表7-7。

表7-7　脾气虚证、脾阳虚证、脾气下陷证、脾不统血证鉴别表

证型	相同点	不同点
脾气虚证		伴见浮肿或消瘦，舌淡苔白，脉缓或弱
脾阳虚证	食少纳呆，腹胀便溏，少气懒言，四肢倦怠，面色萎黄或面白无华	伴见腹痛绵绵，喜温喜按，畏寒肢冷，或肢体浮肿，或白带清稀量多，舌质淡胖或有齿痕，舌苔白滑，脉沉迟无力
脾气下陷证		伴见脘腹重坠，便意频数，肛门重坠，或久泄不止，脱肛，子宫脱垂，胃下垂，或小便浑如米泔，舌淡苔白，脉缓或弱
脾不统血证		伴见便血，尿血，吐血，鼻衄，紫斑，妇女月经过多，崩漏，舌淡苔白，脉细无力

五、寒湿困脾证

寒湿困脾证是指寒湿内盛，困阻脾阳，脾失温运等为主要表现的寒湿证候，又称湿困脾阳证、寒湿中阻证。多因淋雨涉水，居处潮湿，气候阴雨，寒湿内侵伤中；或由于饮食失节，过食生冷、瓜果，以致寒湿停滞中焦；或因嗜食肥甘，湿浊内生，困阻中阳所致。

【临床表现】脘腹胀闷，口腻纳呆，泛恶欲呕，口淡不渴，腹痛便溏，头身困重，或小便短少，肢体肿胀，或身目发黄，面色晦暗不泽，或妇女白带清稀量多，舌体淡胖，舌苔白滑或白腻，脉濡缓或沉细。

【证候分析】脾喜燥恶湿，寒湿内盛，脾阳受困，运化失职，水湿内停，脾气郁滞，故脘腹胀闷；脾失健运，湿滞气机，故口腻，纳呆；水湿下渗，故大便稀溏；脾失健运，影响胃失和降，胃气上逆，故泛恶欲呕；湿为阴邪，其性重浊，泛溢肢体，遏郁清阳，故头身困重；寒湿困脾，阳气被遏，水湿不运，泛溢肌肤，故见肢体肿胀，小便短少；寒湿困阻中阳，若肝胆疏泄失职，胆汁外溢，可见面目肌肤发黄，其色晦暗不泽；寒湿下注，损伤带脉，带脉失约，妇女可见白带清稀量多；口淡不渴，舌体胖大，苔白滑腻，脉濡缓或沉细，均为寒湿内盛之征。

【辨证要点】本证以脘腹胀闷、食少便溏、头身困重与寒湿症状并见为辨证要点。

【类证鉴别】脾阳虚证与寒湿困脾证病位均在脾，病性均属寒，均有脾运失职，水湿不化的表现，但脾阳虚证是脾阳虚衰，寒自内生所致，为虚证，以虚寒表现为主；寒湿困脾证是由于寒湿困脾，中阳不展所致，为实证，以寒湿表现为主。二者鉴别详见表7-8。

表 7-8　脾阳虚证与寒湿困脾证鉴别表

证型	相同点	不同点
脾阳虚证	食少纳呆，腹胀便溏，口淡不渴，肢体浮肿，小便短少，妇女白带清稀量多，舌质淡胖，苔白滑	伴见腹痛绵绵，喜温喜按，畏寒肢冷，大便完谷不化，脉沉迟无力
寒湿困脾证		伴见头身困重，身目发黄，面色晦暗，舌苔白腻，脉濡缓或沉细

六、湿热蕴脾证

湿热蕴脾证是指湿热内蕴中焦，脾胃纳运功能失职所表现的湿热证候，又称中焦湿热证、脾胃湿热证。多因感受湿热之邪，或嗜食肥甘厚腻，饮酒无度，酿成湿热，内蕴脾胃所致。

【临床表现】脘腹胀满，纳呆，呕恶，口中黏腻，渴不多饮，便溏不爽，小便短黄，肢体困重，或身热不扬，汗出热不解，或见身目发黄色鲜明，或皮肤瘙痒，舌质红，苔黄腻，脉濡数或滑数。

【证候分析】湿热阻滞中焦，纳运失健，升降失常，气机阻滞，故脘腹胀满，纳呆食少，恶心呕吐；湿热蕴脾，上蒸于口，故口中黏腻、渴不多饮；湿热下注，阻碍气机，大肠传导失司，故便溏而不爽；湿热下注膀胱，则小便短黄；脾主肌肉，湿热困脾，留滞肌肉，阻碍经气，故为肢体困重；湿遏热伏，热邪难以散发，故身热不扬；湿热之邪，黏滞缠绵，故汗出热不解；若湿热蕴结脾胃，熏蒸肝胆，肝失疏泄，胆汁不循常道而泛溢肌肤，故见身目发黄，色鲜明；湿热泛溢肌肤，故皮肤瘙痒；舌质红，苔黄腻，脉濡数或滑数，均为湿热内蕴之征。

【辨证要点】本证以脘腹胀满、纳呆、呕恶、身目发黄与湿热症状并见为辨证要点。

【类证鉴别】

1.寒湿困脾证与湿热蕴脾证病位均在脾，病邪均为湿，均有湿邪困脾之象。但前者病性属寒，为寒湿证；后者病性属热，为湿热证。二者鉴别详见表7-9。

表 7-9　寒湿困脾证与湿热蕴脾证鉴别表

证型	相同点	不同点
寒湿困脾证	脘腹胀闷，口中黏腻，纳呆呕恶，便溏，肢体困重，身目发黄，苔腻，脉濡	伴见腹痛喜暖，口淡不渴，身目发黄，其色晦暗不泽（阴黄），妇女白带清稀量多，舌淡苔白腻，脉濡缓
湿热蕴脾证		伴见身热不扬，汗出热不解，渴不多饮，小便短黄，身目发黄，其色鲜明（阳黄），舌红苔黄腻，脉濡数

2. 湿热蕴脾证与大肠湿热证均属湿热为病，但湿热蕴脾证病位在脾，病势较缓，大肠湿热证病位在大肠，病势较急。二者鉴别详见表 7-10。

表 7-10　湿热蕴脾证与大肠湿热证鉴别表

证型	相同点	不同点
湿热蕴脾证	发热，口渴，尿黄，舌红，苔黄腻，脉滑数	病势较缓，除有腹胀、纳呆、呕恶、便溏不爽等胃肠症状外，还伴有身热不扬、汗出热不解、肢体困重、口腻、渴不多饮，或有黄疸、肤痒等症
大肠湿热证		病势较急，以腹痛、里急后重、下痢脓血、大便黄稠臭秽等肠道症状为主

七、胃气虚证

胃气虚证是指胃气不足，受纳、腐熟水谷功能减弱，导致胃失和降所表现的虚弱证候。多因饮食不节，饥饱失常，劳倦过度，久病失养，其他脏腑病变影响，损伤胃气所致。

【临床表现】胃脘隐痛或痞满，按之觉舒，食欲不振，嗳气，口淡不渴，面色萎黄，气短懒言，神疲倦怠，舌质淡，苔薄白，脉弱。

【证候分析】胃主受纳、腐熟水谷，胃气以降为顺。胃气亏虚，受纳、腐熟功能减退，胃气失和，气滞中焦，故胃脘隐痛或痞满，不思饮食；病性属虚，故按之觉舒；胃气虚弱，失于和降，逆而向上，故时作嗳气；胃虚日久，气血乏源，气血虚少不能上荣于面，故面色萎黄；气虚推动无力，故气短懒言，神疲倦怠；舌质淡，苔薄白，脉弱，为气虚之征。

【辨证要点】本证以胃脘痞满、隐痛喜按、食少与气虚症状并见为辨证要点。

【类证鉴别】脾气虚证与胃气虚证均有食少、脘腹或胀或痛及气虚的共同症状，但脾气虚证以脾失运化为主，胃气虚证以受纳腐熟功能减弱，胃失和降为主。二者鉴别详见表 7-11。

表 7-11　脾气虚证与胃气虚证鉴别表

证型	相同点	不同点
脾气虚证	食少、脘腹或胀或痛，面色萎黄，伴见神疲乏力，少气懒言，舌淡，脉弱	胀痛的部位在腹部，腹胀、便溏、浮肿等症突出
胃气虚证		胀痛的部位在胃脘，脘痞隐痛、嗳气等症突出

八、胃阳虚证

胃阳虚证是指阳气不足，虚寒内生，导致胃失和降所表现的虚寒证候，又称胃虚寒证。多因饮食失调，嗜食生冷；或过用苦寒、泻下之品；或脾胃素弱，阳气自衰；或久病失养，其他脏腑病变影响，伤及胃阳所致。

【临床表现】胃脘冷痛，绵绵不已，时发时止，喜温喜按，食后缓解，泛吐清水，或夹有不消化食物，食少脘痞，口淡不渴，倦怠乏力，畏寒肢冷，舌淡胖嫩，脉沉迟无力。

【证候分析】胃阳不足，虚寒内生，寒凝气机，胃气不畅，故胃脘冷痛；性属虚寒，故其痛绵绵不已，时作时止，喜温喜按，食后、按压、得温均可使病情缓解；受纳腐熟功能减退，水谷不化，胃气上逆，故食少，呕吐清水或夹不消化食物；阳虚气弱，推动温煦功能减退，故畏寒肢冷，体倦乏力；阳虚内寒，津液未伤，故口淡不渴；舌淡胖嫩，脉沉迟无力，为虚寒之征。

【辨证要点】本证以胃脘冷痛、喜温喜按与阳虚症状并见为辨证要点。

【类证鉴别】脾阳虚证与胃阳虚证均有食少、脘腹冷痛及阳虚的共同症状，但脾阳虚证以脾失运化为主；胃阳虚证以受纳腐熟功能减弱，胃失和降为主。二者鉴别详见表7-12。

表 7-12　脾阳虚证与胃阳虚证鉴别表

证型	相同点	不同点
脾阳虚证	食少，脘腹冷痛，绵绵不已，喜温喜按，伴见口淡不渴，倦怠乏力，畏寒肢冷，舌淡胖，脉沉迟无力	冷痛的部位在腹部，腹胀，大便稀溏，甚至完谷不化，面白虚浮，肢体浮肿等症突出
胃阳虚证		冷痛的部位在胃脘，胃脘冷痛，泛吐清水或夹有不消化食物等症突出

九、胃阴虚证

胃阴虚证是指胃阴不足，胃失濡润、和降所表现的虚热证候，又称胃虚热证。若虚热证不明显者，常称胃燥津亏证。多因热病后期，胃阴耗伤；或情志郁结，气郁化火，灼伤胃阴；或吐泻太过，伤津耗液；或过食辛辣、香燥之品，过用温热辛燥药物，耗伤胃阴所致。

【临床表现】胃脘嘈杂，饥不欲食，或痞胀不舒，隐隐灼痛，干呕，呃逆，口燥咽干，大便干结，小便短少，舌红少苔或少津，脉细数。

【证候分析】胃喜润而恶燥，以和降为顺。胃阴不足，虚热内生，热郁于胃，气失和降，故胃脘隐痛而有灼热感，嘈杂不舒，痞胀不适；胃中虚热扰动，消食较快，故有饥饿感；胃失滋润，胃纳失权，故饥不欲食；胃失和降，胃气上逆，故见干呕，呃逆；胃阴亏虚，阴津不能上承，故口燥咽干；阴津不能下润，故大便干结，小便短少；舌红少苔或少津，脉细数，为阴液亏少之征。

【辨证要点】本证以胃脘嘈杂、隐隐灼痛、饥不欲食与虚热症状并见为辨证要点。

十、寒滞胃肠证

寒滞胃肠证是指寒邪侵犯胃肠，阻滞气机所表现的实寒证候，简称胃寒证、肠寒证。多因过食生冷，或脘腹受冷，寒凝胃肠所致。

【临床表现】脘腹冷痛，痛势暴急，遇寒加剧，得温则减，恶心呕吐，吐后痛缓，口淡不渴，或口泛清水，腹泻清稀，或腹胀便秘，面白或青，恶寒肢冷，舌苔白润，脉弦紧或沉紧。

【证候分析】寒主收引、凝滞，寒邪侵犯胃肠，凝滞气机，故脘腹冷痛，痛势急剧；寒邪得温则散，故疼痛得温则减；遇寒气机凝滞加重，故痛势加剧；胃气上逆，故恶心呕吐；寒伤胃阳，水饮不化，随胃气上逆，故口中泛吐清水；吐后气滞暂得舒畅，故吐后痛减；寒不伤津，故口淡不渴；寒伤阳气，水湿下注，故腹泻清稀；寒凝气机，大肠传导失司，故腹胀便秘；寒邪阻遏，阳气不能外达，血行不畅，故恶寒肢冷，面白或青；舌苔白润，脉弦紧或沉紧，为阴寒内盛，凝阻气机之征。

【辨证要点】本证以脘腹冷痛、痛势急剧与实寒症状并见为辨证要点。

十一、胃肠气滞证

肠胃气滞证是指胃肠气机阻滞所表现的证候。多因情志不遂，或外邪内侵，或病理产物、病邪停滞，导致胃肠气机阻滞所致。

【临床表现】胃脘、腹部胀满疼痛，走窜不定，痛而欲吐或欲泻，泻而不爽，嗳气，肠鸣，矢气，得嗳气、矢气后痛胀可缓解，或无肠鸣、矢气则胀痛加剧，或大便秘结，苔厚，脉弦。

【证候分析】胃肠气机阻滞，传导、通降失司，故胃脘、腹部胀满疼痛；气或聚或散，故胀痛走窜不定；胃气失降而上逆，故嗳气、欲吐；肠道气滞不畅，故肠鸣、矢气频作，欲泻而不爽；嗳气、矢气之后，阻塞之气机暂得通畅，故胀痛得减；若气机阻塞严重，上不得嗳气，下不得矢气，气聚而不散，故脘腹胀痛加剧；胃肠之气不降，故大便秘结；苔厚，脉弦，为浊气内停，气机阻滞之征。

【辨证要点】本证以脘腹胀痛、嗳气、肠鸣、矢气为辨证要点。

【类证鉴别】胃肠气滞证与寒滞胃肠证病位均在胃肠，但前者属于气机郁滞，后者属于实寒凝滞。二者鉴别详见表 7-13。

表 7–13　胃肠气滞证与寒滞胃肠证鉴别表

证型	相同点	不同点
胃肠气滞证	脘腹疼痛，呕吐，腹泻	以胀痛、窜痛为主，痛而欲吐或欲泻，泻而不爽，伴有嗳气、肠鸣、矢气等气机失调表现
寒滞胃肠证		以冷痛为主，痛势暴急，遇寒加剧，得温则减，伴有口泛清水、腹泻清稀、恶寒肢冷、脉紧等实寒表现

十二、胃火炽盛证

胃火炽盛证是指胃中火热炽盛，胃失和降所表现的实热证候，又简称胃热证、胃火证或胃实热证。多因过食辛辣、燥烈刺激之品，化热生火；或因情志不遂，肝郁化火犯胃；或为邪热内侵，胃火亢盛所致。

【临床表现】胃脘灼热，疼痛拒按，渴喜冷饮，或消谷善饥，或口臭，牙龈肿痛溃烂，齿衄，小便短黄，大便秘结，舌红苔黄，脉滑数。

【证候分析】火热之邪郁扰于胃，胃失和降，故胃脘灼热，疼痛拒按；胃火炽盛，受纳腐熟功能亢进，故消谷善饥；胃火内盛，胃中浊气上冲，故口气秽臭；胃经经脉络于龈，胃火循经上炎，气血壅滞，故牙龈红肿疼痛，甚至化脓、溃烂；血得热而妄行，损伤龈络，故齿龈出血；热盛伤津，故口渴喜冷饮，小便短黄，大便秘结；舌红苔黄，脉滑数，为火热内盛之征。

【辨证要点】本证以胃脘灼痛、消谷善饥与实热症状并见为辨证要点。

【类证鉴别】胃阴虚证与胃火炽盛证均属胃的热证，但胃阴虚证为虚热证，胃火炽盛证为实热证，二者鉴别详见表 7-14。

表 7–14　胃阴虚证与胃火炽盛证鉴别表

证型	相同点	不同点
胃阴虚证	胃脘灼痛，口渴，便秘，舌红，脉数	伴见胃脘隐痛，嘈杂，饥不欲食，苔少，脉细数
胃火炽盛证		伴见胃痛拒按，消谷善饥，口臭，牙龈肿痛，齿衄，苔黄，脉滑数

十三、饮留胃肠证

饮留胃肠证是指寒饮停积于胃肠，胃失和降所表现的证候。《金匮要略》称此为狭义之"痰饮"。多因饮食不节，嗜饮无度；或手术创伤，劳倦内伤，脾胃受损，中阳不振，脾失健运，水停为饮，留滞胃肠所致。

【临床表现】脘腹胀满，胃中有振水声，呕吐清水痰涎，肠间水声辘辘，口淡不渴，头目眩晕，舌苔白滑，脉沉滑。

【证候分析】寒饮停留于胃肠，气机阻滞，故脘腹胀满；饮邪留积胃腑，故胃中有振水声；饮停于胃，胃气上逆，水饮随胃气上泛，故呕吐清水痰涎；饮停肠中，故肠间水声辘辘；饮邪内阻，清阳不升，故头晕目眩；饮为阴邪，津液未伤，故口淡不渴；苔白滑，脉沉滑，为水饮内停之征。

【辨证要点】本证以脘腹胀满、胃中有振水声、呕吐清水、肠间水声辘辘为辨证要点。

十四、食滞胃肠证

食滞胃肠证是指饮食停积胃肠所表现的食积证候。多因饮食不节，暴饮暴食，食积不化所致；或因素体胃气虚弱，稍有饮食不慎，饮食即停滞难化而成。

【临床表现】脘腹胀满，疼痛拒按，厌食，嗳腐吞酸，或呕吐酸馊食物，吐后胀痛得减，或腹痛，肠鸣，矢气臭如败卵，泻下不爽，大便酸腐臭秽，舌苔厚腻，脉滑或沉实。

【证候分析】胃肠主受纳、运化水谷，以和降为顺。暴饮暴食或饮食不慎，食滞胃肠，胃失和降，气机不畅，故脘腹胀满，疼痛拒按；食积于内，拒于受纳，故厌食；胃中未消化之食物夹腐浊之气上逆，故嗳腐吞酸或呕吐酸馊食物；吐后宿食得以排出，故胀痛可减；食滞肠道，阻塞气机，故腹胀腹痛，肠鸣，矢气多而臭如败卵；腐败食物下注，故泻下之物酸腐秽臭；胃肠秽浊之气上蒸，故舌苔厚腻；脉滑或沉实，为食积之征。

【辨证要点】本证多有伤食病史，以脘腹胀满、疼痛拒按、呕泻酸馊腐臭为辨证要点。

第四节　肝与胆病辨证

肝位于右胁，胆附于肝，肝与胆有经脉络属，互为表里。肝开窍于目，在体合筋，其华在爪。足厥阴肝经绕阴器，循少腹，布胁肋，系目，上额，交巅顶。足少阳胆经属胆络肝，绕行头身之侧。肝的主要生理功能是主疏泄，其性升发，喜条达恶抑郁，能调畅全身气机，疏泄胆汁，助脾运化，推动血液、津液运行，调节精神情志而使人心情舒畅，调节生殖功能而有助于女子行经、男子泄精。肝又主藏血，具有贮藏血液，调节血量的功能。胆为"中精之府"，能贮藏和排泄胆汁，以助食物的消化，并与情志活动有关，故有"胆主决断"之说。

肝的病变主要反映在疏泄失常，气机逆乱，精神情志变异，消化功能障碍；肝不藏血，全身失养，筋脉失濡，以及肝经循行部位经气受阻等多方面的异常。其常见症状有精神抑郁，烦躁易怒，胸胁少腹胀痛，头晕目眩，巅顶痛，肢体震颤，手足抽搐，以及目疾，月经不调，睾丸疼痛等。胆的病变，主要反映在影响消化和胆汁排泄、情志活动异常等。其常见口苦、黄疸、惊悸、胆怯及消化异常等症状。

肝病的常见证型可以概括为虚、实两类，虚证多因久病失养，或他脏病变所累，或失血所致。临床常见有肝血虚证、肝阴虚证。肝阴虚可导致肝阳上亢及肝风内动，属虚实夹杂证。实证多由情志所伤，或寒邪、火邪、湿热之邪侵犯肝及肝经所致。临床常见肝郁气滞证、寒滞肝脉证、肝火炽盛证、肝经湿热证等。胆病常见胆郁痰扰证以及肝胆症状并见的肝胆湿热证。

一、肝血虚证

肝血虚证是指肝血不足，肝所系的组织、器官失养所表现的虚弱证候。多因脾胃虚弱，或肾精亏虚，生血化源不足；或因失血过多；或因久病、重病，失治、误治伤及营血所致。

【临床表现】头晕目眩，视力模糊或夜盲，或见肢体麻木，关节拘急，手足震颤，肌肉眴动，或为妇女月经量少、色淡，甚则闭经，爪甲不荣，面白无华，舌淡，脉细。

【证候分析】肝开窍于目，肝血不足，目失所养，故目眩，视物模糊或夜盲；肝在体为筋，爪甲为筋之余，筋失血养，故肢体麻木，关节拘急，手足震颤，肌肉眴动，爪甲不荣；女子以肝为先天，肝血不足，冲任失养，血海空虚，故月经量少，色淡，甚则闭经；血虚不能上荣头面，故面白无华，头晕；舌淡，脉细，为血虚之征。

【辨证要点】本证以头晕目眩、视力模糊、月经量少、肢体麻木与血虚症状并见为辨证要点。

二、肝阴虚证

肝阴虚证是指肝之阴液亏损，肝失濡润，阴不制阳，虚热内扰所表现的虚热证候。多由情志不遂，气郁化火，耗伤肝阴；或热病后期，灼伤阴液；或肾阴不足，水不涵木，累及肝阴所致。

【临床表现】头晕眼花，两目干涩，视力减退，或胁肋隐隐灼痛，面部烘热或两颧潮红，或手足蠕动，口咽干燥，五心烦热，潮热盗汗，舌红少津，脉弦细数。

【证候分析】肝阴不足，头目失濡，故头晕眼花、两目干涩、视力减退；肝络失养，虚火内灼，疏泄失职，故胁肋隐隐灼痛；筋脉失滋，筋脉挛急，故见手足蠕动；阴虚不能制阳，虚热内蒸，故五心烦热，午后潮热；阴虚内热，迫津外泄，故为盗汗；虚火上炎，故面部阵阵烘热，两颧潮红；阴液不能上承，故口干咽燥；舌红少津，脉弦细数，为肝阴不足，虚热内炽之征。

【辨证要点】本证以头晕眼花、两目干涩、胁肋隐隐灼痛与虚热症状并见为辨证要点。

【类证鉴别】肝血虚证与肝阴虚证同为肝之虚证，但肝血虚证为血虚，无热象，肝阴虚证为阴虚，虚热表现明显。二者鉴别详见表 7-15。

表 7-15　肝血虚证与肝阴虚证鉴别表

证型	相同点	不同点
肝血虚证	头晕目眩，视力减退	伴见爪甲不荣，肢体麻木，妇女经少色淡，甚则闭经，舌淡，脉细
肝阴虚证		伴见两目干涩，胁肋隐隐灼痛，两颧潮红，五心烦热，潮热盗汗，舌红少津，脉弦细数

三、肝阳上亢证

肝阳上亢证是指肝肾阴亏于下，肝阳亢扰于上所表现的上实下虚证候。多因性急多怒，气郁化火，耗伤肝肾之阴；或平素肾阴亏虚；或房劳太过伤肾；或年老肾阴亏虚，水不涵木，阴不制阳，肝阳偏亢所致。

【临床表现】眩晕耳鸣，头目胀痛，面红目赤，急躁易怒，失眠多梦，头重脚轻，腰膝酸软，舌红少津，脉弦有力或弦细数。

【证候分析】肝为刚脏，体阴用阳，肝肾阴虚，阴不制阳，肝阳上亢，血随气逆，冲扰于头，故头目胀痛、眩晕耳鸣；气血上冲于面、目，血络充盈，故面红目赤；阳亢扰动心神、肝魂，故急躁易怒，失眠多梦；肾阴亏于下，肝阳亢于上，上盛下虚，故头重脚轻，步履不稳；肝肾阴亏，筋骨失养，故腰膝酸软无力；舌红少津，脉弦有力或弦细数，为肝阳亢盛，肝肾阴亏之征。

【辨证要点】本证以眩晕耳鸣、头目胀痛、面红目赤、急躁易怒、头重脚轻、腰膝酸软为辨证要点。

四、肝风内动证

肝风内动证泛指患者出现眩晕欲仆、抽搐、震颤等具有"动摇"特点为主的一类证候。根据病因、病性及临床表现不同，常分为肝阳化风、热极生风、阴虚动风、血虚生风等证候。

（一）肝阳化风证

肝阳化风证是指阴虚阳亢，肝阳升发无制，亢极化风所表现的动风证候。多由肝阳素亢，耗伤阴液；或情志不遂，化火伤阴；或肝肾阴亏，阴不制阳，阳亢日久而化风，从而形成本虚标实，上实下虚的动风证候。

【临床表现】眩晕欲仆，步履不稳，头胀头痛，急躁易怒，耳鸣，项强，头摇，肢体震颤，手足麻木，语言謇涩，面赤，舌红，苔腻，脉弦细有力；甚至突然昏仆，喉中痰鸣，口眼㖞斜，半身不遂，舌强语謇。

【证候分析】肝阳上亢，阴不制阳，阳亢化风，故经常头晕欲仆，头摇；阳亢而气血上壅，上实下虚，故行走飘浮，步履不稳；气血壅滞络脉，故头胀头痛，面赤；风动筋脉挛急，阴亏筋脉失养，故项强，肢体震颤，手足麻木；风阳窜扰，夹痰阻碍舌络，故语言謇涩；舌红，脉弦细有力，为阳亢阴虚化风之征。若风阳暴升，气血逆乱，肝风夹痰，蒙蔽心神，故见突然昏仆，喉中痰鸣；风痰窜扰经络，经气不利，故见口眼㖞斜，半身不遂，舌强语謇。

【辨证要点】本证以眩晕欲仆、肢体震颤、手足麻木，甚至突然昏仆、口眼㖞斜、半身不遂为辨证要点。

（二）热极生风证

热极生风证是指邪热炽盛，伤津耗液，筋脉失养所表现的动风证候。多因外感温热病邪，邪热亢盛，燔灼肝经，伤津耗液，筋脉失养所致。

【临床表现】高热烦躁，神志昏迷，颈项强直，两目上视，手足抽搐，甚则角弓反张，牙关紧闭，舌质红绛，苔黄燥，脉弦数。

【证候分析】邪热炽盛，故持续高热；热扰心神，轻则烦躁不安，重则神志昏迷；邪热炽盛，燔灼肝经，伤津耗液，筋脉失养而拘挛，故四肢抽搐，颈项强直，两目上视，角弓反张，牙关紧闭；舌红绛，苔黄燥，脉弦数，为肝经热盛之征。

【辨证要点】本证以高热烦躁、神志昏迷、手足抽搐为辨证要点。

（三）阴虚动风证

阴虚动风证是指阴液亏虚，筋脉失养所表现的动风证候。多见于外感热性病后期，阴液耗损；或内伤久病，阴液亏虚，筋脉失养所致。

【临床表现】手足震颤、蠕动，眩晕耳鸣，两目干涩，口燥咽干，形体消瘦，五心烦热，潮热颧红，舌红少津，脉弦细数。

【证候分析】阴液亏虚，筋脉失养而挛急，故见手足震颤、蠕动；阴虚不能上濡头目，故眩晕耳鸣，两目干涩；阴虚不能制阳，虚热内蒸，故五心烦热，午后潮热，两颧发红；阴液不能上承，故口燥咽干；舌红少津，脉弦细数，为肝阴不足，虚热内炽之征。

【辨证要点】本证以手足震颤或蠕动与阴虚症状并见为辨证要点。

（四）血虚生风证

血虚生风证是指血液亏虚，筋脉失养所表现的动风证候。多见于内伤杂病，因久病血虚或急、慢性失血，而致营血亏虚，筋脉、肌肤失养所致。

【临床表现】眩晕，肢体震颤，麻木，手足拘急，肌肉瞤动，皮肤瘙痒，爪甲不荣，面白无华，舌质淡白，脉细或弱。

【证候分析】血液不足，不能上荣头面，故头晕目眩，面白无华；肝在体为筋，爪甲为筋之余，筋失血养，故肢体震颤，手足拘急，肌肉瞤动，爪甲不荣；肢体、皮肤失血濡养，故见肢体麻木，皮肤瘙痒；舌淡白，脉细或弱，为血虚之征。

【辨证要点】本证以眩晕、肢麻、震颤、拘急、瞤动、瘙痒与血虚症状并见为辨证要点。

【类证鉴别】肝风内动四证的成因与证候性质有别。肝阳化风证，为阴虚阳亢、上实下虚之证，以肝阳上亢证基础上突然出现风动的症状为主要表现；热极生风证，为火热炽盛所致，病势急而重，以高热与动风症状为主；阴虚动风证，多见于温热病后期，阴液亏损，以动风兼有阴虚表现为主；血虚生风证，多见于久病血虚失养，以动风兼有血虚表现为主。四者鉴别详见表 7-16。

表 7-16 肝风内动四证鉴别表

证型	性质	主症	兼证	舌脉
肝阳化风证	上实下虚	眩晕欲仆，头摇肢颤，手足麻木，语言謇涩或舌强不语，甚至突然昏仆，口眼㖞斜，半身不遂	头胀头痛，急躁易怒，耳鸣，项强，步履不稳	舌红，苔腻，脉弦细有力
热极生风证	实热证	颈项强直，两目上视，手足抽搐，角弓反张，牙关紧闭	高热，神昏，烦躁	舌质红绛，苔黄燥，脉弦数
阴虚动风证	虚证	眩晕耳鸣，手足震颤、蠕动	口燥咽干，形体消瘦，五心烦热，潮热颧红	舌红少津，脉弦细数
血虚生风证	虚证	眩晕，肢体震颤，麻木，手足拘急，肌肉瞤动，皮肤瘙痒	爪甲不荣，面白无华	舌质淡白，脉细或弱

五、肝郁气滞证

肝郁气滞证是指肝失疏泄，气机郁滞所表现的证候，又称肝气郁结证，简称肝郁证。多因精神刺激，情志不遂；或病邪侵扰，阻遏肝脉；或其他脏腑病变的影响，使肝气郁结，失于疏泄、条达所致。

【临床表现】情志抑郁，善太息，胸胁、少腹胀满疼痛，走窜不定；或咽部有异物感，或颈部有瘿瘤、瘰疬，或有胁下肿块；妇女可见乳房作胀疼痛，月经不调，痛经，舌苔薄白，脉弦。病情轻重与情绪变化关系密切。

【证候分析】肝性喜条达而恶抑郁，肝失疏泄，气机郁滞，经气不利，故胸胁或少腹胀满窜痛；肝气不疏，情志失调，故情志抑郁，善太息；女子以血为本，肝郁气滞，血行不畅，气血失和，冲任失调，故见乳房胀痛，痛经，月经不调；若肝气郁结，气不行津，津聚为痰，或气郁化火，灼津为痰，肝气夹痰循经上行，搏结于咽喉，故见咽部有异物感；痰气搏结于颈部，故见瘿瘤，瘰疬；若气滞日久，血行瘀滞，肝络瘀阻，日久可形成肿块结于胁下；苔薄白，脉弦，为肝气郁滞之征。

【辨证要点】本证以情志抑郁、胸胁或少腹胀痛、妇女月经不调为辨证要点。

六、寒滞肝脉证

寒滞肝脉证是指寒邪侵袭，凝滞肝经，表现以肝经经脉循行部位冷痛为主症的实寒证候，又称寒凝肝经证、肝经实寒证。多因感受外寒，如淋雨涉水或房劳受寒等导致寒凝肝经经脉所致。

【临床表现】少腹冷痛，阴部坠胀作痛，或阴器收缩引痛，或巅顶冷痛，得温痛减，遇寒痛增，恶寒肢冷，舌淡，苔白润，脉沉紧或弦紧。

【证候分析】足厥阴肝经绕阴器，循少腹，上巅顶。寒性收引、凝滞，寒袭肝经，阳气被遏，失于温煦，气血运行不畅，经脉收引挛急，故见少腹牵引阴器收缩引痛或坠胀冷痛，或见巅顶冷痛；寒为阴邪，阻遏阳气，故见恶寒肢冷；寒凝气血，故疼痛遇寒加剧，得热痛减；舌淡，苔白润，脉沉紧或弦紧，均为寒盛之征。

【辨证要点】本证以少腹、前阴、巅顶冷痛与实寒症状并见为辨证要点。

七、肝火炽盛证

肝火炽盛证是指肝经火热炽盛，内扰于肝，气火上逆所表现的实热证候，又称肝火上炎证、肝经实火证。多因情志不遂，肝郁化火，或因火热之邪内侵，或他脏火热累及于肝，导致肝经气火上逆所致。

【临床表现】头晕胀痛，痛如刀劈，面红目赤，口苦口干，急躁易怒，耳鸣如潮，甚或突发耳聋，失眠多梦，或胁肋灼痛，吐血，衄血，小便短黄，大便秘结，舌红苔黄，脉弦数。

【证候分析】肝火炽盛，循经上攻头目，气血壅滞脉络，故头晕胀痛，面红目赤；肝失条达柔和之性，故胁肋灼痛，急躁易怒；肝藏魂，心藏神，热扰神魂，心神不宁，魂不守舍，故失眠多梦；肝热移胆，循胆经上冲于耳，故见耳鸣如潮，甚则突发耳聋；肝火夹胆气上溢，故口苦；热盛迫血妄行，故见吐血，衄血；火邪灼津，故口干，大便秘结，小便短黄；舌红苔黄，脉弦数，均为肝经实火内炽之征。

【辨证要点】本证以头晕头痛、面红目赤、耳鸣如潮、胁肋灼痛与实热症状并见为辨证要点。

【类证鉴别】肝火炽盛证与肝阳上亢证，二者病位均在肝，均有阳热亢逆的病理变化，均可见头面部的阳热症状。但肝火炽盛证为肝经火盛，气火上逆，病程较短，病势较急，病性纯属实证，肝阳上亢证则是肝肾阴虚，肝阳偏亢，病程较长，病势略缓，属上盛下虚、本虚标实的虚实夹杂证。二者鉴别详见表 7-17。

表 7-17　肝火炽盛证与肝阳上亢证鉴别表

证型	相同点	不同点
肝火炽盛证	头晕胀痛，面红目赤，耳鸣耳聋，急躁易怒，失眠多梦	伴见胁肋灼痛，或吐血、衄血，小便短黄，大便秘结，舌红苔黄，脉弦数
肝阳上亢证		伴见腰膝酸软，头重脚轻，舌红少津，脉弦有力或弦细数

八、肝胆湿热证

肝胆湿热证是指湿热蕴结肝胆，疏泄功能失职所表现的实热证候。若以阴痒、带下黄臭及湿热症状为主要表现者，也称肝经湿热（下注）证。本病多因外感湿热之邪，侵犯肝胆或肝经；或嗜食肥甘，酿生湿热；或脾胃纳运失常，湿浊内生，郁而化热，熏蒸肝胆所致。

【临床表现】胁肋胀痛，厌食恶油，泛恶欲呕，腹部胀满，大便不调，身目发黄，口苦，或为阴部潮湿、瘙痒、湿疹，阴器肿痛，带下黄稠臭秽，小便短赤，发热或寒热往来，舌红，苔黄腻，脉弦滑数。

【证候分析】湿热蕴阻，肝胆疏泄失职，气机不畅，故胁肋胀痛；湿热内阻，脾胃升降纳运失司，胃气上逆，故厌食恶油，泛恶欲呕，腹部胀满，大便不调；湿热内阻，胆汁不循常道，泛溢肌肤，故身目发黄；湿热郁蒸，胆气上溢，故见口苦；肝经绕阴器，过少腹，湿热循经下注，故可见阴部潮湿、瘙痒、起湿疹，或阴器肿痛，或带下色黄秽臭，小便短赤；邪居少阳胆经，枢机不利，正邪相争，故见发热或寒热往来；舌红，苔黄腻，脉弦滑数，均为湿热内蕴之征。

【辨证要点】本证以胁肋胀痛、身目发黄或阴部瘙痒、带下黄臭与湿热症状并见为辨证要点。

【类证鉴别】肝胆湿热证与湿热蕴脾证均可见湿热内阻的表现，但肝胆湿热证病位在肝胆，湿热蕴脾证病位在脾。二者鉴别详见表 7-18。

表 7-18　肝胆湿热证与湿热蕴脾证鉴别表

证型	相同点	不同点
肝胆湿热证	发热，纳呆，呕恶，身目发黄，舌红，苔黄腻，脉滑数	伴见胁肋胀痛，寒热往来，阴部瘙痒，带下黄臭，脉象弦滑数
湿热蕴脾证		伴见脘腹胀满，便溏不爽，脉象滑数或濡数

九、胆郁痰扰证

胆郁痰扰证是指痰浊或痰热内扰，胆失疏泄所表现的证候。多因情志不遂，气郁化火，灼津为痰，痰热互结，内扰心神，胆气不宁，心神不安所致。

【临床表现】胆怯易惊，惊悸失眠，烦躁不安，胸胁闷胀，善太息，头晕目眩，口苦，呕恶，舌红，苔黄腻，脉弦滑数。

【证候分析】胆为"中精之府"，主决断，痰热内扰，胆气不宁，失于决断，故胆怯易惊，惊悸失眠，烦躁不安；胆失疏泄，经气不畅，故胸胁闷胀，善太息；胆脉上络头目，痰热循经上扰，故头晕目眩；胆气犯胃，胃失和降，故呕恶；热迫胆气上溢，故口苦；舌红，苔黄，脉弦滑数，则为痰热内蕴之征。

【辨证要点】本证以胆怯易惊、惊悸失眠、烦躁不安、眩晕呕恶为辨证要点。

第五节　肾与膀胱病辨证

肾左右各一，位于腰部，其经脉与膀胱相互络属，故两者为表里。肾藏精，主生殖，为先天之本，主骨生髓充脑，在体为骨，开窍于耳及二阴，其华在发。又主水，并有纳气功能。膀胱具有贮尿排尿的作用。

肾藏元阴元阳，为人体生长发育之根，脏腑功能活动之本，一有耗伤，则诸脏皆病，故肾多虚证。膀胱多见湿热证。

肾的病变主要反映在生长发育、生殖功能、水液代谢的异常方面，临床常见症状有腰膝酸软而痛，耳鸣耳聋，发白早脱，齿牙动摇，阳痿遗精，精少不育，女子经少经闭，以及水肿，二便异常等。膀胱的病变主要反映为小便异常及尿液的改变，临床常见尿频、尿急、尿痛、尿闭，以及遗尿小便失禁等症。

肾病的常见证候有肾精不足证、肾阴虚证、肾阳虚证、肾虚水泛证、肾气不固证、肾不纳气证。膀胱病的常见证候有膀胱湿热证。

一、肾阳虚证

肾阳虚证是指肾脏阳气虚衰表现的证候。多由素体阳虚，或年高肾亏，或久病伤肾，以及房劳过度等因素引起。

【临床表现】腰膝酸软而痛，畏寒肢冷，尤以下肢为甚，精神萎靡，面色㿠白或黧黑，舌淡胖苔白，脉沉弱。或男子阳痿，女子宫寒不孕；或大便久泄不止，完谷不化，五更泄泻；或浮肿，腰以下为甚，按之没指，甚则腹部胀满，全身肿胀，心悸咳喘。

【证候分析】腰为肾之府，肾主骨，肾阳虚衰，不能温养腰府及骨骼，则腰膝酸软疼痛；不能温煦肌肤，故畏寒肢冷；阳气不足，阴寒盛于下，故下肢尤甚；阳虚不能温煦体形，振奋精神，故精神萎靡，面色㿠白；肾阳极虚，浊阴弥漫肌肤，则见面色黧黑；舌淡胖苔白，脉沉弱，均为肾阳虚衰之象。肾主生殖，肾阳不足，命门火衰，生殖功能减退，男子则阳痿，女子则宫寒不孕。命门火衰，火不生土，脾失健运，故久泄不止，完谷不化或五更泄泻。肾阳不足，膀胱气化功能障碍，水液内停，溢于肌肤而为水肿；水湿下趋，肾处下焦，故腰以下肿甚，按之没指；水势泛滥，阻滞气机，则腹部胀满，水气上逆凌心射肺，故见心悸咳喘。

【辨证要点】以腰膝酸软冷痛、生殖能力下降，夜尿频多与虚寒见症共见为辨证要点。

二、肾阴虚证

肾阴虚证是指肾脏阴液不足所表现的证候。多由久病伤肾，或禀赋不足，房事过度，或过服温燥劫阴之品所致。

【临床表现】腰膝酸痛，眩晕耳鸣，失眠多梦，男子遗精早泄，女子经少经闭，或见崩漏，形体消瘦，潮热盗汗，五心烦热，咽干颧红，溲黄便干，舌红少津，脉细数。

【证候分析】肾阴不足，髓海亏虚，骨骼失养，故腰膝酸痛，眩晕耳鸣；肾水亏虚，水火失济则心火偏亢，致心神不宁，而见失眠多梦；阴虚相火妄动，扰动精室，故遗精早泄；女子以血为用，阴亏则经血来源不足，所以经量减少，甚至闭经；阴虚则阳亢，虚热迫血可致崩漏；肾阴亏虚，虚热内生，故见形体消瘦，潮热盗汗，五心烦热，咽干颧红，溲黄便干，舌红少津，脉细数等症。

【辨证要点】以腰膝酸软而痛、眩晕耳鸣、男子遗精、女子精少或闭经和阴虚内热证共见为辨证要点。

三、肾精不足证

肾精不足证是指肾精亏损表现的证候。多因禀赋不足，先天发育不良，或后天调养失宜，或房劳过度，或久病伤肾所致。

【临床表现】男子精少不育，女子经闭不孕，性功能减退。小儿发育迟缓，身材矮小，智力和动作迟钝，囟门迟闭，骨骼痿软。成人早衰，发脱齿摇，耳鸣耳聋，健忘恍惚，动作迟缓，足痿无力，精神呆钝等。

【证候分析】肾精主生殖，肾精亏，则性功能低下，男子见精少不育，女子见经闭不孕。肾为先天之本，精不足则无以化气生血，充肌长骨，故小儿发育迟缓，身材矮小；无以充髓实脑，致智力迟钝，动作缓慢，精亏髓少，骨骼失养，则囟门迟闭，骨骼痿软，成人早衰。肾之华在发，精不足，则发不长，易脱发；齿为骨之余，失精气之充养，故齿牙动摇；耳为肾窍，脑为髓海，精少髓亏，脑窍空虚，故见耳鸣耳聋，健忘恍惚；精损则筋骨疲惫，故动作迟缓，足痿无力；肾衰精，脑失充，则灵机失运，可见精神呆钝。

【辨证要点】本证以小儿生长发育迟缓，成人生殖功能减退以及早衰表现为辨证要点。

四、肾气不固证

肾气不固证是指肾气亏虚固摄无权所表现的证候。多因年高肾气亏虚，或年幼肾气未充，或房事过度，或久病伤肾所致。

【临床表现】神疲耳鸣，腰膝酸软，小便频数而清，或尿后余沥不尽，或遗尿失禁，或夜尿频多。男子滑精早泄，女子白带清稀，胎动易滑，舌淡苔白，脉弱。

【证候分析】肾气亏虚则功能活动减退，气血不能充耳，故神疲耳鸣；骨骼失之温养，故腰膝酸软；肾气虚膀胱失约，故小便频数而清长，或夜尿频多，甚则遗尿失禁；排尿功能无力，尿液不能全部排出，可致尿后余沥不尽；肾气不足，则精关不固，精易外泄，故滑精早泄；肾虚而冲任亏损，下元不固，则见带下清稀；胎元不固，每易造成滑胎；舌淡苔白，脉弱，为肾气虚衰之象。

【辨证要点】本证一般以腰膝酸软、小便、精液、经带、胎气不固与肾气虚症状共见为辨证要点。

五、肾不纳气证

肾不纳气证是指肾气虚衰，气不归原所表现的证候。多由久病咳喘，肺虚及肾，或劳伤肾气所致。

【临床表现】久病咳喘，呼多吸少，气不得续，动则喘息益甚，自汗神疲。声音低怯，腰膝酸软，舌淡苔白，脉沉弱。或喘息加剧，冷汗淋漓，肢冷面青，脉浮大无根；或气短息促，面赤心烦，咽干口燥，舌红，脉细数。

【证候分析】肾虚则摄纳无权，气不归原，故呼多吸少，气不得续，动则喘息益甚。

骨骼失养，故腰膝酸软。肺气虚，卫外不固则自汗，功能活动减退，故神疲声音低怯。舌淡苔白，脉沉弱，为气虚之征。若阳气虚衰欲脱，则喘息加剧，冷汗淋漓，肢冷面青。虚阳外浮，脉见浮大无根。肾虚不能纳气，则气短息促。肾气不足，久延伤阴，阴虚生内热，虚火上炎，故面赤心烦，咽干口燥。舌红，脉细数，为阴虚内热之象。

【辨证要点】本证一般以久病咳喘，呼多吸少，气不得续，动则益甚和肺肾气虚表现为辨证要点。

【类证鉴别】肾病五证的鉴别，见表 7-19。

表 7-19　肾病五证的鉴别

证型	相同点	不同点				
		生殖	二便	其他	舌象	脉象
肾阳虚证		阳痿，女子宫寒不孕	五更泄泻	形寒肢冷，浮肿	舌淡胖苔白	沉细
肾阴虚证		遗精早泄，经少经闭	溲黄，便干	失眠多梦，潮热盗汗，咽干颧红	舌红少津	细数
肾精不足证	均为虚证，均见腰膝酸软，神倦无力	精少不育，经闭不孕		痿软，发脱齿摇，健忘耳聋，动作迟缓，足痿无力，精神呆钝	舌淡红苔白	沉细
肾气不固证		滑精，早泄，带多，滑胎	小便频数而清，余沥不尽，遗尿失禁，夜间尿频	神疲耳鸣	舌淡苔白	弱
肾不纳气证				咳喘，呼多吸少，气不得续，动则喘息益甚，自汗神疲，声音低怯	舌红苔白	细数

六、膀胱湿热证

膀胱湿热证是湿热蕴结膀胱所表现的证候。多由感受湿热，或饮食不节，湿热内生，下注膀胱所致。

【临床表现】尿频尿急，排尿艰涩，尿道灼痛，尿黄赤浑浊或尿血，或有砂石，小腹痛胀迫急，或伴见发热，腰酸胀痛，舌红苔黄腻，脉滑数。

【证候分析】湿热蕴结膀胱，热迫尿道，故尿频尿急，排尿艰涩，尿道灼痛；湿热内蕴，膀胱气化失司，故尿液黄赤混浊，小腹痛胀迫急；湿热伤及阴络则尿血；湿热久郁不解，煎熬尿中杂质而成砂石，则尿中可见砂石；湿蕴郁蒸，热淫肌表，可见发热，波及肾脏，则见腰痛；舌红苔黄腻，脉滑数为湿热内蕴之象。

【辨证要点】本证以尿频、尿急、尿灼痛、尿黄与湿热症状并见为辨证要点。

第六节　脏腑兼病辨证

人体每一个脏腑虽然有其独自的特殊功能，但它们彼此之间却是密切联系的，因而在发病时往往不是孤立的，而是相互关联的。常见有脏病及脏、脏病及腑、腑病及脏、腑病及腑。

凡两个或两个以上脏器相继或同时发病者，即为脏腑兼病。

一般来说，脏腑兼病，在病理上有着一定的内在规律，只要具有表里、生克、乘侮关系的脏器，兼病较常见，反之则为较少见。因此在辨证时，应注意辨析发病脏腑之间的因果关系，这样在治疗时才能分清主次灵活运用。

脏腑兼病，证候极为复杂，但一般以脏与脏、脏与腑的兼病常见。具有表里关系的病变，已在五脏辨证中论述，现对临床最常见的兼证进行讨论。

一、心肾不交证

心肾不交证，是指心肾水火既济失调所表现的证候。多由五志化火，思虑过度，久病伤阴，房室不节等引起。

【临床表现】心烦不寐，心悸健忘，头晕耳鸣，腰酸遗精，五心烦热，咽干口燥，舌红，脉细数。或伴见腰部下肢酸困发冷。

【证候分析】心火下降于肾，以温肾水；肾水上济于心，以制心火，心肾相交，则水火既济。若肾水不足，心火失济，则心阳偏亢，或心火独炽，下及肾水，致肾阴亏于下，火炽于上，水火不济，心阳偏亢，心神不宁，故心烦不寐，心悸；水亏阴虚，骨髓不充，脑髓失养，则头晕耳鸣，健忘；腰为肾府，失阴液濡养，则腰酸；精室为虚火扰动，故遗精；五心烦热，咽干口燥，舌红，脉细数，为水亏火亢之征；心火亢于上，火不归原，肾水失于温煦而下凝，则腰足酸困发冷。

【辨证要点】本证以失眠，伴见心火亢，肾水虚的症状为辨证要点。

二、心肾阳虚证

心肾阳虚证，是指心肾两脏阳气虚衰，阴寒内盛所表现的证候。多由久病不愈，或劳倦内伤所致。

【临床表现】畏寒肢冷，心悸怔忡，小便不利，肢体浮肿，或唇甲青紫，舌淡暗或青紫，苔白滑，脉沉微细。

【证候分析】肾阳为一身阳气之根本，心阳为气血运行、津液流注的动力，故心肾阳虚则常表现为阴寒内盛，全身功能极度降低，血行瘀滞，水气内停等病变。阳气衰微，心失濡养，故心悸怔忡；不能温煦肌肤，则畏寒肢冷；三焦决渎不利，膀胱气化失司，则见小便不利；水液停聚，泛溢肌肤，故肢体浮肿；阳虚运血无力，血行瘀滞，可见口唇爪甲青紫；舌淡暗或青紫，苔白滑，脉沉微细，皆为心肾阳气衰微，阴寒内盛，血行瘀滞，水气内盛之征。

【辨证要点】本证以心悸怔忡、浮肿尿少与虚寒症并见为辨证要点。

三、心肺气虚证

心肺气虚证，是指心肺两脏气虚所表现的证候。多由久病咳喘，耗伤心肺之气，或禀赋不足，年高体弱等因素引起。

【临床表现】心悸咳喘，气短乏力，动则尤甚，胸闷，痰液清稀，面色淡白，头晕神疲，自汗声怯，舌淡苔白，脉沉弱或结代。

【证候分析】肺主呼吸，心主血脉，赖宗气的推动作用以协调两脏的功能。肺气虚，宗气生成不足，可使心气亦虚。反之，心气先虚，宗气耗散，亦能致肺气不足。心气不足，不能养心，则见心悸。肺气虚弱，肃降无权，气机上逆，为咳喘。气虚则气短乏力，动则耗气，故喘息亦甚。肺气虚，呼吸功能减弱，则胸闷不舒；不能输布精微，水液停聚为痰，故痰液清稀。气虚全身功能活动减弱，肌肤脑髓供养不足，则面色淡白，头晕神疲；卫外不固则自汗；宗气不足故声怯。气虚则血弱，不能上荣舌体，见舌淡苔白。血脉气血运行无力或心脉之气不续，则脉见沉弱或结代。

【辨证要点】本证以心悸、咳喘与气虚证共见为辨证要点。

四、心脾两虚证

心脾两虚证，是指心血不足，脾气虚弱所表现的证候。多由病久失调，或劳倦思虑，或慢性出血而致。

【临床表现】心悸怔忡，失眠多梦，眩晕健忘，面色萎黄，食欲不振，腹胀便溏，神倦乏力，或皮下出血，妇女月经量少色淡，或淋漓不尽等，舌质淡嫩，脉细弱。

【证候分析】脾为气血生化之源，又具统血功能。脾气虚弱，生血不足，或统摄无权，血溢脉外，均可导致心血亏虚。心主血，血充则气足，血虚则气弱。心血不足，无以化气，则脾气亦虚。故两者在病理上常可相互影响，成为心脾两虚证。心血不足，心失所养，则心悸怔忡；心神不宁，故失眠多梦，头目失养，则眩晕健忘；肌肤失荣，故面色萎黄无华。脾气不足，运化失健，故食欲不振，腹胀便溏；气虚功能活动减退，故神倦乏力，脾虚不能摄血，可见皮下出血，妇女经量减少，色淡质稀，或淋漓不尽；舌质淡嫩，脉细弱，皆为气血不足之征。

【辨证要点】本证以心悸失眠、面色萎黄、神疲食少、腹胀便溏和慢性出血为辨证要点。

五、心肝血虚证

心肝血虚证，是指心肝两脏血液亏虚所表现的证候。多由久病体虚，或思虑过度暗耗阴血所致。

【临床表现】心悸健忘，失眠多梦，眩晕耳鸣，面白无华，两目干涩，视物模糊，爪甲不荣，肢体麻木，震颤拘挛，妇女月经量少，色淡，甚则经闭；舌淡苔白，脉细弱。

【证候分析】心主血,肝藏血,若心血不足,则肝无所藏,肝血不足,则心血不能充盈,因而形成心肝血虚证。心血虚,心失所养,则心悸健忘;心神不安,故失眠多梦;血不上荣,则眩晕耳鸣,面白无华;肝血不足,目失滋养,可致两目干涩,视物模糊;筋脉爪甲失血濡养,可见爪甲不荣,肢体麻木,震颤拘挛;妇女以血为本,肝血不足,月经来源匮乏,则经量减少,色淡质稀,甚至经闭;舌淡苔白,脉细弱,为血虚之征。

【辨证要点】本证一般以心悸健忘、失眠多梦、眩晕、肢麻等与血虚共见为辨证要点。

六、肝火犯肺证

肝火犯肺证,是指肝经气火上逆犯肺所表现的证候。多由郁怒伤肝,或肝经热邪上逆犯肺所致。

【临床表现】胸胁灼痛,急躁易怒,头晕目赤,烦热口苦,咳嗽阵作,痰黏量少色黄,甚则咳血,舌红苔薄黄,脉弦数。

【证候分析】肝性升发,肺主肃降,升降相配,则气机调节平衡。若肝气升发太过,气火上逆,循经犯肺,即成肝火犯肺证。肝经气火内郁,热壅气滞,则胸胁灼痛;肝性失柔,故急躁易怒;肝火上炎,可见头晕目赤;气火内郁,则胸中烦热;热蒸胆气上溢,故觉口苦;气火循经犯肺,肺受火灼,清肃之令不行,气机上逆,则为咳嗽;津为火灼,炼液为痰,故痰黄质黏量少;火灼肺络,络伤血溢,则为咳血;舌红苔薄黄,脉弦数,为肝经实火内炽之征。

【辨证要点】本证以胸胁灼痛、急躁易忽、目赤口苦咳嗽为辨证要点。

七、肝脾不调证

肝脾不调证,是指肝失疏泄,脾失健运所表现的证候。多由情志不遂,郁怒伤肝,或饮食不节,劳倦伤脾而引起。

【临床表现】胸胁胀满窜痛,喜太息,情志抑郁或急躁易怒,纳呆腹胀,便溏不爽,肠鸣矢气,或腹痛欲泻,泻后痛减,舌苔白或腻,脉弦。

【证候分析】肝主疏泄,有助于脾的运化功能,脾主健运,气机通畅,有助肝气的疏泄,故在发生病变时,可相互影响,形成肝脾不调证。肝失疏泄,经气郁滞,故胸胁胀满窜痛,太息则气郁得达,胀闷得舒,故喜太息;气机郁结不畅,故精神抑郁;条达失职,则急躁易怒;脾运失健,气机郁滞,故纳呆腹胀;气滞湿阻,则便溏不爽,肠鸣矢气;腹中气滞则腹痛,排便后气滞得畅,故泻后疼痛得以缓解。本证寒热现象不显,故仍见白苔,若湿邪内盛,可见腻苔,弦脉为肝失柔和之征。

【辨证要点】本证以胸胁胀满窜痛、易怒、纳呆腹胀便溏为辨证要点。

八、肝胃不和证

肝胃不和证,是指肝失疏泄,胃失和降表现的证候。多由情志不遂,气郁化火,内犯肝胃而发病。

【临床表现】胸胁胃脘胀闷疼痛，嗳气呃逆，嘈杂吞酸，烦躁易怒，舌红苔薄黄，脉弦或带数象。

【证候分析】肝主升发，胃主下降，两者密切配合，以协调气机升降的平衡。当肝气或胃气失调，常可演变为脾胃不和证。肝郁化火，横逆犯胃，肝胃气滞，则胸胁胃脘胀闷疼痛；胃失和降，气机上逆，故嗳气呃逆；肝胃气火内郁，可见嘈杂吞酸；肝失条达，故急躁易怒；舌红苔黄，脉弦带数，均为气郁化火之象。

【辨证要点】本证以肝郁化火、横逆犯胃、脘胁胀痛、吞酸嘈杂、舌红苔黄为辨证要点。

【类证鉴别】肝脾不调证和肝胃不和证的鉴别，见表 7-20。

表 7-20　肝脾不调证和肝胃不和证的鉴别

证型	相同点	不同点
肝脾不调证	胸胁胀闷疼痛，烦躁易怒，脉弦	伴纳呆，腹胀，便溏
肝胃不和证		伴嗳气呃逆，嘈杂吞酸

九、肝肾阴虚证

肝肾阴虚证，是指肝肾两脏阴液亏虚所表现的证候。多由久病失调，房室不节，情志内伤等引起。

【临床表现】头晕目眩，耳鸣健忘，失眠多梦，咽干口燥，腰膝酸软，胁痛，五心烦热，颧红盗汗，男子遗精，女子经少，舌红少苔，脉细数。

【证候分析】肝肾阴液相互资生，肝阴充足，则下藏于肾，肾阴旺盛，则上滋肝木，故有"肝肾同源"之说。在病理上，两者往往相互影响，表现为盛则同盛，衰则同衰，形成肝肾阴虚证。肾阴亏虚，水不涵木，肝阳上亢，则头晕目眩，耳鸣健忘；虚热内扰，心神不安，故失眠多梦；津不上润，则口燥咽干；筋脉失养，故腰膝酸软无力；肝阴不足，肝脉失养，致胁部隐隐作痛；阴虚生内热，热蒸于里，故五心烦热；火炎于上，则两颧发红；内迫营阴，使夜间盗汗；扰动精室，故多见梦遗；冲任隶属肝肾，肝肾阴伤，则冲任空虚，而经量减少；舌红少苔，脉细数，为阴虚内热之征。

【辨证要点】本证一般以胁痛、腰膝酸软、耳鸣遗精与阴虚内热证共见为辨证要点。

十、脾肾阳虚证

脾肾阳虚证，是指脾肾两脏阳气亏虚所表现的证候。多由久病、久泻或水邪久停，导致脾肾两脏阳虚而成。

【临床表现】面色㿠白，畏寒肢冷，腰膝或下腹冷痛，久泻久痢，或五更泄泻，或下利清谷，或小便不利，面浮肢肿，甚则腹胀如鼓，舌淡胖，苔白滑，脉沉细。

【证候分析】肾为先天之本，脾为后天之本，在生理上脾肾阳气相互资生，相互促进，脾主运化，布精微，化水湿，有赖命火之温煦；肾主不液，温养脏腑，须靠脾精的供养，若肾阳不足，不能温养脾阳，则脾阳亦不足或脾阳久虚，日渐损及肾阳，则肾阳亦不足。无论脾阳虚衰或肾阳不足，在一定条件下，均能发展为脾肾阳虚证。脾阳虚不能运化水谷，气血化生不足，故面色㿠白；阳虚无以温煦形体，故畏寒肢冷；阳虚内寒，经脉凝滞，故少腹腰膝冷痛；脾肾阳虚，水谷不得腐熟运化，故泻下不止，下利清谷，五更泄泻；阳虚无以运化水湿，溢于肌肤，则面浮肢肿；停于腹内则腹胀如鼓；水湿内聚，气化不行，则小便不利；舌淡胖，苔白滑，脉沉细属阳虚水寒内蓄之象。

【辨证要点】本证一般以腰膝、下腹冷痛、久泻不止、浮肿等与寒证并见为辨证要点。

十一、脾肺气虚证

脾肺气虚证，是指脾肺两脏气虚所表现的虚弱证候。多由久病咳喘，肺虚及脾；饮食劳倦伤脾，脾虚及肺所致。

【临床表现】久咳不止，气短而喘，痰多稀白，食欲不振，腹胀便溏，声低懒言，疲倦乏力，面白无华，甚则面浮足肿，舌淡苔白，脉细弱。

【证候分析】脾为生气之源，肺为主气之枢。久咳肺虚，肺失宣降，气不布津，水聚湿生，脾气受困，故脾因之失健。或饮食不节，损伤脾气，湿浊内生，脾不散精，肺亦因之虚损。久咳不止，肺气受损，故咳嗽气短而喘；气虚水津不布，聚湿生痰，则痰多稀白；脾运失健，则食欲不振，腹胀不舒；湿浊下注，故便溏；声低懒言，疲倦乏力，为气虚之象；肌肤失养，则面白无华，水湿泛滥，可致面浮肢肿；舌淡苔白，脉细弱，均为气虚之征。

【辨证要点】本证主要以咳喘、纳少、腹胀便溏与气虚证共见为辨证要点。

十二、肺肾阴虚证

肺肾阴虚证，是指肺、肾两脏阴液不足所表现的证候。多由久咳肺阴受损，肺虚及肾或肾阴亏虚，肾虚及肺所致。

【临床表现】咳嗽痰少，或痰中带血甚至咳血，口燥咽干，声音嘶哑，形体消瘦，腰膝酸软，颧红盗汗，骨蒸潮热，男子遗精，女子月经不调，舌红少苔，脉细数。

【证候分析】肺肾阴液互相滋养，肺津敷布以滋肾，肾精上滋以养肺，称为"金水相生"，在病理变化上，无论病起何脏，其发展均可形成肺肾阴虚证。阴虚肺燥，清肃失职，故咳嗽痰少；热灼肺络，络损血溢，故痰中带血甚或咳血；津不上承，则口干咽燥；喉为肺系，肾脉循喉，肺肾阴亏喉失滋养兼虚火熏灼会厌，则声音嘶哑；肌肉失养，则形体日渐消瘦；虚火上浮则颧红，虚热迫津外泄则盗汗，阴虚生内热，故骨蒸潮热；腰为肾府，肾阴亏虚，失其濡养，则腰膝酸软；热扰精室，肾失封藏，则遗精；肾水不足，阴血亏虚则经少；火灼阴络受伤则见崩中，皆为月经不调；舌红少苔，脉细数为阴虚发热之征。

【辨证要点】本证一般以久咳痰血、腰膝酸软、遗精等症与阴虚证共见为辨证要点。

本章小结

脏腑辨证是中医各科辨证的基础，是以脏腑的生理功能、病理特点为依据，通过分析病情资料，从而推断疾病所在脏腑病位及病性的辨证方法。本章主要依据脏腑生理病理关系分为心与小肠病辨证、肺与大肠病辨证、脾与胃病辨证、肝与胆病辨证、肾与膀胱病辨证和脏腑兼病辨证。

心系病证虚证有心气虚证、心阳虚证、心阳虚脱证、心血虚证、心阴虚证等；实证有心脉痹阻证、痰蒙心神证、痰火扰心证、瘀阻脑络证。临床表现以心系症状兼病因病性症状为主。小肠病证主要有小肠实热证和虫积肠道证。临床表现主要以小肠泌别清浊功能失司为主。

肺系病证虚证有肺气虚证和肺阴虚证，实证有风寒犯肺证、风热犯肺证、燥邪犯肺证、寒痰阻肺证、热邪炽盛证、痰热壅肺证、饮停胸胁证、风水相搏证。临床表现以肺系症状兼病因病性症状为主。大肠病证主要有肠燥津亏证、肠热腑实证和大肠湿热证。临床表现主要以大肠主津和传导功能失常为主。

脾系病证虚证有脾气虚证、脾阳虚证、脾虚气陷证和脾不统血证，实证有寒湿困脾和湿热蕴脾证。临床表现以脾系症状兼病因病性症状为主。胃的病证虚证有胃气虚证、胃阳虚证和胃阴虚证，实证有寒滞胃脘证、胃肠气滞证、胃火炽盛证、饮留胃肠证和食滞胃肠证。临床表现以胃受纳腐熟和通降功能失常为主。

肝系病证虚证有肝血虚证、肝阴虚证。上盛下虚证有肝阳上亢证。肝风内动四证中热极生风证为实证，阴虚生风证、血虚生风证和肝阳化风证为虚证。肝系病证实证有肝郁气滞证、寒滞肝脉证、肝火炽盛证和肝胆湿热证。临床以肝系症状兼病因病性症状为主。胆系病证主要是胆郁痰扰证。临床以胆贮藏排泄胆汁和主决断功能失常为主。

肾系病证虚证有肾阳虚证、肾阴虚证、肾精不足证、肾气不固证、肾不纳气证，临床以肾系症状兼病因病性症状为主。膀胱病证主要有膀胱湿热证。临床以膀胱贮尿排尿功能失常症状为主。

脏腑兼证辨证有心肾不交证、心肾阳虚证、心肺气虚证、心脾两虚证、心肝血虚证、肝火犯肺证、肝脾不调证、肝胃不和证、肝肾阴虚证、脾肾阳虚证、脾肺气虚证和肝肾阴虚证。临床虚证多表现为气虚症状、血虚症状、阴虚症状、阳虚症状和脏腑的定位症状为主。实证以脏或（和）腑的功能失常症状和病因病性症状为主。

第八章　其他辨证方法

中医学的辨证方法很多，除了前面介绍的八纲辨证、气血津液辨证、脏腑辨证和病因辨证外，临床常用的还有六经辨证、卫气营血辨证、三焦辨证、经络辨证等，在这里做一简要介绍。

第一节　六经辨证

六经辨证是《伤寒论》辨证论治的纲领，开创了中医辨证论治之先河，是东汉张仲景治疗外感疾病与内伤杂病的一种辨证方法。

六经，即太阳、少阳、阳明、太阴、少阴和厥阴，也就是三阴三阳。六经辨证，实质是三阴三阳辨证，是用三阴三阳概括脏腑、经络及气化功能与病理演变。六经病证的临床表现，均以脏腑、经络及与之相关的气血津液病变为病理基础，再参以外邪因素、发病因素、体质因素、治疗因素等，就构成了以六经为纲领的辨证论治体系。

六经辨证具有整体观、常变观、恒动观及联系性、系统性等特点，内容丰富，灵活多变，下面以六经病的提纲证为代表证，对六经辨证做简要介绍。

一、太阳病证

太阳，有阳气较多之意。太阳主表，为诸经的藩篱，统摄营卫，对肌表有着温煦、保卫及司开合等功能。外邪侵袭，大多从此而入，太阳最易受邪，病发太阳表证，以"脉浮，头项强痛而恶寒"为其提纲证。

【临床表现】发热，恶寒，头项疼痛，脉浮。

【证候分析】太阳主表而卫外，外邪侵犯人体，太阳首当其冲。外邪袭表，卫气起而抗邪，则发热；外邪束表，卫气被遏，而不能正常发挥"温分肉"的功能，故见恶寒；头项为太阳经脉循行之处，风寒外束，太阳经气运行受阻，故出现头项强痛；风寒侵袭，正气奋起抗邪，则脉象应之而浮。

【辨证要点】本证以脉浮、恶寒、头项强痛为辨证要点。

太阳病本证主要分为太阳中风证和太阳伤寒证，太阳中风证以恶风、汗出、脉浮缓为辨证要点，太阳伤寒证则以恶寒、无汗、头身疼痛、脉浮紧为辨证要点。此外还有兼证、变证、类似证。太阳病兼证一般是在太阳病的基础上兼有其他病理变化，如兼项背强几几，兼阳虚漏汗，兼阳郁烦躁，兼水饮咳喘等。太阳病变证是因失治、误治，或因疾病的自然发展，而出现的新的病证，寒、热、虚、实皆可见到，变虚者，如心阳虚心悸证、肾阳虚水泛证等；变实者，如蓄水证、蓄血证、虚烦证、结胸证、痞证等，提示外感疾病具有复杂多变的一面。太阳病疑似证，有水停阳郁证、胸膈痰实证等。由此组成了太阳病辨证论治系统。

二、阳明病证

阳明，有阳热最盛之意，阳明气化主燥，燥热相合，故阳明为病多以燥化热化为其病理特征，以"胃家实"为其提纲证。

【临床表现】潮热，谵语，腹胀痛，便秘，脉沉实。

【证候分析】阳明涉及肠胃，以热为主，邪气盛实，故原文中称为"胃家实"。若阳明无形之热与肠内的糟粕相结合，腑气不通，则脐腹部胀满疼痛，大便秘结；邪热上扰心神则见神昏谵语；阳明经经气旺于日晡，腑中实热弥漫，则日晡潮热；燥热内结于肠，脉道壅滞而邪热迫急，故脉沉实。

【辨证要点】本证以潮热、腹部胀满疼痛、便硬、脉沉实等为辨证要点。

阳明病本证主要分为阳明经证和阳明实腑证，阳明经证以大热、大汗、大渴、脉洪大为辨证要点，阳明胆腑证以潮热、汗出、便秘、脉沉实为辨证要点。阳明病兼证有兼表虚、表实之不同。阳明病的变证有发黄、虚烦、蓄水、血热证等，还有阳明疑似证小柴胡汤证等。由此组成了阳明病的辨证论治系统。

三、少阳病证

少阳，有阳气较少之意。少阳涉及胆腑，内寄相火，为半表半里，主枢机。邪入少阳，疏泄失常，相火失布，主要表现为胆火上炎与枢机不利的病机，以"口苦，咽干，目眩"为其提纲证。

【临床表现】口苦，咽干，目眩，往来寒热，胸胁苦满，默默不欲饮食，心烦喜呕，脉弦。

【证候分析】少阳被郁，枢机不利，正邪相争于表里之间，正胜则发热，邪胜则恶寒，寒热交替，休作有时，故见寒热往来；胆热扰心则心烦，上炎则口苦，灼津则咽干，上扰清窍则头目眩晕；邪郁少阳胆经，经气不利，故胸胁苦满；邪热扰胃，胃失和降，则见默默不欲饮食，欲呕；肝胆受病，气机郁滞，故脉弦。

【辨证要点】本证以寒热往来、胸胁苦满、口苦咽干、脉弦为辨证要点。

少阳病除上述本证外，还有兼太阳未罢、兼里实、兼水饮内结等少阳病兼证，少阳病变证有谵语烦惊证。由此组成了少阳病辨证论治系统。

四、太阴病证

太阴，有阴气较多之意，在脏为脾，脾主运化。邪入太阴，脾气虚衰，运化失职，寒湿内盛，升降失常，以"腹满而吐，食不下，自利益甚，时腹自痛"为其提纲证。

【临床表现】腹满而吐，食不下，大便泄泻，口不渴，时腹自痛，四肢欠温，脉象沉缓或弱。

【证候分析】脾阳虚弱，寒湿内生，气机阻滞，故腹满而痛；脾失健运则食纳减少；寒湿下注则泄泻；寒湿犯胃，胃失和降，则见呕吐；阳虚而失于温煦，故四肢欠温；阳虚脉搏鼓动无力，故脉沉缓或弱。

【辨证要点】本证以腹满而痛、腹泻等虚寒表现为辨证要点。

此外，太阴病还有脾阳渐复、寒湿内郁发黄、转属阳明等种种转归。由此组成了太阴病的辨证论治系统。

五、少阴病证

少阴，有阴气较少之意。少阴主心肾，邪入少阴，损及心肾，水火失调，表现为全身性、整体性虚衰的病理特点，故少阴病以"脉微细，但欲寐"为其提纲证。

【临床表现】但欲寐，脉微细。

【证候分析】少阴属心肾两脏，邪入少阴，损伤心肾之阴精阳气，致心肾两衰。若阳气虚弱，无力鼓动血行，则脉微弱无力；若精血亏耗，脉道不充，则脉体纤细。无论阳气虚衰，或精血不足，均可导致心神失养，出现"但欲寐"状态。这两个症状提示了少阴病整体性、全身性的衰竭本质。

【辨证要点】本证以但欲寐、脉微细为辨证要点。

由于少阴涉及水火两脏，其病理表现多为阴盛阳虚或阴虚阳亢，故邪气既可以从阴化寒，又可以从阳化热。故少阴病本证主要有寒化证和热化证两类证型，少阴寒化证以畏寒肢冷、下利清谷、脉微细为辨证要点，少阴热化证以心烦不得眠及阴虚证候为辨证要点。少阴病变证有热移膀胱证、伤津动血证，少阴病疑似证有寒浊中阻证、阳郁致厥证。由此组成了少阴病辨证论治系统。

六、厥阴病证

厥阴，有阴气最少之意。厥阴病是指病邪侵犯厥阴所引发的肝脏功能失常，表现为寒热混杂，或寒，或热，或厥热胜复等特殊病理及证候特征的一类疾病。以"消渴，气上撞心，心中疼热，饥而不欲食，食则吐蛔"为其提纲证。

【临床表现】消渴，气上撞心，心中疼热，饥而不欲食，食则吐蛔。

【证候分析】邪入厥阴，心包之火上炎则上热；热灼津液，故消渴饮水；厥阴之脉夹胃，上贯膈，火性炎上，肝气横逆，故见气上撞心，心中疼热；又下焦有寒，脾失健运，更有肝木乘犯，故不能进食，强食则吐；内有蛔虫者，常可吐出蛔虫。

厥阴为病，极为复杂，其本证主要有四种：一是上热下寒证，二是厥阴病寒证，三是厥阴病热证，四是厥热胜复证。厥阴病疑似证，包括上热下寒证、厥逆诸证、下利诸证、呕哕诸证等。由此组成了厥阴病辨证论治系统。

七、六经辨证的相关概念

六经辨证贵在灵活多变，与临床病变密切相关，而疾病是在不停发生变化的，所以某一经的病变，常常会涉及另一经，出现相互传变，从而表现出传经、直中、合病、并病等情况。

1. 传经 经，指阶段、过程，传经是指疾病由这一阶段的病证转变为另一阶段的病证。

2. 直中 疾病初起，不从三阳传入，而直入于三阴者，称为"直中"。

3. 合病 两经或三经同时发病，称为"合病"。如太阳阳明合病、太阳少阳合病等。

4. 并病 一经病证未罢，又见他经病证者，称为"并病"。如太阳少阴并病、太阴少阴并病等。

第二节 卫气营血辨证

卫气营血辨证是清代叶天士所创立的一种适用于外感温热病的辨证方法。它是在伤寒六经辨证的基础上发展起来的，弥补了六经辨证的不足，又丰富了外感病辨证学的内容。卫气营血辨证，就是把外感温热病在发展过程中，不同病理阶段所反映的证候，分为卫分证、气分证、营分证、血分证，用以说明病位的深浅、病情的轻重和传变规律，并指导临床治疗。

卫气营血辨证就其病位及层次、病变发展趋势而言，卫分证主表，邪在肺与皮毛，为外感温热病的开始阶段；气分证主里，病在胸、膈、肠、胆等脏腑，为邪正斗争的亢盛期；营分证为邪热陷入心营，病在心与心包络，病情深重；血分证为病变的后期，邪热已深入心、肝、肾等脏，重在耗血、动血，病情更为严重。

一、卫分证

卫分证是指温热病邪侵袭肌表，卫气功能失常，肺失宣降，以发热、微恶风寒、脉浮数等为主要表现的表热证候。

【临床表现】发热，微恶风寒，少汗，头痛，全身不适，口微渴，舌边尖红，苔薄黄，脉浮数，或有咳嗽、咽喉肿痛。

【证候分析】卫分证是温热病的初起阶段。温热病邪侵袭卫表，卫为邪郁，不能布达于外，故发热，微恶风寒；风热属阳邪，故多为发热重而恶寒轻；温热邪气循经上扰清窍，则见头痛；肺主皮毛，邪犯肺经，肺失宣肃，则咳嗽；风热之邪上灼咽喉，气血壅滞，则见咽喉肿痛；热伤津液，则见口干微渴；舌边尖红，苔薄黄，脉浮数等，为温热邪气在卫表的征象。

【辨证要点】本证以发热、微恶风寒、舌边尖红、脉浮数等为辨证要点。

二、气分证

气分证是指温热病邪内入脏腑，正盛邪实，正邪剧争，阳热亢盛所表现的里实热证候。根据邪热侵犯肺、胸膈、胃肠、胆等脏腑的不同，而反映不同的证候。

【临床表现】发热，不恶寒反恶热，口渴，汗出，心烦，尿赤，舌红，苔黄，脉数有力；或兼咳喘，胸痛，咯吐黄稠痰；或兼心烦懊恼，坐卧不安；或兼潮热，腹胀痛拒按；或时有谵语、狂乱，大便秘结或下秽臭稀水，苔黄燥，甚则焦黑起刺，脉沉实；或见口苦，胁痛，心烦，干呕，脉弦数。

【证候分析】气分证多由卫分证不解，入传于里所致，亦有初感温热邪气，直入气分者。正邪剧争，阳热亢盛，故发热不恶寒；热甚伤津，则口渴，尿赤，苔黄；邪热蒸腾，迫津外出，则见汗出；热扰心神，则心烦；热甚血涌，则舌红，脉数有力。

若邪热壅肺，肺失宣肃，肺气不利，则见咳喘，胸痛，咯吐黄稠痰。

若热扰胸膈，心神不宁，则心烦懊恼，坐卧不安。

若热迫大肠，腑气不通，则见潮热，腹胀痛拒按；邪热与肠中燥屎相结而邪热愈炽，上扰心神，则时有谵语，狂乱；燥屎结于肠中，邪热迫津从旁而下，则下利稀水、秽臭不堪；实热内结，故苔黄而干燥或焦黑起刺，脉沉实。

若热郁胆经，胆气上逆，则口苦；胆经经气不利，故胁痛；热邪扰心则心烦；胆热犯胃，胃失和降，则干呕；脉弦数为胆经有热之象。

【辨证要点】本证以发热不恶寒、舌红苔黄、脉数有力为辨证要点。

三、营分证

营分证是指温热病邪内陷，营阴受损，心神被扰，以身热夜甚、心烦不寐、斑疹隐隐、舌红绛等为主要表现的证候。

【临床表现】身热夜甚，口不甚渴或不渴，甚或神昏谵语，斑疹隐隐，舌质红绛无苔，脉细数。

【证候分析】营分证是温热病发展过程中较为深重的阶段。可由气分证不解，邪热传入营分，或由卫分证直接传入营分而成，此称"逆传心包"；亦有营阴素亏，初感温邪热盛，来势凶猛，发病急骤，起病即见营分证者。

邪热入营，灼及营阴。营阴受损，真阴被劫，故身热夜甚；邪热蒸腾营阴上潮于口，故口不甚渴或不口渴；邪热深入营分，侵扰心神，故见心烦不寐，神昏谵语；热伤血络，则见斑疹隐隐；舌质红绛无苔，脉细数，为邪热入营，营阴劫伤之征象。

【辨证要点】本证以身热夜甚、心烦不寐、舌绛、脉细数为辨证要点。

四、血分证

血分证是指温热病邪深入血分，耗血、伤阴、动血、动风，所表现出来的以发热、神昏谵语、抽搐或手足蠕动、斑疹、吐衄、舌质深绛等为主要表现的证候。

【临床表现】身热夜甚，躁扰不宁，甚或神昏谵语，斑疹显露，色紫黑，吐血，衄血，便血，尿血，舌质深绛，脉细数；或见抽搐，颈项强直，角弓反张，目睛上视，牙关紧闭，脉弦数；或见手足蠕动，瘛疭；或见持续低热，暮热早凉，五心烦热，神疲欲寐，耳聋，形体消瘦，脉虚细。

【证候分析】血分证是由邪在营分不解，传入血分；或气分热炽，劫伤营血，直入血分；或素体阴亏，已有伏热内蕴，温热病邪直入血分而成。血分证是温热病发展过程中最为深重的阶段，病变主要累及心、肝、肾三脏。主要表现为热盛动血、热盛动风、热盛伤阴三大类型。

邪热深入血分，灼伤阴血，阴虚内热，夜间阳入阴分，故身热夜甚；血热内扰心神，故躁扰不宁，甚或谵语神昏。邪热迫血妄行，则见出血诸证；邪热灼伤津液，血行壅滞，故见斑疹紫黑，舌质深绛，脉细数。若血分热邪炽盛，燔灼肝经，筋脉挛急，则见"动风"诸症；若肝阴不足，筋脉失养，则见手足蠕动、瘛疭等虚风内动征象。若邪热久羁，劫伤肝肾之阴，阴虚内热，故见低热或暮热早凉，五心烦热；肾阴亏耗，耳窍失养故耳聋，神失所养则神疲欲寐，形体失养则体瘦；脉虚细为精血不充之象。

【辨证要点】本证以身热夜甚、谵语神昏、抽搐或手足蠕动、斑疹、吐衄、舌质深绛、脉细数等为辨证要点。

五、卫气营血证的传变

温热病的发展过程，实际就是卫气营血证候的传变过程，卫气营血证候的传变，一般有顺传和逆传两种形式。

1. 顺传 指病变多从卫分开始，依次传入气分、营分、血分。它体现了病邪由表入里、由浅入深，病情由轻到重、由实转虚的传变过程，反映了温热病发展演变的一般规律。

2. 逆传 指病邪入卫分后，不经过气分阶段，直接深入营分、血分。逆传只是顺传规律中的一种特殊类型，而病情更加急剧、重笃。

此外，由于机体和病邪反应的特殊性，温病的传变也有不按上述规律传变者。如发病之初无卫分证，而见气分证或营分证；或卫分证未罢，又兼见气分证，而致卫气同病；或气分证尚存，又出现营分证或血分证，称为气营两燔或气血两燔。

第三节 三焦辨证

三焦辨证，是清代吴鞠通《温病条辨》论治温病的辨证方法。这种辨证方法是依据《内经》关于三焦所属部位的概念，在《伤寒论》六经辨证及叶天士卫气营血辨证的基础上，结合温病传变规律的特点而总结出来的，将外感温热病的证候归纳为上焦病证、中焦病证、下焦病证，用以阐明三焦所属脏腑在温热病发展过程中不同阶段的病理变化、证候表现及其传变规律的辨证方法。

其证候来看，上焦病证包括手太阴肺经和手厥阴心包经的病变证候；中焦病证包括足阳明胃经和足太阴脾经的病变证候；下焦病证主要包括足少阴肾经和足厥阴肝经的病变证候。

一、上焦病证

上焦病证指温热病邪侵袭手太阴肺和手厥阴心包，以发热、汗出、咳嗽气喘，或谵语神昏等为主要表现的证候。

【临床表现】发热，微恶风寒，头痛，汗出，口渴，咳嗽，舌边尖红，脉浮数或两寸独大；或见但热不寒，咳嗽，气喘，口渴，苔黄，脉数；甚或高热，大汗，神昏谵语或昏愦不语，舌謇肢厥，舌质红绛。

【证候分析】肺合皮毛而主表，温热之邪犯表，卫表失和，肺气不宣，故见发热，微恶风寒，咳嗽，舌边尖红，脉浮或两寸独大等症；温邪上扰清窍则头痛，伤津则口渴，迫津液外泄则汗出；邪热入里，故身热不恶寒；邪热壅肺，肺失清肃而上逆，则见咳嗽，气喘；口渴，苔黄，脉数，均为邪热内盛征象。

若肺经邪气不解，病情严重时，温热之邪可逆传心包。邪陷心包，热扰心神，甚或热闭心神，则见神昏谵语或昏愦不语，舌謇；里热炽盛，蒸腾于外，可见高热，大汗；阳热内郁，不能布达于四肢，故见肢厥；热灼营阴，则见舌质红绛。

【辨证要点】本证以发热、汗出、咳嗽气喘，或谵语神昏等为辨证要点。

二、中焦病证

中焦病证指温热之邪侵袭中焦脾胃，邪从燥化或邪从湿化，以发热口渴、腹满便秘，或身热不扬、呕恶脘痞、便溏等为主要表现的证候。

【临床表现】身热面赤，呼吸气粗，腹满，便秘，神昏谵语，渴欲饮冷，口干唇裂，小便短赤，苔黄燥或焦黑起刺，脉沉实有力；或身热不扬，头身重痛，胸脘痞闷，泛恶欲吐，大便不爽或溏泄，舌苔黄腻，脉濡数。

【证候分析】温邪从上焦传入中焦，脾胃二经受病，若邪从燥化，表现为阳明燥热证；若邪从湿化，则成为太阴湿热证。

温热邪气入阳明，热炽阴伤，胃肠失于润降，燥屎内结，故见腹满，便秘；邪热蒸腾则身热面赤，呼吸气粗；热扰心神，故见神昏谵语；热灼津液，则见口渴欲冷饮，口干唇裂，小便短赤；燥热内结，津液被劫，则见苔黄燥或焦黑起刺，脉沉实有力等症。

邪从湿化，湿热郁阻中焦，脾不健运，胃失和降，则见胸脘痞闷，泛恶欲吐，大便不爽或溏泄；湿遏热伏，郁阻肌腠，故身热不扬；湿性重着，湿热郁遏，气机不畅，故头身重痛；舌苔黄腻，脉濡数，为湿热内蕴之征。

【辨证要点】本证以发热口渴、腹满便秘，或身热不扬、呕恶脘痞、便溏等为辨证要点。

三、下焦病证

下焦病证指温热之邪劫灼下焦，耗夺肝肾之阴，以身热颧红、手足蠕动或瘛疭、舌绛苔少等为主要表现的证候。

【临床表现】身热颧红，手足心热，口燥咽干，神疲，耳聋，或见手足蠕动或瘛疭，心中憺憺大动，舌绛苔少，脉细数或虚大。

【证候分析】本证为温病后期，邪传下焦，耗损肝肾之阴所致。肾阴亏耗，耳失充养，故见耳聋；神失充养，故神疲；身热颧红，手足心热，口燥咽干，舌绛苔少，脉虚大，乃肾阴亏耗，阴不制阳，虚热内扰的表现；热邪久羁，真阴被灼，水亏木旺，筋失所养，虚风内动，以致出现手足蠕动或瘛疭、心中憺憺大动等症。

【辨证要点】本证以身热颧红、手足蠕动或瘛疭、舌绛苔少等为辨证要点。

四、三焦病证的传变

三焦病的各种证候，标志着温病发展过程中三个不同阶段。其中上焦病证，多表现于温病的初期阶段；中焦病证，多表现于温病的极期阶段；下焦病证，多表现于温病的末期阶段。

三焦病证多由上焦手太阴肺经开始，由此而传入中焦，进而传入下焦，称为"顺传"，标志着病情由浅入深、由轻到重的病理进程。若病邪由肺卫传入手厥阴心包经者，称为"逆传"，说明邪热炽盛，病情危重。

三焦病证的传变过程，虽然自上而下，但这仅指一般的传变规律而言。临床上有邪犯上焦，经治而愈，并无传变者；亦有上焦病证未罢而又见中焦病证者，或自上焦径传下焦者；亦有中焦病证未除而又见下焦病证者，或起病即见下焦病证者；还有两焦病证错综互见和病邪弥漫三焦者。故而对三焦病势的判断，应根据临床症状，进行全面的分析，正确诊断。

第四节　经络辨证

经络辨证，是以经络学说为理论依据，对病人所反映的若干症状、体征进行分析综合，以判断病属何经、何脏、何腑，并进而确定发病原因、病变性质及其病机的一种辨证方法。经络辨证是中医诊断学的重要组成部分，是对脏腑辨证的补充与辅助，对临床各科，特别是针灸、推拿、气功等治疗具有重要的意义。

经络是人体内运行气血，联系脏腑形体官窍，沟通上下内外的独特系统。经络是人体经气运行的通道，又是疾病发生和传变的途径，当人体患病时，外邪侵入人体，病邪会通过经络内传入脏腑；反之，如果脏腑发生病变时，同样也可以循经络反映于体表，在体表循行的部位，特别是经气聚集的腧穴之处，出现各种异常反应，如麻木、酸胀、疼痛，对冷热等刺激的敏感度异常，或皮肤色泽改变等。正是由于经络可以有规律地反映出若干证，因此临床便可以根据这些证辨别疾病所在经络、脏腑。

经络辨证可以分为辨十二经脉病证、辨奇经八脉病证。

本章小结

中医学的辨证方法还有六经辨证、卫气营血辨证、三焦辨证、经络辨证等，六经辨证由汉代张仲景所创，其在《伤寒论》中将外感疾病演变过程中的各种证候群，进行综合分析，归纳其病变部位、寒热趋向、邪正盛衰，而区分为太阳、阳明、少阳、太阴、厥阴、少阴六经。以六经所属经络、脏腑的生理、病理为基础，将外感病过程中所出现的各种证候，综合归纳为太阳病证、阳明病证、少阳病证、太阴病证、少阴病证和厥阴病证等六类证候，用来阐述外感病不同阶段的病理特点，并指导临床治疗。卫气营血辨证以外感温病由浅入深或由轻而重的病理过程分为卫分、气分、营分、血分四个阶段，各有其相应的证候特点，抓住各个阶段的证候特点，可从总体上把握外感温热病的病机演变规律。三焦辨证是在《伤寒论》六经辨证及叶天士卫气营血辨证的基础上，结合温病传变规律的特点而总结出来的，将外感温热病的证候归纳为上焦病证、中焦病证、下焦病证，用以阐明三焦所属脏腑在温热病发展过程中不同阶段的病理变化、证候表现及其传变规律的辨证方法。经络辨证是以经络及其所联系脏腑的生理病理为基础，辨析经络及其相关脏腑在病理情况下的临床表现，从而辨清病证的所在部位、病因病机及性质特征等，为治疗提供依据。经络辨证分为十二经脉证候和奇经八脉证候两部分。

下篇 诊断综合运用

第九章 诊断思路与方法

诊断是对病情资料进行综合处理和对患者客观存在的"病""证""症"的认识过程。疾病的临床表现、病情发展和演变过程复杂多样，要在复杂多变的病情发展过程中抓住疾病的本质，做出正确判别和准确诊断，就必须善于对各种诊断方法进行综合运用，对通过望、闻、问、切所收集的病情资料进行综合处理、分析、判断。

第一节 诊断思维的一般方法

临床诊断的实现，要求具备诊断思维的能力，诊为手段和过程，断为辨别和结论，同时，诊断思维过程还须注意病证结合，互为补充。四诊与辨证、辨病是认识疾病的不同阶段，各有其主要目的和任务。四诊是辨证、辨病的前提和依据，主要任务是收集病情资料；辨证是将四诊所收集的病情资料，通过分析、综合、推理、判断等逻辑思维，得出符合临床实际结论的过程，也是将感性认识上升到理性认识，再回到临床中进行验证，并不断进行修正、不断深化认识的过程。运用正确的思维方法，对临床诊断的实现具有重要作用。

一、常用诊断思维方法

诊断思维的基本形式就是分析、综合、推理与判断。对于每一种疾病，每一个证候，其诊断时思维的过程和方法都不是一成不变的，不可能使用一种统一的规定模式。一般来说，诊断的逻辑思维方法，有以下几种。

（一）类比法

类比法又称对比法，将患者的临床表现与常见的某一证候特征进行比较，若两者相吻合，即可得出为某证的诊断。如患者临床表现为情志抑郁、胸闷善太息、胁肋或少腹胀痛、舌苔薄白、脉弦等，通过比较，与肝气郁结的主要临床表现相吻合，即可诊断为肝气郁结证。采用本法的先决条件是必须熟练掌握常见病证的临床表现和辨证要点。这种方法具有迅速、简捷的特点，适用于病情不复杂，临床表现又很典型的疾病。除外，常用的从病分证方法亦属类比法。即先诊出何病，再将患者的临床表现通过类比，找出与其临床表现相符合的常见证型中的某证作为诊断。

（二）归纳法

将患者的多种证候表现进行分类、归纳和分析，以明晰并判断出其疾病本质的方法，称之为归纳法。由于疾病表现的形式及症状复杂而多样，如以患者对病情的表述或者医生所记录的病情依次逐一分析，必然造成一个杂乱无章、无所适从、不得要领或者本末倒置的局面，得出的结论往往是错误的。所以，要在最短的时间内得出正确的结论，就需要采用归纳的方法。例如，患者症见胁肋胀痛，有痞块，身目发黄，黄色鲜明，纳呆腹胀，口苦泛恶，寒热往来，大便不调，小便短赤，阴部湿疹，灼热瘙痒，带下黄臭，情绪不稳定，易怒善太息，舌苔黄腻，脉滑数。首先，情绪不稳定，易怒善太息，胁肋胀痛有痞块，其病位在肝；身目发黄，黄色鲜明，泛恶，寒热往来，病位在胆；大便不调，小便短赤，阴部湿疹，灼热瘙痒，带下黄臭，苔黄腻，脉滑数，为湿热蕴结，由此得出湿热蕴结肝胆的结论，诊断为肝胆湿热证。

（三）演绎法

演绎法是根据对事物本质的认识由浅入深、由粗到精的认识论原理，在诊断中，对病情或证候进行层层分析、不断深入的分析方法。如患者告知不慎感寒，始恶寒，头、身酸楚疼痛，此为邪气侵袭肌表；经服药治疗后，已不恶寒，但仍发热，口渴，咳嗽气喘，咯黄黏痰，舌红脉数。可知虽为外感，但表证已去，传为里热，病位在肺，故可根据其临床表现诊断为肺热炽盛。再如，久病属虚，可能是气虚，亦可能是血虚，气虚者可能在肺，可能在脾，也可能在肾、在心等；血虚者可能在肝，可能在心。其他如以方定证法，若患者病情与某一方剂适应证的主要临床表现相吻合，则可根据该方的适应证而得出证名诊断；或根据脏腑、气、血、津液的生理功能以推断其病理变化等。这些层层不断深入的方法都属演绎法。

（四）反证法

病情变化过程中，有时多种病证出现类似的临床表现，当对某一病证或类似证候难以从正面进行鉴别或确诊时，可从反面寻找不属于某证的依据，逐一予以否定，而达到确诊的目的，就是反证法。例如，患者不慎感寒，是否表证尚在，要看其表现，始恶寒，今反不恶寒，而发热口渴，舌红脉数，其"不恶寒"，就否定了表证的存在，既无表证，这就提示了入里化热，因为恶寒与否是确定表证是否存在的重要依据。

诊断的过程就是通过推理和类比，不断地肯定和不断地否定，最后得出诊断结果的过程。当然，诊断思维方法也不能只用一种模式。其他还有试治法、预测法等。临床上通过治疗而肯定或否定某证，这种以方测证的方法，称为试治法，或称试探法。如患者便秘数日，可用小承气汤试下之，药后若转矢气者为燥结腑实证，若便溏者则为脾气虚证。预测法即根据某病某证的演变发展规律，应有某一特征性症状出现，从而可以作为诊断该病证的依据之一，但要确诊为该证候，还必须查证患者有相应的临床表现。如原为肝阳上亢证，肝阳亢极，易生肝风，只要出现肢体麻木或震颤，即可诊为肝阳化风证。

只有通过临床反复实践，不断积累经验，才能提高诊断水平和开拓思路。名医之所以对疑难病证的诊断准确且疗效好，在于他们有丰富的辨证论治经验，在相似基础上运用求异的思维方法，就能准确、果断、迅速得出诊断结果，这也是一种特殊的思维方法。

二、诊断的思维线索

中医诊断的思维线索，一般从主症开始，同时全面分析各种病情资料，而特征性症状常是诊断的关键。

（一）以主症为中心的思维线索

在四诊过程中，以主症为中心收集病情资料，可使病情资料条理清晰、重点突出、主次分明。辨证阶段，仍应以主症为中心进行辨证。若辨不清谁是主症，谁是次症、兼症，势必将辨证引入歧途。如见患者咳嗽，痰稀色白，恶寒发热，头身疼痛，无汗，苔薄白，脉浮紧，若主症是咳嗽，痰稀色白，应辨为风寒束肺证；若主症是恶寒发热，无汗，则应辨为风寒表实证。

通过对主症的辨析，可以初步确定病位和病性。例如，患者咳喘、心悸并见，如咳喘为主症，则主要病位在肺；心悸为主症，则主要病位在心。又如同为咳嗽，若以咳而呕吐痰涎、脘痞食少为主症，则病位在脾、肺，病性为气虚痰湿；若以咳而腰脊酸痛、小便失禁为主症，则病位在肺、肾，病性为气虚不固。

主症是辨证最重要的线索和依据，但对于证的正确诊断，则需要对主症和其他伴随症状进行综合分析。因为所有的症状、体征都从不同侧面反映出证的本质属性，若仅辨析少数病候，哪怕是主症，也难以完全反映其病机；而且主、次、兼症的划分是相对的，它们是相比较而存在的。尤其辨证之初，在未全面辨析所有病候之时，何者是主症尚心中无数，"以主症为中心"诊断便无法进行。所以，只有将收集到的所有症状、体征结合在一起综合分析，才能完整地揭示证的本质。如咳嗽而痰稀色白可为风寒束肺、寒饮阻肺、心肺气虚等证的主症。若结合恶寒发热、头身疼痛等症分析，应辨为风寒束肺证；若结合哮喘苔滑、形寒肢冷等症分析，应辨为寒饮阻肺证；若结合胸闷心悸、气短乏力等症分析，则应辨为心肺气虚证。

诊断时，次症、兼症的价值不容忽视。这不仅是由于它们对主症起着辅助、证实、补充等作用，而且在特定条件下还可对辨证起到关键作用。例如，在寒热、虚实错杂或真假证候中，少数或个别症状与多数症状病性相反时，这些症状往往决定着整个证的诊断结论。此外，舌象、脉象是中医临床的重要体征，虽一般不作为主症，但对中医判断病机、识别证候发挥着不可替代的重要作用。例如，当代著名中医学家刘渡舟教授曾治一未婚女青年，患者月经淋漓不止已有数月，面色萎黄，疲乏无力；问其睡眠为心烦难寐，偶尔得睡又乱梦纷纭，反增疲倦；切其六脉皆滑数，察其舌红且舌尖尤甚。从病情分析，患者主诉月经淋漓不止数月，当然应视为主症；索其前服之方，俱属温补涩血之品。刘教授抓住"心烦难寐"这一症状及舌尖红、脉滑数的体征，按《伤寒论》第 303 条"少阴病，得之二三日以上，心中烦，不得卧，黄连阿胶汤主之"的经旨，诊断患者月经淋漓不止乃心火迫血而不归经所致，投黄连阿胶汤 5 剂而经血止。

（二）全面分析以保证诊断正确

虽然主症是诊断的主要依据和线索，但要认识疾病的本质，还必须对病情进行全面综合的分析。

临床诊断过程中，对患者的所有症状和体征都应重视。即使某些阴性症状，如口不渴，大便正常，手足温，脉缓等，也常能起到鉴别诊断的作用。尤其是病性的虚、实、寒、热、滞、瘀、痰、湿等，一般都不能仅凭 1 ~ 2 个症状便可确定，而是要收集全部资料进行综合判断。

如同为便秘，或因燥屎内结，腑气不通；或因津液亏损，无水舟停，这就需要结合其他症状、体征加以判断。如果患者腹部胀满，按之作痛，小便短赤，口干口臭，口舌生疮，苔燥而身热面赤，甚则舌红苔燥裂有芒刺，此为热秘；倘若面色萎黄无华，头晕目眩，心悸，唇舌淡，此为血虚津少。再如，患者以牙痛为主症，可见于龋齿、牙痈等病，辨证则有风热、风寒、阴虚、胃火等证型，单凭牙痛症状不可能得出结论，必须要综合全身的各种表现才能做出诊断。如果新起发热恶寒，牙龈红肿，舌红，脉浮数，则为风热犯齿证；若红肿不甚，无热少痛，苔薄白，脉浮紧，则为风寒阻络证；若红肿疼痛较甚，或牙龈渗血溢脓，腮肿连颊，口渴饮冷，口臭，便秘，舌红，苔黄燥，脉数而有力，则为胃火燔齿证；若牙龈暗红微肿，口燥咽干，便秘尿少，舌红苔少，脉细数，则为阴虚胃热证。所以，既要抓住主症，又必须全面分析，对其他症状、体征也不可忽略。

（三）特征性症状常是诊断的关键

明确患者的主症并对其病情全面分析，这是诊断的基本方法，但同时要注意，患者的某些症状对疾病的诊断具有特殊的价值，是疾病诊断的特征性指标。如恶寒、寒战、高热、头身痛的患者，若定时发作，则为疟疾的典型表现。胸腔积液，诊为悬饮；心包积液，诊为支饮。汗气臊臭为主者，诊为狐臭；汗出色黄为主者，病属黄汗。咽喉有白色假膜不易剥脱，并有咳如犬吠表现者，为白喉特征；小儿阵发呛咳不止，咳后有鸡鸣样回声者，为百日咳特征；口中有烂苹果味，为消渴厥的表现之一；口中有尿臊气，是肾厥的表现之一；消渴除有口渴多饮、多尿等症外，必有血糖升高、尿糖阳性；风眩除有头晕、头痛等症外，必有血压高等。

有时临床上个别症状的发现与正确认识，可能成为分析鉴别的重要依据。如阴虚、阳虚的本质正好相反，其四肢冰冷与手足心热、小便的清长与短黄就是辨别的关键。又如气虚、阳虚主症相同，但形寒肢冷与否又是辨别的关键。再如，阴虚火旺的患者与虚阳浮越的患者，都可出现头面部的"火热"现象，而阴虚与阳虚的本质正好相反，到底是阴虚还是阳虚？下肢的冷或不冷、小便的短黄或清长等，往往是辨别的关键。亡阴与亡阳患者均可出现汗出不止，如何辨别？这时汗出身热还是身冷，汗液黏稠还是清稀，面色赤还是白，四肢温或是凉，以及舌象、脉象等都可能是辨证的关键。又如，外感新病的有汗或无汗是辨别表虚与表实的关键；耳鸣的新或久，鸣声的强或弱，按之减轻或尤甚等，是辨别证候属实、属虚的依据。

（四）首先考虑常见证与多发证

常见证与多发证在临床上出现的概率最高，因此，辨证时应首先考虑常见证与多发证，这种直接的思维方法可删繁就简，减少辨证环节。但是疑难杂症、危急重症等，则应考虑少发证与罕见证。例如，怪病多从痰、瘀论治；按常见证久治不愈的患者，尤应考虑到罕见证之可能性。

本教材各辨证方法中所列诸证，如表寒证、血虚证、脾气虚证、卫分证等均为常见证、多发证，且多为单一病证。但在临床上，病情往往复杂，多不典型，新的病种又不断出现，因而教材所列证型往往与临床所见不能"对号入座"。这就要求医生能根据临床实际，灵活而简明地概括出具体证名，而不必拘泥于教材。但对于非常见、非典型证型的命名，应力求规范，而不应滥造。

（五）在辨证过程中修正和完善

临床辨证，是对疾病由表及里、从现象到本质、从感性到理性的认识过程。因此，诊断初期或首次所提出的证名诊断，其正确与否还有待于验证，需要在诊疗过程中不断予以修正和完善。之所以如此，从主观看，医者的学识有限，对疾病的认识必须经历一个不断加深的过程；从客观看，疾病的暴露也有一个由少到多、由片面到全面的过程，同时，患者的病情也总是处于不断演变之中。例如，一咳嗽患者，初起由外邪犯肺所致，病变以肺为中心，病机为外邪壅肺，肺气不利；若病久不愈、反复发作或治疗失误，病变渐累及心、肾等脏，病机亦由实转虚。

由于病情变化，特别是主症发生变化，证名诊断也应随之而变化，故辨证是一个动态过程，需要不断予以修正和完善。

（六）正确处理各方面的辩证关系

中医学的整体观将人视为一有机整体，强调天人相应、形神合一以及机体脏腑、气血、经络、内外、上下相互联系，因此，辨证过程中应注意机体与环境、形与神、局部与整体之间的辩证关系。疾病是邪正斗争的过程，证反映了疾病阶段性的病机特征，因此，辩证过程中还应注意邪气与正气、病与证的辩证关系。

中医强调因人、因时、因地制宜，这就要求在辩证时，不能孤立地看待各种病情资料。既要重视患者整体情况和不同患者的个体特点，又要考虑自然环境、社会环境、心理因素等对病证的影响。

就证候的临床表现与其病机而言，现象与本质一般是一致的，但特殊情况下，现象与本质不完全一致，如出现寒热、虚实的真假。同一证候发生在不同疾病中、不同人身上，其临床表现亦不尽相同。此外，临床既要重视中医宏观辩证的依据，也不可忽视临床检验和影像检查的结果。所以，辩证过程中应注意现象与本质、共性与个性、宏观辩证与微观辩证之间的辩证关系。

第二节　病情资料的综合处理

四诊所收集的各种病情资料，是辨病和辨证的原始资料，同时，四诊过程也是中医诊断的初级阶段。由于病情资料是识别病证的主要依据，故为了使诊断结论准确而可靠，在对病情资料综合处理时应注意以下四个方面。

一、病情资料的完整性和系统性

患者的症状和体征有表有里，有全身有局部，有单一亦有复合，其他临床资料亦多种多样，涉及各个方面。因此，收集病情资料应力求完整而系统。忽视病情资料的完整性，遗漏或过于简单，往往导致漏诊、误诊；忽视病情资料的系统性，杂乱无章，主次不明，则难以做出准确结论。故在处理临床资料时，要求从四诊合参的原则出发，不能只凭一个症状或体征便仓促做出诊断，也不能片面强调或夸大某种诊法的作用，而必须对患者进行全面而系统的调查，发挥医生的主导作用，将诸种诊法综合运用，多层次、多角度、多方面收集病情资料。如问诊时，按"十问歌"的顺序进行，以免遗漏，对妇女尤必详问其经、带、胎、产，对小儿要详审其发育史等。

病情资料的完整性和系统性，还反映在人与自然、社会的关系方面。应考虑四时气候、地域水土、生活环境、职业性质、工作条件、生活习惯、性格爱好、精神情志、体质强弱等对病情的影响。诚如《素问·疏五过论》《素问·征四失论》所告诫的，医生不注意对患者进行全面地了解，尤其是不知道患者的社会环境和心理状态等，将会造成诊治的失误。因此，在病情资料中，不仅要重视症状和体征，还要发掘疾病深层次的社会、心理因素，按整体观、动态观要求，做到诊察形与神、人体与环境的统一。

二、病情资料的准确性和客观性

病情资料的准确性和客观性是正确诊断的关键。患者的临床表现往往错综复杂，如果有些病情资料不够准确和客观，便会影响诊断。决定病情资料准确、客观的因素，包括主观因素和客观因素两方面。

主观因素来源于医患双方。医生在临床中必须认真地应用每一种诊法，那种"按寸不及尺，握手不及足"的态度，是极其不负责任的。同时，应防止主观性和片面性，避免先入为主、主观臆测或暗示的方法。如问诊时不应只"问其所需"或"录其所需"，否则不仅影响病情资料的完整性，也影响病情资料的客观性。源于患者方面的主观因素，是指患者是否如实、准确地反映了病情。患者由于受年龄、文化程度、表达能力、心理以及神志状况等因素的影响，陈述病情的准确程度有很大差异，当有表达不准、不全、不清，甚至隐讳、夸大等情况时，医生应能及时发现，设法引导，加以弥补，以保证病情资料的准确、可靠。

客观因素多指疾病本身。患者的临床表现，有的虽然显露但并非全面，有的隐藏于内而难以凭四诊发现；有的病情真实，有的病情为假象。所以，一方面医生要准确地运用每一种诊法，善于抓住病情的主次，透过现象看本质，不被假象所迷惑；另一方面则应运用有关现代检测手段，以保证病情资料的可靠性。常规的体格检查，尤其是与病证直接相关的部位检查或专科检查，更应仔细分辨。如心界扩大、心脏杂音，肺部干、湿啰音，腹内肿块大小、质地等，对于辨证或辨病均有重要意义；血液常规、大便常规、小便常规等检查，可以弥补医者凭直观感觉诊察的不足，增强病情资料的准确性。根据不同情况，必要时做实验室检查，如心电图检查、X 线检查、超声检查、生物化学检查、病理学检查、临床细胞学检查、内镜检查、骨髓检查、免疫学检查、X 线电子计算机体层摄影检查、磁共振成像检查、放射线核素检查、遗传学检查等，借鉴这些现代检测手段所获得的临床资料，为中医诊断服务，尤其是对于明确疾病的诊断常具有特殊意义。

三、病情资料的一致性程度

在多数情况下，症状、体征等各种病情资料所揭示的临床意义，即所患的病证和所表现的症状、体征一般是一致的，可用统一的病机加以解释，称为"舌脉相应""脉症相应"等。如患者纳少腹胀，或腹痛绵绵，喜温喜按，或畏寒肢冷，少气懒言，神疲乏力，面白不华或虚浮，或口淡不渴，大便稀溏，或见肢体浮肿，小便短少，或见带下量多而清稀色白，舌质淡胖或有齿痕，苔白滑，脉沉迟无力等，均为脾阳虚证或中焦虚寒证。这种病情资料单纯、明显，说明病情不甚复杂，医者认识其本质比较容易。

但是，各方面的病情资料不完全一致，其临床意义不相同，甚至存在着矛盾的情况，即所谓"舌脉不符""脉症不相应"等，这在临床上也并不少见，它反映了疾病过程中的特殊性与复杂性。如八纲辨证中的寒热真假、虚实真假，即所谓"热深厥亦深""虚阳浮越""至虚有盛候""大实有羸状"等，其临床表现不一致，甚至相反。此时，医生应核实所收集的病情，全面分析病机，辨明主次，排除假象，从而抓住疾病的本质。

病情资料之所以出现不一致，可有多方面的原因。一是病情本身复杂，有多种病机存在，如寒热错杂、虚实错杂等；二是疾病过程中病情的动态变化，如表里出入、寒热转化，有些症状、体征已发生了变化，而有些则仍停留在原有状态；三是可能受到治疗因素的影响，如热病患者因大量补液而尿已不短黄，或消渴患者已服降糖药后症状变得不典型等，需仔细分析，方可抓住病机之关键。

对于病情资料所示病机本质的不一致性，前人虽有所谓"舍症从脉""舍脉从症""舍舌从脉""舍脉从舌""舍症从舌""舍舌从症"之类提法，但临床切不可简单地舍弃某些病情资料。因为任何病情资料都有一定的临床意义，均反映着一定的病机，都可能是"真"而并不是"假"，即使是不一致，甚至是矛盾的资料，都有可能反映不同的病机，关键在于能否用中医学理论去正确分析、认识其中的机理。如数脉主热，而心阳亏虚者亦常见数脉；阳虚者小便清长，自汗，而阳虚不能气化、蒸腾津液时却反见尿少，口渴，无汗；舌有裂纹主阴津耗损，舌短主风痰阻络或危重病情，但也有属于先天生理性者。所以，临证既要知其常又要知其变，既要知其一又要知其二，以明辨其真假虚实。当然，病情资料的不一致，一般反映病情复杂、病机多端，给诊断带来了困难，这就要求医者应认真询问、检查，全面掌握病情，熟悉中医学理论，并善于分析思考，方可从纷纭复杂的病情中把握病证的本质。

四、病情资料的主次

主症，是患者所有病情资料中的主要症状或体征，一般由医生从患者的主诉中加以分析确定。主诉是患者就诊时最感痛苦或最要求医者解除的症状、体征及其持续时间。确定主症，要求重点突出，高度概括，简明扼要。

主症多是患者主诉或主诉的一部分，也是其前来就诊的主要原因。任何病证都有包括主症在内的基本临床表现，这正是辨病、辨证的主要依据。所以，在诊断过程中应及时确定主症，并围绕它收集资料，从而避免漫无边际、毫无目的地收集和罗列症状。确定了主症的病情资料，才能系统条理，重点突出，主次分明。在中医各科的病名中，有许多是以症状命名的，如咳嗽、头痛、心悸、失眠等，它们既是病名，又是确定该病名的主症。

对于主症，尤应注意了解、辨别其发生的部位、性质、程度、持续时间、缓解或加重因素等。以头痛为例，就其部位而言，应辨明头痛连项或在两侧、前额还是巅顶部，就其性质而言，应辨明头痛是刺痛、胀痛、隐痛或重痛等。

在复杂疾病中，主症可能是一个，也可能是几个。次症则是与主症密切相关的伴随症，其反映的病机与主症相同；而兼症是与主症病机不同的伴随症。次症和兼症作为辨证相对次要的病情资料，对主症分别起着辅助、旁证、补充乃至反证等作用。在疾病发展过程中，主、次、兼症可能发生变化，尤其是在证候兼夹、转化的时候。

例如：某女，35岁。8天前起两胁疼痛，右侧较剧。刻下：寒热往来，两目发黄，胁肋疼痛，胸闷恶心，食欲不振，口苦尿赤，大便干结，前额胀痛，右臂酸痛麻木，舌尖边红，苔白腻、中根色黄，脉濡数。

上述病情资料中，主症为胁肋疼痛，右胁较剧，寒热往来；次症为食欲不振，胸闷恶心，两目发黄，口苦尿赤，大便干结，舌尖边红，苔白腻，中根色黄，脉濡数；兼症为前额胀痛，右臂酸痛麻木。诊断病名为胁痛，证名为肝胆湿热证。

在确定主症时，不同系统的疾病有不同的重点，如肺系疾病以咳、喘、痰为主，心系疾病以心悸、心痛及神志异常为主等。若从病情的轻重缓急出发，一般又以急者、重者为主症，缓者、轻者为次症。

五、病情资料的属性

对四诊资料属性的划分，是根据它们在辨证中的需要、意义和性质而确定的，一般可分为必要性资料、特征性资料、偶见性资料、一般性资料和否定性资料。

（一）必要性资料

必要性资料是指在某些疾病或证候中必然见到的病情资料，缺少该类资料，就不能诊断为某种病或证。这类病情资料，一般是指病证的主症，是辨证或辨病的主要依据。所以在诊察过程中，要善于及早确定主症，并围绕主症收集资料和进行病情分析。例如，咳嗽是肺咳病的主症，它是肺咳病的必要性资料；又如，热扰胸膈证必见烦躁，无烦躁就不能诊断为该证。但是也不能凭咳嗽就诊断为肺咳病，因为咳嗽还可见于哮病、肺痨等肺系的多种疾病之中。同样，烦躁也并非热扰胸膈证所独具，凡是邪热内盛，扰乱心神，皆可见此症。因此，必要性资料并不是排他性资料，即某症对某病或某证的诊断为必有症状，但不等于此症只见于此病或此证。

（二）特征性资料

特征性资料又称特异性资料，是指这种资料仅见于该病或该证，而不见于其他的病或证，但该病证又并不一定都可见到这种症状。因此，一般只要出现这种资料，即可诊断为该种病证。如便蛔只见于蛔虫病，而不见于其他疾病，故只要见到便蛔，便可诊断为蛔虫病，但是没有便蛔也不能排除蛔虫病的可能性。又如，只要见盗汗，一般认为是阴虚证，但是没有盗汗也不能说就不是阴虚证，因为还可凭骨蒸潮热、五心烦热、舌红少苔、脉细数等进行诊断。

特征性资料还可包括由一些非特异性症状的特征性组合，从而对该病或该证的诊断具有高度的特异性。如阳明经证的大热、大汗出、大渴、脉洪大等症状，就每一症而言，对阳明经证无特异性，但将其组合在一起则可确定本证的诊断，从而具有特异性。

（三）偶见性资料

偶见性资料是指这些资料在病证中的出现率较低，可出现，可不出现，随个体差异而定。一般认为，偶见性资料对诊断的价值不大。如《伤寒论》第 96 条载："伤寒五六日，中风，往来寒热，胸胁苦满，嘿嘿不欲饮食，心烦喜呕。或胸中烦而不呕，或渴，或腹中痛，或胁下痞硬，或心下悸、小便不利，或不渴、身有微热，或咳者，小柴胡汤主之。"可见诊断少阳病小柴胡汤证的主要病情资料为"往来寒热，胸胁苦满，嘿嘿不欲饮食，心烦喜呕"，而自"或胸中烦而不呕"以下，皆为或然见症，为偶见性资料。但是，有些偶见性资料可提示病证的转化，不容忽视。如胃脘痛，若有便血，则提示有胃络损伤；又如经常干咳少痰，偶见痰中带血，则应疑有肺痨、肺癌之可能。

（四）一般性资料

一般性资料是指某一症状对任何病证的诊断既非必备性，又非特异性，只是具有一般诊断意义的资料。从辨证学的角度看，单独一个症状，往往诊断意义不大，因此不少症状都可视之为一般性资料。如：神疲、不欲食，可以在很多疾病中出现，因而对任何证或病的诊断意义都不是很大，即每一种表现都有多种病机，见于多种病证。但是，将一般性资料组合在一起的时候，其临床意义就显现出来。如神疲乏力、少气懒言、不欲食、嗜睡、口不渴、舌苔薄白、脉弱等，这些症状单独出现时，说明不了什么问题，但当它们组合在一起，则提示为气虚证。

（五）否定性资料

否定性资料是指对于某些病或证的诊断具有否定意义的资料，即某一病或证在任何情况下都不可能出现的资料。若能把握住相关病证的否定性资料，则往往能将类似病证加以鉴别而使诊断变得准确迅速。例如，不恶寒、无汗、口不渴、二便调等，虽为阴性资料，但在某种情况下可起到鉴别、否定的作用。本恶寒者不再恶寒，说明不再是表证；风寒表证而无汗，说明并非太阳中风证。又如，肝风内动证可由多种病机导致，若患者"动风"时并无发热的症状，显然不属于热极生风。

总之，必要性资料和特征性资料是诊断病证的主要依据；偶见性资料诊断意义虽然不大，但常常提示病情发生某种变化的趋向性，应加以注意；一般性资料具有综合定性的意义；否定性资料则能为鉴别诊断提供依据。此外，临床上常常会出现脉症不一、舌脉不符、症舌相反等情况，这反映了疾病过程的特殊性和复杂性。其原因较多，或为病情复杂，有多种病机存在，于是出现寒热错杂、虚实相兼、表里同病；或为病情发展不一致，而致因果交替、标本相错；或受治疗措施的影响等。这种病情资料的不一致，加大了对其进行属性分类的难度，如前人所谓"脉症从舍"及"真假证候"之义，实则反映了病机的不同，临床切不可简单地舍弃某些病情资料，相反，要全面地分析这些资料，在复杂纷纭的病情中把握疾病变化的规律和病证的本质。

第三节　主症诊断思路

任何病、证都必然会反映出一定的"症"，诊病、辨证就是要通过"症"而认识疾病内在的病理本质。主症是患者的主要痛苦的症状，是诊断的主要依据。临床诊断时，要善于抓住和确定主症，作为诊断的主要线索。

一、主症的诊断意义

主症是指患者病情资料中具有代表性的主要症状或体征，如头痛、头晕、失眠、厌食、黄疸、咯血、乳房肿块、腹胀、腹内包块、血压异常、带下等。

对于每一种疾病，不一定都能立即认识其内在的病理本质，尤其是内脏的病变，难以直窥其病所、辨别其性质，于是只能以外现的主要症状或体征来代表疾病的主要矛盾，从而形成了以主症为病名的现象，如发热、自汗、盗汗、头痛、嗜睡、神昏、目盲、耳聋、耳鸣、牙痛、齿衄、失音、咳嗽、气喘、胸痛、心悸、心痛、呕吐、呕血、胃脘痛、胁痛、黄疸、腹痛、泄泻、便血、腰痛、带下、尿血、水肿等。虽然这些实际上都只是"症"，但以往一般将其视作"病"，这就充分说明了主症在诊断中的主导作用。

通过主症可以理出诊察和诊断的线索。在围绕主症进行比较和做出相关分析的思维中，通过对主症的辨析，常可确定病变的位置及性质。如咳嗽，首先应通过咳嗽的程度辨别其是否为主症，同时应详细询问咳嗽产生的原因（或诱因）、咳嗽的时间、特征；其次应了解咳嗽的伴随症状，如有无咯痰及痰的质、量、色、气味，有无气喘、胸闷、胸痛、喉痒等症；再次是询问全身的表现，如有无恶寒、发热、汗出，饮食、二便等情况，以及相关病史等；然后根据需要，进行必要的检查，如望舌、切脉、测量体温、胸部听诊及影像检查等。这样，可以做到诊察有序，不致遗漏，线索清楚，从而有利于思维判断。

二、确定主症的方法

每一种病证都有它特异性的主症，可以是一个症状，也可能由若干个症状组成。确定主症在疾病的诊断中至关重要。

（一）准确判定主症

通常主症是患者表现的一个或几个最主要的症状、体征，在一定临床经验的基础上不难确定。然而由于患者的陈述往往零乱、主次不分，主症的确定亦是诊断过程的难点之一。医者要善于从其所述的病理表现中发现要害，及时把握诊察方向。如患者有新起恶寒、发热、无汗、头痛、口渴、不欲食、苔薄黄等症，若不是其他症状特别突出，则一般应以发热作为主症。

主症的准确判定，依赖扎实的中医基础理论、熟练的四诊技巧、丰富的临床经验，以及细致认真的工作态度。同时，对主症的确定，必须按照症状的自然状态去识别和把握，尊重客观事实，不可主观臆断。

（二）正确鉴别主症

对已确定的主症，必须通过认真诊察，明确症状的真实含义，以利于鉴别诊断。

如患者吐出血液，是"呕血"还是"咯血"，不注意观察则很容易混淆。若血中兼有食物残渣，血色暗红或鲜红，是为呕血，病位一般在胃；若血随咳嗽而出，夹杂有泡沫和痰，是为咯血，病位多在肺。其鉴别还可以结合其他资料，如有无胃脘痛、肺病史、肝病史、服用药物及大量饮酒史等。必要时，还需借助内窥镜等检查，以进一步明确主症。

（三）明确主症特征

主症的特征，包括症状发生的确切部位、时间、严重程度、性质、加重或减轻的条件、病变的新久缓急等，务必诊察清楚，描述详细。

如头痛是临床常见的主症之一，可见于多种病证之中。把握头痛的不同特征，可以为进一步诊断提供主要依据。如前额痛多属阳明经病变；侧头痛多属少阳经病变；头痛连项多属太阳经病变；头痛连齿多属少阴经病变；巅顶痛多属厥阴经病变；头痛部位固定持久或持续性加重，多属瘀阻脑络。

再如疼痛的性质，可有冷痛、灼痛、隐痛、空痛、绞痛、酸痛、胀痛、刺痛、喜按、拒按等，这些对辨别病情的寒、热、虚、实、气滞、血瘀等，都具有重要意义。

三、围绕主症进行询查

主症确定以后，还需详细了解与主症密切相关的症状，再诊察全身其他病理资料。

（一）询查伴随症状

主症的伴随症状，通常和主症在病机上有密切的关系，往往可以进一步提示主症的病因病机。如以发热为主要表现者，需询问有无恶寒、汗出、口渴等情况；以不寐为主症者，需了解有无多梦、心烦、记忆力降低、神疲等表现；以泄泻为主症者，需了解有无腹痛、腹胀、呕吐等症状；以腹痛为主症者，需了解脘腹部感觉、食欲食量、大便等情况。比如，腹痛暴作，伴呕泄剧烈，不能进食，多为类霍乱或暴泻等病；腹痛，伴有里急后重，下痢脓血，多为痢疾；又如头项强痛，因睡姿不当所致者为落枕；伴有发热、呕吐等症者，常见于春瘟、暑瘟等急性温热疫病；年龄偏大，久有头项强痛者，多为项痹；久有鼻塞、鼻失嗅者，应考虑是鼻渊所致。

（二）诊察全身他症

确定主症，询查伴随症之后，还应对全身其他症状、体征进行诊察，即对尚未了解到的情况，进行详细询问。临证之初，缺乏诊断经验，可以参考"十问歌"的内容进行。按"十问歌"的提示，对寒热、汗出、头身、胸腹、二便、饮食口味、耳目、起病、既往史、个人史等资料进行全面了解。

（三）重视相关检查

根据主症的不同，应做必要的体格检查及实验室检查。如以神昏为主要表现者，体检除脉搏、血压、体温、呼吸之外，应做角膜反射、瞳孔反射、病理反射等检查，并根据可能病种，做相应的辅助检查，如血常规、肝功能、心电图、脑脊液、脑电图、脑血管造影、脑超声波、脑 CT 等。又如以胁痛为主症者，体格检查应明确胁痛的部位，胁部有无隆起或塌陷，胁下有无包块，腹部有无肌紧张，有无触痛、压痛及反跳痛等；一般应做血、小便、大便常规检查，并据病情需要，可做肝功能、肝胆 B 超、胆道造影、腹部 X 线片、CT、甲胎球蛋白检测，必要时可做病理组织活检等。

四、围绕主症进行辨证

辨证是在深入了解主症特征的基础上，结合伴随症及其他有关资料，如起病、季节、病史等进行综合分析，并概括为某证的诊断思维过程。

如发热为主症，根据发热的特征、伴随症状、全身症状、舌象、脉象等的不同，可以辨别出其病因、病位、病性、病势等证候本质。新起恶寒发热，并有头身疼痛，无汗，鼻塞流清涕，脉浮紧者，为风寒束表证；新起发热而微恶风寒，少汗或无汗，口渴，头痛、咽痛、咳嗽，舌尖红，苔薄黄，脉浮数者，为风热犯表证；发热，面赤，口大渴，汗大出，舌红，脉洪大，为气分热盛证；日晡潮热，手足汗出，脐腹胀满疼痛，大便秘结，舌红，苔黄燥，脉沉实，为阳明腑实证；身热夜甚，心烦不寐，渴不多饮，皮肤干燥，斑疹隐隐，尿黄便结，舌绛，苔黄少津，脉细滑数，为营分热盛证；发热于夜间明显，神昏谵语，斑疹显露，面赤唇红，尿黄便秘，舌深绛，脉滑数，为血分证血热内扰；午后或夜间发热，手足心发热，或骨蒸潮热，心烦，少寐多梦，颧红，盗汗，口燥咽干，便结尿黄，舌质干红或有裂纹，苔少，脉细数，为阴虚内热证；发热常在劳累后发生或加剧，头晕乏力，气短懒言，自汗，易于感冒，食少，便溏，舌质淡，苔薄白，脉弱而数，为气虚发热证；自觉发热，面红如妆，阵发烘热，下肢清冷，小便清长，舌淡苔润，脉浮数无根，为虚阳浮越证；时觉发热，热势常随情绪波动而起伏，精神抑郁或烦躁易怒，胸胁胀闷，口苦而干，苔黄，脉弦数，为气郁化热证；暑季或高温下劳作，症见高热，烦躁甚或神昏，面红目赤，无汗，伴恶心，胸闷，舌红或绛紫，苔黄干，脉沉数，为暑热内郁证。

又如，主症为胃脘痛，根据胃脘痛的特征、伴随症状及全身症状、既往病史等，可以辨别证候。胃痛暴作，恶寒喜暖，呕吐清水痰涎，得温痛减，遇冷痛甚，口不渴，舌苔薄白，脉弦紧，为寒邪犯胃证；胃脘灼热疼痛，身热，汗出，渴喜冷饮，大便干结，小便短黄，舌红苔黄，脉洪数，为胃热炽盛证；胃脘胀闷，攻撑作痛，脘痛连胁，嗳气频繁，大便不畅，每因情志不畅而作痛，舌苔薄白，脉沉弦，为肝胃不和证；胃痛，脘腹胀满，嗳腐吞酸，或呕吐不消化食物，或大便不爽，舌苔厚腻，脉滑或沉实，为食滞胃脘证；胃痛部位固定而拒按，或痛如针刺，食后痛甚，或见吐血便黑，舌质紫暗，脉涩，为瘀阻胃络证；右上腹突发钻顶样绞痛，缓解后呈持续性胀痛，伴恶心呕吐，吐出胆汁或蛔虫，脉弦，为虫扰胆膈证；胃痛隐隐或灼痛，嘈杂似饥而不欲食，口燥咽干，消瘦乏力，大便干结，舌红少津，脉细数，为胃阴虚证；胃痛隐隐，喜温喜按，空腹痛甚，得食痛减，时吐清水，纳差，神疲乏力，甚则手足不温，大便溏薄，舌质淡，苔白，脉虚或迟缓，为脾胃虚寒证。

第四节　证候诊断思路

"证"实际上包括"证候"和"证名"两个概念。疾病过程中，具有内在联系的一组症状和体征，如发热恶寒，头痛，身痛，无汗，脉浮紧，舌苔薄白等，可将其称为证候。对病变过程中某阶段所表现的证候，在中医学理论指导下，通过辨证而确定其病位、病性等本质，并将其综合归纳而形成证名，如上述证候即可通过辨证而诊断为风寒表实证。因此，"证"是指病变过程中某一阶段所表现的证候和由病位、病性等病理本质性要素所构成的证名的统一体。证候是证的外候，即表现，证名是代表该证本质的名称。

中医辨证思维的一般方法，是在中医学理论的指导下，通过对症状、体征等临床资料的综合分析，先明确病位、病性等病理本质，然后形成完整准确的证名。采用正确的思维方法和步骤进行辨证，是提高临床辨证水平的重要途径。

一、辨证诸法的关系与特点

在长期的医疗实践中，中医学对辨证的认识不断得到发展、深化，创立了多种辨证归类的方法。通常提到的辨证归类方法有八纲辨证、气血津液辨证、脏腑辨证、经络辨证、六经辨证、卫气营血辨证、三焦辨证以及病因辨证等。

（一）诸种辨证方法的特点与相互关系

历史上所形成的诸种辨证方法，由于是在不同时代、不同条件下形成的，因而其各自归纳的内容、理论的特点、适用的范围。有的抽象、笼统，有的具体、深刻，有的以病位为纲，有的以病因、病性为纲。它们既有各自的特点，不能相互取代，但又各不全面，较难单独理解和应用；虽互相交织重叠，但又未形成完整统一的体系。诸种辨证方法所归纳的具体内容，有的属纲领证，有的属基础证，有的属具体证，甚至存在着某些名实异同、相互矛盾的现象。所以应对其各自的内容与特点进行全面了解，并综合运用。

通过对各种辨证方法的特点进行分析，从中可以找出其相互间的关系。

八纲辨证是辨证的基本纲领，表里、寒热、虚实、阴阳可以从总体上分别反映证候的病位、性质、邪正盛衰和类别。

脏腑辨证、经络辨证、六经辨证、卫气营血辨证、三焦辨证，是八纲中辨表里病位的具体深化，即以辨别病变现阶段的病位（含层次）为纲，而以辨病性为具体内容。其中脏腑辨证、经络辨证的重点是从"空间"位置上辨别病变所在的脏腑、经络，主要适用于内伤杂病的辨证；六经辨证、卫气营血辨证、三焦辨证则主要是从"时间（层次）"上区分病情的不同阶段、层次，主要适用于外感时病及内伤杂病的辨证。而病因辨证可以看作是从发病因素的角度来探讨外感病和内伤病，从而具体深化病位。

辨病性则是八纲中寒热虚实辨证的具体深化，即以辨别病变现阶段的具体病性为主要目的，自然也不能脱离脏腑、经络等病位。气血津液辨证主要是分析气血、津液等正气失常所表现的变化，与脏腑辨证的关系尤为密切。

总之，八纲是辨证的纲领；辨病位、病性是辨证的基础与关键；脏腑、经络、气血津液、六经、卫气营血、三焦、病因等辨证，是辨证方法在内伤杂病、外感时病中的具体运用。

（二）诸种辨证方法的运用

在熟悉了各种辨证方法的特点与相互关系之后，临床便可根据病情的具体情况而灵活选择恰当的辨证方法进行辨证。

一般可首先运用八纲之表里辨证，分析是属于外感时病还是内伤杂病，再运用寒热虚实以初步明确基本病性与病位。

如果是内伤杂病，一般以脏腑辨证为主，结合气血津液、病因之情志内伤等具体内容进行辨证。

如果是外感时病，一般选用卫气营血辨证及六经辨证（三阳病证为主），并注意结合病因之六淫、疫疠等内容进行辨证。

三焦辨证的实质是将三焦所属部位的常见证按三焦进行归类，临床很少单独运用。

六经辨证中的三阴病证实际上主要是内伤杂病的内容。

经络辨证主要是针灸、推拿诊疗时运用较多，经络循行部位的证候表现明显时，亦应根据经络理论进行辨证。

二、辨证的统一体系

八纲、脏腑等诸种辨证方法，都有对"证"本质的认识。在分析各种辨证方法的实质时，可从中发现其所包含的辨证具体内容，如涉及病变部位与阶段的有五脏六腑、卫气营血、三焦等，涉及证候性质的有六淫、七情内伤、气血津液亏虚、痰饮、瘀血停滞等。名称虽异而目的相同，任何疾病的病状均与一定的病位、病性等辨证要素相关。任何复杂的"证"，都是由病位、病性等辨证要素的排列组合而构成的。

因此，辨证的关键和基本要求，主要在于明确病变现阶段的病位与病性。通过分析而确定病位、病性等辨证的基本要素，便抓住了辨证的实质，为把握灵活复杂的辨证体系找到了执简驭繁的纲领。

掌握每一辨证基本要素的概念、主要表现，并了解其相互间的一般组合关系，便能抓住辨证的实质，就可对各种疾病进行辨证诊断。

（一）辨病位的内容

辨病位，即辨别确定病变现阶段证候所在的位置。其中又可分为空间性病位和时间（层次）性病位。

大的病位概念有表证、里证（以及半表半里证），病在上、病在下。五脏六腑以及头、清窍、目、耳、鼻、口唇、舌、齿龈、咽喉、胸膈、肌肤、筋骨、经络等，皆为空间病位概念。卫分、气分、营分、血分，上焦、中焦、下焦，太阳、阳明、少阳、太阴、少阴、厥阴等，则为时间（层次）性病位，随着病程的阶段变化，而有浅深层次的含义。

每一病位概念各有特定的证候，如新起恶寒发热、头身疼痛、脉浮等为表证的特定证候；心悸、心痛等为病位在心的主症；身热夜甚、心烦不寐、神昏谵语、斑疹隐隐、舌绛等为营分证的主要表现。认识和掌握每一病位的特定表现，有利于辨别证候的病位。

（二）辨病性的内容

病性，指证候变化的本质属性，即病理改变的性质。

证候中属于病性的概念，可有笼统与具体之分。阴证、阳证，寒证、热证，虚证、实证，标证、本证等，属于抽象的病性概念。辨病性的具体证候主要有风证、寒证、暑证、湿证、燥证、火热证、毒证、痰证、饮证、水停证、食积证、虫积证、石阻证、气虚证、气陷证、气不固证、气脱证、气滞证、气逆证、气闭证、血虚证、血脱证、血瘀证、血热证、血寒证、阴虚证、亡阴证、阳虚证、亡阳证、阳亢证、阳浮证、津液亏虚证、精亏证、髓亏证、营亏证、喜证、怒证、忧思证、悲恐证等。

每一病性概念都应有特定的证候表现。如气短、乏力、神疲、舌淡、脉弱等为气虚的表现；面色淡白或萎黄、唇舌爪甲色淡、脉细等为血虚的表现；潮热、盗汗、五心烦热、舌红少苔、脉细数等为阴虚的表现；身体困重、关节肌肉酸痛、食欲不振、腹胀、便稀、舌苔滑腻、脉濡等为湿的证候；固定刺痛拒按、有包块、舌暗有斑点、脉涩等为血瘀之征。掌握每一病性的基本临床表现，有利于辨别证候的性质。

通过辨证而确定的病性，是疾病当前的病理本质，是对疾病当前阶段整体反应状态的概括，是对邪正相互关系的综合认识，因此具有整体、动态的特点。对病性的认识，一般要对全身症状、体征以及体质、环境等进行综合分析才能确定，所以准确地辨别病性是辨证中最重要、最困难之处。病性的辨别结果，直接关系到治疗方法的确定，如寒者热之、热者寒之、虚者补之、实者泻之、气虚则补气、阴虚则滋阴、血瘀则化瘀、有痰则祛痰等。因此，辨病性是辨证中最重要的环节，对任何疾病的辨证都不可缺少。

（三）辨病位与辨病性的具体综合运用

虽然在长期的医疗实践中，中医学创立了多种辨证归类的方法，但目前临床还是以建立在八纲辨证、气血津液辨证基础上的脏腑辨证较为常用。

首先辨病位应根据八纲辨证来区分表里。表证的特征症是恶寒发热、苔薄、脉浮。而里证则是与表证相对而言，其概念较笼统，可以说凡不属表证的证候，都属于里证的范畴，即所谓"非表即里"。

然后应按照八纲的寒热虚实来判别表证和里证的病性。

表证的寒热虚实可根据恶寒发热的轻重、汗出的有无，以及脉象特点来辨别。

表寒证（表实证）：恶寒重，发热轻，无汗，脉浮紧。

表热证：发热重，恶寒轻，汗出，脉浮数。

表虚证：恶风，微发热，汗出，脉浮缓。

里证的病性应先分虚实。里虚证不外气血阴阳的亏虚，其中阳气亏虚的共同表现均为神疲乏力，少气懒言，自汗，舌淡嫩，脉象因阳气不足鼓动无力而弱。"阳虚则寒"，故阳虚证（即虚寒证）与气虚证的鉴别点在于有畏寒肢冷、脉沉迟而弱的特征症。阴血亏虚虽均因脉道不充而有脉细之表现，但血虚证以不能濡养所导致的面色、眼睑、口唇、爪甲色淡，妇女月经后期、量少、色淡，舌淡为特征症；"阴虚则热"，故阴虚证（即虚热证）有五心烦热或骨蒸潮热、颧红盗汗、舌红少苔少津、脉细数的特征症。里实证又分为里实寒证和里实热证。里实寒证以恶寒喜暖、四肢不温、肢体冷痛拒按、苔白厚、脉沉紧或沉迟而有力为特征症；里实热证则以壮热口渴、面红目赤、大便秘结、小便短赤、舌红苔黄燥、脉数而有力为特征症。

气血津液辨证一般多言虚实。气血亏虚已在前文述及，实证气滞以胀满或胀痛、脉弦为特征症；血瘀则以局部刺痛拒按、脉涩为特征症；津液亏虚证以肌肤、官窍的干燥枯涩为特征症；而津液内停虽变生痰、饮、水、湿等不同病理产物，但都有苔腻、脉滑的特征症。

脏腑辨证应先在认识脏腑生理功能和病理变化的基础上，确定具体病位。如心居胸中，主血脉和神志，故心病的特征症为心悸、心痛或神志异常；肝藏胁内，开窍于目，故肝病以胁肋及目的病变为特征症；脾主运化，主升清，故以纳呆、腹胀、便溏为特征症；肺主气、司呼吸，为"贮痰之器"，故肺的特征症是咳、喘、痰；"腰为肾之府"，肾藏精、主骨、生髓，故肾病以腰膝酸软为特征症。

最后将脏腑具体定位与八纲、气血津液辨证结合来明确病位、病性，确定证型，即为脏腑辨证。如将心悸与五心烦热或骨蒸潮热、颧红盗汗、舌红少苔少津、脉细数相结合，即可辨证为心阴虚证；将纳呆、腹胀、便溏与畏寒肢冷、神疲乏力、少气懒言、自汗、舌淡嫩、脉沉迟而弱结合，则辨证为脾阳虚证。

（四）规范证候名称

现在临床上通用的比较完整、规范的证候名称，一般是由病位与病性的具体内容相互组合而构成，如风寒表实证、心血虚证、肝胆湿热证、脾肾阳虚证等。因此，凡规范的证名，必有病位、病性。有时为了构成习惯上4个字一句的证名，常加上某些与病理有关的连接词，如盛、炽、袭、困、阻、壅、蕴、束、犯、亏、衰等。至于心肾不交、阳明腑实、水不涵木等证名概念，虽名称较为特殊，但就其病变实质而言，仍可用辨证的基本内容加以明确，如前述证名可分别命名为心肾阴虚阳亢证、肠热腑实证、肝肾阴虚阳亢证等。

三、证候诊断的要求

正确的辨证诊断，要求全面、准确、精炼、规范，以能准确揭示病变当前阶段的病机本质为基本要求。

（一）辨证过程的基本项目

一般情况下，辨证的过程可分解为以下7个具体项目。

1. 探求病因 询问病史找病因，通过审症求病因。

2. 落实病位 明确病变所在的表里上下、脏腑经络、官窍形体等。

3. 辨别病性 区分寒热虚实病性及具体的痰、湿、瘀、滞、虫、食及气、血、津、液、阴、阳、精髓的盛衰等。

4. 判断病情 辨别病情的轻重、标本、主次、先后、缓急，以及阻、积、扰、闭、虚、衰、亡、脱等。

5. 审度病势 把握病变发展演变的趋势，推测病证的转归与预后。

6. 阐释病机 根据中医学理论，将证候的病因、病性、病位、病情、病势综合起来进行分析，做出全面而统一的机理解释。

7. 确定证名 通过对病因、病性、病位、病机的高度概括，提出完整而规范的证名诊断。

以上实际上就是通过辨证而应明确的基本项目和内容，并非辨证的步骤。因为辨证的步骤不可能诸病一律、前后固定不变，有的可能是先定病位，有的则是先辨病因、病性，还有的是先察病势，所以对辨证过程的项目及内容不能机械地理解。

（二）证名诊断的具体要求

辨证的结果即确定证名诊断。对于正确的证名诊断，主要有以下要求。

1. 内容要准确全面 通过辨证，对于证候的成因或病性、病位以及病势等，都要有所认识，尤其是所涉及的病位、病性等本质性要素，不可遗漏或判断有误，主要的本质性要素要在证名中反映出来。

一个规范的证名，应当包括病位和病性。有的虽由于病位笼统，或病位已从病名诊断中（如皮肤病、肛肠病、骨折病、痈疽病等）得到明确的原因可不标明病位外，但病性是绝不可少的，否则就不成其为证名。

2. 证名要精准规范 常用的证名一般为 4 个字左右，它要包括病位、病性以及病机等内容，因此用词应精炼、准确并具有高度的概括性。能用 4 个字概括成证名者，就不要用 6 或 8 个字。不应将病机解释的语句纳入证名。

如肝胆湿热证、肝郁脾虚证、脾虚湿困证等，每个字都代表一定的本质。每个不同的证名，都有各自的特异性。

证名用词不能随意生造，应符合中医理论，既能反映证候的本质，又是规范的中医术语。如痰热是"闭"神还是"扰"神；虚证是"亏虚"，还是"衰竭"，或是"亡脱"，一字之差便可提示证候的差别。

3. 证候变则证名亦变 由于病种不同、个体差异、病程变化、治疗影响等因素，使得疾病中所表现的证候是在不断变化之中，特别是一些急重病证患者，其病情更可瞬息变化。原来是薄白苔，现已为黄腻苔；昨日恶寒发热，今日但热不寒；原为病势剧烈，日久已是虚象为主；昨日尚在气分，明日可能已入营血等。

病情的变化，有可能提示病变本质已有差异。因此，一旦证候变化，其证名诊断也应随之而变。故辨证也是一个动态的过程，不能把证候诊断固定在一个时间或空间，而应进行动态观察，随着证候的变化而变化。

4. 不拘泥于证型 临床较为常见、典型的证，可称为证型。书本所列各证及其所述证候，都是常用的、公认的、病情典型的证（型），故辨证时力求以单一证概括全部临床表现。

但"候"者，随证候而定，随时候而变；"型"者，模型，固定不变。临床上的证候，不一定典型、单纯，可能数证兼夹或复合，而教材所列证型，往往不能满足临床辨证的实际需要。因此，临床辨证要突破分型的局限，不能僵化，要知常达变，能够根据证候的实际，概括出正确的证名（当然这种证名也应规范），病情复杂者，可考虑兼夹、复合证的诊断，做到名实相符。

第五节 疾病诊断思路

疾病诊断就是确定疾病的种类和病名。根据四诊等方法所收集到的临床资料，在中医理论指导下进行综合分析，按照有关"病"的定义，确定疾病的病种，并对该病种的特点和规律进行整体性的诊断思维过程，称为"辨病"或"诊病"。

一、疾病的概念

早在甲骨文中即有疾病的概念，随着中医学的发展，辨病在医疗实践中亦不断得到发展。自唐宋以后，便形成了内、外、妇、儿、五官等许多专科，每一专科都有各自病种的诊断，而且涉及人体各个系统的疾病，故辨病在临床各科的意义尤为突出。

（一）疾病的基本概念

所谓疾病，是指在一定的病因（包括六淫、七情、遗传、饮食、劳逸、外伤等）作用下，人体内部及人体与环境的平衡协调状态遭到破坏，所引起的具有自身演变规律的异常生命活动过程。每一种疾病都表现为若干特定症状、体征和各阶段前后衔接的相应证候，并且具有发生、发展到结局的病变全过程。

中医学认为，健康是指人体的生命活动处于整体的动态平衡协调状态；而一旦因外邪侵入或内邪生成所导致的正邪斗争破坏了这种平衡协调状态，就会生病。疾病与健康存在生命质量的不同，但两者之间没有截然的界线。

"病"的字义与"疾"一致，合为疾病，两者的微小差别是疾轻病重，所以《说文解字》云："疾，病也。""病，疾加也。"疾病通常是从总体上反映人体精、气、神异常变化的诊断学概念，它包括功能和器质两方面的改变。中医学对疾病的认识深受天人相应、形神合一、阴阳平衡等观念的影响。

（二）与病相关的证、症概念

《玉篇》云："证，验也。"《增韵》云："证，候也。"《说文解字》中有"證""証"字。"證"的本义为证实、验证；"証"通"證"，为证据、验证之义，已被引申作为疾病的征象、证据。《伤寒论》各篇名均称"病脉证并治"，"证"既指具体症状，如"但见一证便是"，又可指一组症状，如"麻黄汤证"等。

在古医籍中，"证"和"症"两者相通。"症"字在医学用语中虽义同"證"、"证"，但将部首"言"改为"疒"，随着时间的推移，"证"与"症"不仅仅是字形的改变，而且有了各自的含义。目前，已规定了证、症的各自含义。

证，即证候。它是疾病发生和演变过程中某一阶段病理本质的反映，它以一组相关的症状和体征表现出来，是对疾病所处一定阶段的病因、病性、病位、病势等所做的病理性概括。

症，即病状，是病证表现出的各种现象，包括症状和体征。如发热、恶寒、疼痛、恶心、腹胀等症状，是患者的主诉或感觉到的不适；而面色苍白、舌淡苔白、脉细无力、下肢浮肿、腹部包块等体征，则是医者通过检查发现的客观病理征象。另外，有些病证，患者自觉症状不明显，但是经用现代仪器设备检测所得到的异常结果，如蛋白尿、血压高、血红蛋白低、大便潜血阳性等亦属病理征象。

（三）症、证、病三者的关系

症、证、病是中医诊断学中三个最基本的概念，三者之间存在着不可分割的内在联系。病名代表着疾病全过程的病变规律及根本性矛盾，证名代表着疾病当前所处阶段的主要矛盾，而症则是病、证的具体表现。

症是最基本的病理要素，是诊断疾病和辨别证候的主要依据。诊断的思维过程必须围绕症来进行，症是原始的病情资料，离开了症就很难做出病、证的诊断。但症仅是疾病的现象，而不是疾病的本质，特别临床上还有脉症相反及寒热、虚实真假等现象与本质不一致的情况发生。因此，必须将以症为主体的所有病情资料综合起来分析，才有可能将其上升到证乃至病的高层次上，抓住本质。

证是病的阶段性反映，病与证纵横交叉，所以有异病同证、异病异证、同病异证、同病同证等。对于异病异证、同病同证不难理解。所谓同病异证，是指相同的病，因发病原因、患者体质及所处阶段的不同，可反映出不同的证候。例如感冒，因外感风寒、风热的差别，有风寒表证和风热表证的证型；又如胸痹，因瘀血质、痰湿质、阴寒质等体质差异，可分别表现为血瘀心脉、痰阻心脉、寒凝心脉的证型。所谓异病同证，是指不同的病，在疾病发展过程中，由于体质、病性、病位等的错综变化，可出现基本相同或相似的证候。许多慢性胃肠道疾病，如泄泻、痢疾、胃脘痛、腹痛、鼓胀等，都可能出现脾气虚证。

异病虽可以同证，但由于所属病种不同，其证候的临床表现并非完全相同，即构成同一证型的诸要素，如主症、次症、兼症等，在不同的病种中其内容及主次地位是不等的。例如，同为脾虚证，大便溏泄和食后腹胀喜按均为其构成要素，但是胃脘痛之脾虚证的主症是食后脘腹胀痛，可不一定出现大便溏泄；而泄泻之脾虚证的主症是大便泄泻，食后腹胀则为次症或可不出现。又如哮喘、水肿、崩漏、阳痿等不同疾病，虽都可出现肾阳虚证，见腰膝酸软冷痛、畏寒肢冷、舌淡苔白、脉沉弱等共同症状，但它们各自的主症显然是不同的。

同病虽可以异证，但无论证型有何差异，既然病相同，也就是其病理变化是基本或部分一致的，其主症亦贯穿病变的全过程，故虽同病异证，却异中有同。如肺痨病，虽有肺阴亏损、阴虚火旺、气阴耗伤、阴阳两虚等不同的证型，但该病的临床基本特点，即咳嗽、咳血、潮热、盗汗四大主症，都会出现于上述四种证型之中，只不过因病情轻重或各阶段病机不同，而四症的轻重、搭配有所改变而已。

二、疾病诊断的意义

每一种疾病都有各自的病因可查、病机可究、规律可循、治法可依、预后可测，所以应高度重视对疾病的诊断，以便总揽病变全局，实施针对性的治疗。诚如朱肱《南阳活人书》所说："因名识病，因病识证，如暗得明，胸中晓然，无复疑虑，而处病不差矣。"

（一）把握病变规律

由于每一种病都有各自的本质与规律，因而明确疾病的诊断，便可以根据该病演变发展的一般规律，把握该病的全局，有利于对该病的本质认识和辨证论治，掌握诊疗的主动权。

如麻疹的根本矛盾是麻毒内伏，在其初期阶段，容易与感冒、风疹、肺热病等相混淆。临床若不能明辨病种，就容易忽视麻毒内伏的病机，而限于祛风解表之类随证治疗；若能明确麻疹的诊断，便胸有成竹，可从疹点透发的情况及伴随症状判断病之顺逆，当病势顺利时，即使有发热、咳嗽、喷嚏、流泪等症，也可不必做特殊治疗，但当麻疹难以外透时，则应及时透疹，预防热毒闭肺、麻毒内陷。

又如中风病，可分为三个阶段：平时经常出现头痛、肢端麻木、眩晕欲仆等症时，为阴虚阳亢，肝风欲作；而一旦出现突然眩仆、昏不知人等症时，则为卒中，系肝风夹痰夹瘀上蒙清窍；神清之后，往往络脉闭阻，表现为半身不遂、口眼㖞斜、语言不利等后遗证候。此病沿着阴虚阳亢、肝风夹痰夹瘀上蒙清窍、络脉闭阻的基本病变规律发展。因此，若能认识本病的本质与规律，在诊疗上便能获得主动。

同时，确定了病名，便可抓住疾病辨证的纲领。由于每种病的常见证型有限，抓住了病，也就把该病的辨证范围大致局限于该病的常见证型当中，缩小了辨证的范围，减少了辨证的盲目性。

（二）针对疾病治疗

针对"病"所进行的专法、专方、专药治疗，是中医学的一个重要内容。如徐灵胎《医学源流论》曾指出："欲治病者，必先识病之名……一病必有主方，一病必有主药。"说明不同疾病可有自己的专法、专方、专药治疗。专病可有专法治疗，如内痔常用枯痔钉疗法、结扎疗法，痄腮可于角孙穴行灯火灸疗法，圆翳内障成熟后可采用金针拨障疗法等。专病可用专方治疗，如心动悸用炙甘草汤，肠痈用大黄牡丹皮汤或薏苡附子败酱散，郁病用逍遥散，蛔厥用乌梅丸等。专病采用专药治疗，如茵陈退黄，海藻、昆布软坚散结而治瘰肿，常山、青蒿截疟而治疗疟疾，黄连、鸦胆子治疗痢疾，水银、硫黄疗疥疮等。这些专法、专方、专药对疾病的治疗有很强的针对性，可以大大提高临床疗效。

同病虽可有异证，但是无论证型有何差异，从病变角度分析则有其共同的特点和规律，因此除据证选用不同的治法方药外，还应结合病的特点进行治疗。如肺痨病，虽有肺阴亏虚、阴虚火旺、气阴耗伤、阴阳两虚等不同证型，需各自采取不同的治疗方药，但是抗结核杀虫药则应贯穿于治疗的始终。

异病虽可同证，证相同则可用相同的治法，但同中有异，针对不同的病在治疗上应有侧重。如胃缓、久泄和脾痿等病，均可表现为脾虚证，都要健脾益气，但是胃缓以胃体下垂为主要病理特点，故健脾的同时应升提阳气；久泄多夹有湿邪，则健脾的同时常佐以利湿止泄；脾痿常伴营血亏虚，则健脾益气常加补血养营之品。

三、疾病诊断的一般途径

对疾病的诊断，实际上就是要将各种各样的具体病变，从"疾病"这个总概念中区分开来。区分的方法一般是分辨其属于何类疾病，并层层分辨，直至认识其是何种具体病种，做出病名诊断。

病情的表现是复杂多样的，但是任何疾病都有其发病、病状、病程演变等方面的规律和特点，而这些规律是可以被把握的。因而疾病诊断的一般途径，大体来说是根据发病特点、病因病史、主症或特征性症状、特发人群、流行情况等进行分析思考。

（一）根据发病特点辨病

患者年龄、性别、发病特点等的不同，常可提示或缩小诊病的范围。

如新生儿出现黄疸称胎黄，属血疸范畴，轻微者多属生理现象；青年人患黄疸，以肝热病、肝瘟为常见；中年人患黄疸，无发热等症者，女性以胆石为多，男性应考虑肝积、肝癌；中年以上患黄疸，常见于肝积、癌病，男性多为胰癌、肝癌，女性多为胆癌。

又如妇女于月经期或经期前后出现某一主要症状，并呈周期性者，属月经期疾病，如有经行乳房胀痛、经行发热、经行头痛、经行泄泻、经行吐衄、经行风疹块、经行眩晕、经行浮肿、经行情志异常等。

再如，新起水肿，病势急，水肿快，从面睑头部开始水肿，常兼有表证或湿热等外邪为犯的证候者，为阳水；长期水肿或反复出现水肿，病程长，水肿势缓而较难消退，一般有内脏损害、阳气亏虚的证候表现者，为阴水。水肿从下肢开始，受体位影响，以下垂部位水肿为主，伴心悸气促、唇甲紫绀、颈脉怒张者，多为心性、肺性水肿；水肿以颜面、眼睑为主，伴蛋白尿、血清蛋白降低、胆固醇增高者，为肾性水肿；以腹胀大为主，伴皮色苍黄、腹部脉络显露、腹水征阳性者，为肝性水肿；在使用各种激素、甘草制剂等过程中出现水肿者，为药物性水肿。

麻疹、水痘、霍乱、时行感冒、白喉、痄腮、天行赤眼、痨病等疾病，均具有传染性或流行性。因而熟悉这些疾病具有传染或流行的特点，及时发现其传染性、流行性，也是明确疾病诊断的主要线索。

（二）根据病因病史辨病

若能确定导致疾病发生的特殊原因，对疾病诊断极为有益。如因食生蚕豆后出现腹痛、黄疸者，为蚕豆黄；近期有输血史，或毒蛇咬伤史，或服用损伤肝脏药物服药史，而出现黄疸者，多为血疸。因思虑劳神过度，失眠而头晕者，为神劳；因乘车船而头晕，伴恶心呕吐者，为晕动；新产之后头晕为主症者，为产后血晕；因头颅损伤而头晕、头痛者，为瘀阻脑络。又如神昏者，不可能了解患者的自觉症状，但若有在暑热高温下劳作、暴遇寒冷、过饥过累、过量饮酒、服食毒物、药物过敏、淹溺、遭受雷电等病因或病史者，可分别诊断为暑厥、冷厥、饥厥、酒厥、食物或药物中毒、溺水、电击伤等病。

了解既往患病情况，根据其病情演变趋势而推测当前疾病，也是临床诊病的思路之一。如内脏本有长期的严重疾患，在原有病情加重的基础上出现神昏者，常见于脏厥、中风等病。如原有严重心脏病史，心悸、心痛，出现昏迷、面色苍白或青紫、四肢厥冷、冷汗淋漓、脉结代或微者，多为心厥、真心痛；昏迷发生于水肿、癃闭等病中，尿少尿闭，呼气有尿臊味，见于肾厥；本有肝系疾病，如肝瘟、鼓胀等，出现昏迷，嗅及肝臭味者，为肝厥；本有严重肺系疾病，如肺胀、哮病等，咳嗽气喘，出现昏迷，多为肺厥；因颅脑损伤、中风、中毒等，出现神昏、身体僵直、二便失禁，其状若尸者，为尸厥；原有风眩等病，头晕头痛、突然仆倒、神志昏迷者，为中风。

（三）根据主症或特征症辨病

主症及特征症是许多疾病诊断的主要线索和根据。如百日咳，必有阵发呛咳的主要表现；痄腮以腮部肿胀、疼痛为主要表现；哮病必有喉间哮鸣有声、呼吸喘促的主症；突发口眼㖞斜为主症者，一般为口僻；以反复发作，或左或右的剧烈头痛为主症者，多为偏头痛；以高热、身发斑疹为主要表现者，多为温毒发斑；以朝食暮吐、暮食朝吐为主症者，诊为胃反；经常大便干结、排便困难者，诊为脾约；尿出砂石或影像检查发现结石阴影者，可确诊为石淋；蛔虫、姜片虫、寸白虫、蛲虫、钩虫等寄生虫病，粪便检查有虫卵，可作为确诊的依据；全血细胞减少是诊断髓劳的主要依据。

（四）根据特发人群辨病

如妇女有经、带、胎、产、杂病，故育龄妇女就诊，应考虑此类疾病，若以月经异常作为主诉，则总不离月经的期、色、量、质异常，如月经提前、月经延后、月经先后无定期等。男性有遗精、阳痿、早泄、不育等特发疾病。老年人以久咳、肺胀、风眩、胸痹、消渴、脑痿、痴呆、精癃、癌病等较常见。小儿有疹、痘、惊、疳、五迟等特发病。生活于西北、沙漠等干燥地区者，易患干燥性疾病等等。所以，结合性别、年龄、生活及居处的差异，应考虑到其特发病的可能。

四、正确认知中医病名

中医病名具有悠久的历史，中医学对疾病的命名很多是以主症、临床特点及病因病机为基础的，具有简明、形象、科学的特征。例如伤寒、中暑、痹证、痿证、厥病、鼓胀、破伤风、鹅口疮、痄腮、带下、崩漏等，精炼简要，形象生动，见其名便知其义，易于掌握。有的病名，如痢疾、疟疾、白喉、癫痫、哮喘、感冒、麻疹、水痘等，还一直为现代西医所沿用。

由于受中医传承、学术流派等因素影响，中医病名亦有不足之处，如命名的标准不统一，病、证、症的名称概念时有混淆，一病多名或多病一名的现象较多，有的病名定义欠确切，内涵与外延不够清楚，病种分化不够，有的病名实为病类概念等。随着中医学术的发展和现代化进程的加快，这些问题将逐步得到解决。

本章小结

临床诊断的实现需要对病情资料进行综合处理，诊断是一个复杂的思维过程，其基本的思维形式，就是分析、综合、推理与判断。临床诊断应从主症开始，在确保病情资料的完整性、系统性、一致性、准确性和客观性的前提下，采用正确的思维方法和步骤进行分析与综合。证，是对疾病某一阶段病理本质的概括；病，是具有自身演变规律的异常生命活动过程。证候诊断不能替代疾病诊断，掌握证候诊断思路与疾病诊断思路对疾病的临床治疗具有重要意义。

第十章　中医病历书写

　　病历是指医务人员在医疗活动过程中形成的文字、符号、图表、影像、切片等资料的总和，包括门（急）诊病历和住院病历。

　　中医病历书写是指医务人员通过望、闻、问、切及查体、辅助检查、诊断、治疗、护理等医疗活动获得有关资料，并进行归纳、分析、整理形成医疗活动记录的行为。

　　病历是记载患者疾病发生发展、演变预后、诊断治疗、防护调摄及其结果的原始档案，也是复诊、转诊、会诊及解决医疗纠纷、判定法律责任、医疗保险等事项的重要资料和依据。病历作为第一手信息资料，对中医医疗、保健、教学、科研、医院管理等起着重要的作用。病历书写是临床医师必备的基本功，它反映了临床医务工作者医疗技术、科学作风和文化修养的水平。

第一节　中医病历的内容和要求

　　病历的内容和要求，应符合《中医病历书写基本规范》（国中医药医政发 [2010]29 号）的规定。

一、中医病历书写的基本要求

（一）文字、格式、用语及书写要求

　　1. 中医病历书写应当客观、真实、准确、及时、完整、规范。

　　2. 病历书写应当使用蓝黑墨水、碳素墨水，需复写的病历资料可以使用蓝或黑色油水的圆珠笔。计算机打印的病历应当符合病历保存的要求。

　　3. 病历书写应当使用中文，通用的外文缩写和无正式中文译名的症状、体征、疾病名称等可以使用外文。

　　4. 病历书写应规范使用医学术语，中医术语的使用依照相关标准、规范执行。要求文字工整，字迹清晰，表述准确，语句通顺，标点正确。

　　5. 病历书写一律使用阿拉伯数字书写日期和时间，采用 24 小时制记录。

　　6. 病历书写中涉及的诊断，包括中医诊断和西医诊断，其中中医诊断包括疾病诊断与证候诊断。中医治疗应当遵循辨证论治的原则。

（二）病历书写人员资格要求

1.病历应当按照规定的内容书写，并由相应医务人员签名。

2.实习医务人员、试用期医务人员书写的病历，应当经过本医疗机构注册的医务人员审阅、修改并签名。

3.进修医务人员由医疗机构根据其胜任本专业工作实际情况认定后书写病历。

4.病历其他部分书写人员资格见相应章节。

（三）病历的阅改

1.病历书写过程中出现错字时，应当用双线划在错字上，保留原记录清楚、可辨，并注明修改时间，修改人签名。不得采用刮、粘、涂等方法掩盖或去除原来的字迹。

2.住院医师负责指导和督促实习医师、进修医师书写病案，并负责阅改住院病历；主治医师负责阅改住院记录，并负责病案质量；正、副主任医师及科室（病区）主任应经常检查病案质量。

3.住院病历在一页中阅改超过3处的，须重新抄写。

4.住院病历经各级医师签署首页并归档后，不得再做任何修改。

（四）其他

1.书写病案要求做到认真、准确、客观、符合病情。要求住院病历完整系统，住院记录简明扼要、重点突出。

2.每份病历一般应体现三级医师查房。

3.各项化验、检查报告单分类粘贴，整齐有序，标记清楚。要求有统一印制的化验单、检查报告单粘贴纸。住院病历归档后应将所有检验资料用红铅笔左低右高斜线封档。

4.出院前要清点患者诊疗资料是否齐全。

5.对需取得患者书面同意方可进行的医疗活动，应当由患者本人签署知情同意书。患者不具备完全民事行为能力时，应当由其法定代理人签字；患者因病无法签字时，应当由其授权的人员签字；为抢救患者，在法定代理人或被授权人无法及时签字的情况下，可由医疗机构负责人或者授权的负责人签字。

因实施保护性医疗措施不宜向患者说明情况的，应当将有关情况告知患者近亲属，由患者近亲属签署知情同意书，并及时记录。患者无近亲属的或者患者近亲属无法签署同意书的，由患者的法定代理人或者关系人签署同意书。

二、中医病历的类别

中医病历包括门（急）诊病历和住院病历，其书写内容和要求应严格按国家卫生主管部门的相关规定、规范执行。目前电子病历亦广泛用于临床，其格式和要求参照国家中医药管理局发布的《中医电子病历基本规范（试行）》（国中医药发 [2010]18号）。

三、中医病历书写的重点内容

中医病历书写的重点内容是主诉，现病史，中医病、证诊断。

（一）主诉的确定与正确书写

主诉是指促使患者就诊的主要症状（或体征）及其持续时间。

1. 主诉的确定 主诉往往是疾病的主要矛盾所在，具有重要的诊断价值。主诉是调查、认识、分析、处理疾病的重要线索。主诉需要医者经过问诊或检查、分析思考以后确定。主诉的确定对临床具有重要的意义：①提示病情的轻重缓急及其救治原则，如以大出血、昏迷等作为主诉者，常应急救处理。②确定询问或检查的主次和秩序，因为询问和检查首先都应围绕主诉进行。③确定病种和辨别病位或病性的主要依据，如寒热定时发作常为疟疾；胃脘痛多为病位在胃等。④决定现病史与既往史书写的内容，因为两者一般是以主诉所定时间作为区分的界限。

2. 主诉的书写要求 主诉的书写，要求重点突出，高度概括，简洁规范，时间准确。

（1）简洁规范 书写主诉要运用规范的书面语、医学术语。要突出部位、性质、程度、时间四要素，字数一般不超过 20 个。主诉只能写症状或体征，而不能用病名、证名代替症状、体征，如写"感冒 2 天""风湿痹证反复发作 3 年""患肺痨 9 月"等，都是错误的。

（2）重点突出 主诉为主要症状或体征，主诉一般只允许有 1～3 个，如"恶寒发热无汗 1 天"中的无汗就不应是主诉，因为无汗虽对辨证有意义，但它不是主要的痛苦症状。

（3）时间精确 主诉的时间要书写清楚，每一主诉都必须有明确的时间，如年、月、日、时、分钟等。对于急诊患者，时间应精确到小时、分钟。对于 2 个以上复合主诉应按主诉出现的时间先后排列，如"反复性咳嗽、咯痰 20 年，气喘 5 年，发作伴发热 5 天"。

（4）主诉准确 主诉症状的确切部位、性质、程度等尽可能将其描述清楚，如阵发脐腹部绞痛、经常头晕、右肋下肿块、呕出蛔虫等。

（二）现病史与既往史的划分

现病史是指当前所患病证的病史，包括就诊疾病从起病到就诊时病情演变与诊治的全部过程，以及就诊当时的全部自觉症状。既往史是指过去所患疾病的病史，包括既往健康情况、曾患过何种疾病及其诊治的主要情况。

两者的时间界定主要是根据主诉所定病证及其所记时间为准，即主诉所述病证及其时间之内者属现病史的内容，主诉所述病证及其所定时间以外的其他疾病则属既往史的内容。

实际上，现病史与既往史有时难以截然划分。因为现在与过去是相对的概念，现在就诊的疾病可能既往已经存在，而既往所患疾病现在可能并未消除，若所指为同一病证，属何种病史，便要以主诉所定的时间为准。同时主诉只能是症状或体征，且只允许有 1~3 个，而临床就诊时的症状则有很多，出现的时间又有先后不同。因此，正确地划分现病史与既往史，不仅首先要确定好主诉的内容及其时间，并且要根据病情进行综合分析。

（三）现病史的书写要求

现病史是指患者本次疾病的发生、演变、诊疗等方面的详细情况。内容包括发病情况、主要症状特点及其发展变化情况、伴随症状、发病后诊疗经过及结果、睡眠和饮食等一般情况的变化，以及与鉴别诊断有关的阳性或阴性资料等。现病史应当按时间顺序书写，并结合中医问诊，记录要系统、完整、准确、翔实。

1. 发病情况的记录　记录发病的时间、地点、起病缓急、前驱症状、可能的原因或诱因。并按发生的先后顺序描述主要症状的部位、性质、持续时间、程度、缓解或加剧因素，以及演变发展情况。如有伴随症状，应描述伴随症状与主要症状之间的相互关系。

2. 诊治经过及结果　记录患者发病后到入院前，在院内、外接受检查与治疗的详细经过及效果。对患者提供的药名、诊断和手术名称需加引号（""）以示区别。

3. 发病以来一般情况　结合"十问歌"简要记录患者发病后的寒热、饮食、睡眠、情志、二便、体重等情况。

与本次疾病虽无紧密关系，但仍需治疗的其他疾病情况，可在现病史后另起一段予以记录。

（四）诊断结论的书写要求

中医病历书写中所规定的"诊断"内容，应包括中医诊断和西医诊断，中医诊断又包括病名诊断和证名诊断。中医病名、证名诊断应当注意：

1. 要使用中医的病名、证名，而不能以西医病名、综合征等代替，也不能只满足于从教材所列举的名称中选取病名和证名，而应从临床实际出发，准确给疾病和证候下结论，所用病名和证名，一般应以中华人民共和国国家标准《中医临床诊疗术语》所列为依据。

2. 病名与证名是不同的诊断概念，而血虚眩晕、风寒肺咳、肾虚腰痛、湿热痢疾等，是将病名与证名合并为一进行诊断，这种诊断是错误的。

3. 若现存有几种病，应按重要的、急性的、本科的在先，次要的、慢性的、他科的在后的顺序分行排列，如内科门诊患者，诊断为感冒、肩痹、内痔、闭经。

4. 若对具体病种尚不能当即明确诊断时，可采用"××（症）待查""疫毒痢？"等诊断形式，但当病名诊断一旦明确，则应及时予以纠正。

5. 证名诊断一般应将病位、病性等综合为一个完整名称，如肝郁气滞证、脾虚湿困证、脾肾阳虚证、水气凌心证等。有多种病存在时，不能每种病后分别写一个证，而应是一个全面、统一的证名。证名不能只有病位而无病性，如"里证""手太阴肺经证"等，均不得作为正式的证名诊断。同时也不能将证名写成病机分析，如"肝郁气滞，气机不畅，不通则痛"等，其后面两句均非证名所应有的内容，而是病机阐释，故应删除。

第二节　中医病历书写格式

一、门（急）诊病历

门（急）诊病历内容包括门（急）诊病历首页（门（急）诊手册封面）、病历记录、化验单（检验报告）、医学影像检查资料等。门（急）诊病历记录应当由接诊医师在患者就诊时及时完成。急诊病历书写就诊时间应当具体到分钟。

门（急）诊病历记录分为初诊病历记录和复诊病历记录。

（一）初诊病历记录

就诊时间：　　年　　月　　日　　　　　　　就诊科别：

姓名：　　　　性别：　　　年龄：　　　　职业：

主诉：促使患者就诊的主要症状（或体征）及其持续时间。

病史：主症发生的时间、病情的发展变化、诊治经过，重要的既往病史、个人史、过敏史等。

体格检查：记录生命体征、中西医检查阳性体征和具有鉴别意义的阴性体征。特别要注意舌象、脉象的记录。

辅助检查：记录已获得的实验室及影像学检查结果。

诊断：

中医诊断：

西医诊断：

处理意见：

（1）中医处理：记录中医治则、方药、用法及其他治疗方法等。

（2）西医处理：记录西医具体用药、剂量、用法及其他治疗方法等。

（3）进一步的检查项目。

（4）饮食起居宜忌、随诊要求、注意事项等。

医师（签名）：

（二）复诊病历记录

就诊时间：　　年　　月　　日　　　　　　　就诊科别：

记录以下内容：

1. 前次诊治后的病情变化情况，简要的辨证分析，补充诊断、修正诊断。
2. 各种诊疗措施的变更及原因说明。
3. 未确诊或疗效不佳时邀请上级医师的会诊意见。

医师（签名）：

二、住院病历

住院病历内容包括住院病案首页、入院记录、病程记录、手术同意书、麻醉同意书、输血治疗知情同意书、特殊检查（特殊治疗）同意书、病危（重）通知书、医嘱单、辅助检查报告单、体温单、医学影像检查资料、病理资料等。本节重点介绍入院记录和病程记录。

（一）入院记录的要求及内容

入院记录是指患者入院后，由经治医师通过望、闻、问、切及查体、辅助检查获得有关资料，并对这些资料归纳分析书写而成的记录。可分为入院记录、再次或多次入院记录、24 小时内入出院记录、24 小时内入院死亡记录。

入院记录、再次或多次入院记录应当于患者入院后 24 小时内完成；24 小时内入出院记录应当于患者出院后 24 小时内完成，24 小时内入院死亡记录应当于患者死亡后 24 小时内完成。入院记录的主要内容如下。

1. 患者一般情况　包括姓名、性别、年龄、民族、婚姻状况、出生地、职业、入院时间、记录时间、发病节气、病史陈述者。

2. 主诉　是指促使患者就诊的主要症状（或体征）及持续时间。

3. 现病史　是指患者本次疾病的发生、演变、诊疗等方面的详细情况，应当按时间顺序书写，并结合中医问诊，记录目前情况。内容包括发病情况、主要症状特点及其发展变化情况、伴随症状、发病后诊疗经过及结果、睡眠和饮食等一般情况的变化，以及与鉴别诊断有关的阳性或阴性资料等。

（1）发病情况　记录发病的时间、地点、起病缓急、前驱症状、可能的原因或诱因。

（2）主要症状特点及其发展变化情况　按发生的先后顺序描述主要症状的部位、性质、持续时间、程度、缓解或加剧因素，以及演变发展情况。

（3）伴随症状　记录伴随症状，描述伴随症状与主要症状之间的相互关系。

（4）发病以来诊治经过及结果　记录患者发病后到入院前，在院内、外接受检查与治疗的详细经过及效果。对患者提供的药名、诊断和手术名称需加引号（""）以示区别。

（5）发病以来一般情况　结合"十问"简要记录患者发病后的寒热、饮食、睡眠、情志、二便、体重等情况。

与本次疾病虽无紧密关系、但仍需治疗的其他疾病情况，可在现病史后另起一段予以记录。

4. 既往史　是指患者过去的健康和疾病情况，内容包括既往一般健康状况、疾病史、传染病史、预防接种史、手术外伤史、输血史、食物或药物过敏史等。

5. 个人史，婚育史、月经史，家族史

（1）个人史　记录出生地及长期居留地，生活习惯及有无烟、酒、药物等嗜好，职业与工作条件及有无工业毒物、粉尘、放射性物质接触史，有无冶游史。

（2）婚育史、月经史　婚姻状况、结婚年龄、配偶健康状况、有无子女等。女性患者记录经带胎产史，初潮年龄、行经期天数、间隔天数、末次月经时间（或闭经年龄），月经量、痛经及生育等情况。

（3）家族史　父母、兄弟、姐妹健康状况，有无与患者类似疾病，有无家族遗传倾向的疾病。

6. 中医望、闻、切诊　应当记录神色、形态、语声、气息、舌象、脉象等。

7. 体格检查　应当按照系统循序进行书写。内容包括体温、脉搏、呼吸、血压，一般情况皮肤、粘膜，全身浅表淋巴结，头部及其器官，颈部，胸部（胸廓、肺部、心脏、血管），腹部（肝、脾等），直肠肛门，外生殖器，脊柱，四肢，神经系统等。

8. 专科情况　应当根据专科需要记录专科特殊情况。

9. 辅助检查　指入院前所作的与本次疾病相关的主要检查及其结果。应分类按检查时间顺序记录检查结果，如系在其他医疗机构所作检查，应当写明该机构名称及检查号。

10. 初步诊断　是指经治医师根据患者入院时情况，综合分析所做出的诊断。如初步诊断为多项时，应当主次分明。对待查病例应列出可能性较大的诊断。

（二）病程记录的内容及要求

病程记录是指继入院记录之后，对患者病情和诊疗过程所做的连续性记录。包括患者的病情变化情况及证候演变情况、重要的辅助检查结果及临床意义、上级医师查房意见、会诊意见、医师分析讨论意见、所采取的诊疗措施及效果、医嘱更改及理由、向患者及其近亲属告知的重要事项等。中医方药记录格式参照中药饮片处方相关规定执行。

病程记录的具体格式要求包括以下内容：首次病程记录；日常病程记录；上级医师查房记录；疑难病例讨论记录；交（接）班记录；转科记录；阶段小结；抢救记录；有创诊疗操作记录；会诊记录（含会诊意见）；术前小结；术前讨论记录；麻醉术前访视记录；麻醉记录；手术记录；手术安全核查记录；手术清点记录；术后首次病程记录；麻醉术后访视记录；出院记录；死亡记录；死亡病例讨论记录；病重（病危）患者护理记录等。

主要病程记录的要求及内容如下。

1. 首次病程记录 指患者入院后由经治医师或值班医师书写的第一次病程记录，应当在患者入院 8 小时内完成。首次病程记录的内容包括病例特点、拟诊讨论（诊断依据及鉴别诊断）、诊疗计划等。

（1）病例特点 应当在对病史、四诊情况、体格检查和辅助检查进行全面分析、归纳和整理后写出本病例特征，包括阳性症状、体征和具有鉴别诊断意义的阴性症状和体征等。

（2）拟诊讨论（诊断依据及鉴别诊断） 根据病例特点，提出初步诊断和诊断依据；对诊断不明的写出鉴别诊断并进行分析；并对下一步诊治措施进行分析。诊断依据包括中医辨病辨证依据与西医诊断依据，鉴别诊断包括中医鉴别诊断与西医鉴别诊断。

（3）诊疗计划 提出具体的检查、中西医治疗措施及中医调护等。

2. 日常病程记录 指对患者住院期间诊疗过程的经常性、连续性记录。由经治医师书写，也可以由实习医务人员或试用期医务人员书写，但应有经治医师签名。书写日常病程记录时，首先标明记录时间，另起一行记录具体内容。对病危患者应当根据病情变化随时书写病程记录，每天至少 1 次，记录时间应当具体到分钟。对病重患者，至少 2 天做一次病程记录。对病情稳定的患者，至少 3 天做一次病程记录。

日常病程记录应反映四诊情况及治法、方药变化及其变化依据等。

3. 上级医师查房记录 指上级医师查房时对患者病情、诊断、鉴别诊断、当前治疗措施疗效的分析及下一步诊疗意见等的记录。

主治医师首次查房记录应当于患者入院 48 小时内完成。内容包括查房医师的姓名、专业技术职务、补充的病史和体征、理法方药分析、诊断依据与鉴别诊断的分析及诊疗计划等。

科主任或具有副主任医师以上专业技术职务任职资格医师查房的记录，内容包括查房医师的姓名、专业技术职务、对病情和理法方药的分析及诊疗意见等。

4. 疑难病例讨论记录 指由科主任或具有副主任医师以上专业技术任职资格的医师主持、召集有关医务人员对确诊困难或疗效不确切病例讨论的记录。内容包括讨论日期、主持人、参加人员姓名及专业技术职务、具体讨论意见及主持人小结意见等。

5. 交（接）班记录 指患者经治医师发生变更之际，交班医师和接班医师分别对患者病情及诊疗情况进行简要总结的记录。交班记录应当在交班前由交班医师书写完成；接班记录应当由接班医师于接班后 24 小时内完成。交（接）班记录的内容包括入院日期、交班或接班日期、患者姓名、性别、年龄、主诉、入院情况、入院诊断、诊疗经过、目前情况、目前诊断、交班注意事项或接班诊疗计划、医师签名等。

6. 抢救记录 是指患者病情危重，采取抢救措施时做的记录。因抢救急危患者，未能及时书写病历的，有关医务人员应当在抢救结束后 6 小时内据实补记，并加以注明。

内容包括病情变化情况、抢救时间及措施、参加抢救的医务人员姓名及专业技术职称等。记录抢救时间应当具体到分钟。

7. 会诊记录（含会诊意见）　指患者在住院期间需要其他科室或者其他医疗机构协助诊疗时，分别由申请医师和会诊医师书写的记录。会诊记录应另页书写。内容包括申请会诊记录和会诊意见记录。申请会诊记录应当简要载明患者病情及诊疗情况、申请会诊的理由和目的，申请会诊医师签名等。常规会诊意见记录应当由会诊医师在会诊申请发出后 48 小时内完成，急会诊时会诊医师应当在会诊申请发出后 10 分钟内到场，并在会诊结束后即刻完成会诊记录。会诊记录内容包括会诊意见、会诊医师所在的科别或者医疗机构名称、会诊时间及会诊医师签名等。申请会诊医师应在病程记录中记录会诊意见执行情况。

8. 出院记录　指经治医师对患者此次住院期间诊疗情况的总结，应当在患者出院后24 小时内完成。内容主要包括入院日期、出院日期、入院情况、入院诊断、诊疗经过、出院诊断、出院情况、出院医嘱、中医调护、医师签名等。

（三）住院病历的基本格式

姓名：　　　　　　　　　　　　　性别：

年龄：　　　　　　　　　　　　　民族：

婚况：　　　　　　　　　　　　　职业：

发病节气：　　　　　　　　　　　出生地：

常住地址：　　　　　　　　　　　单位：

入院时间：　年　月　日　时　　　病史采集时间：　年　月　日　时

病史陈述者：　　　　　　　　　　可靠程度：

主诉：患者就诊的主要症状、体征及持续时间。要求重点突出，高度概括，简明扼要。

现病史：指患者本次疾病的发生、演变、诊疗等方面的详细情况，应当按时间顺序书写，并结合中医问诊，记录目前情况。记录的内容要求准确具体，避免流水账式的记录，具有鉴别意义的阴性症状亦应列入。内容应包括：

1. 起病情况　发病时间、地点、起病缓急、前驱症状、可能的病因和诱因。

2. 主要症状、特点及演变情况　准确具体地描述每一个症状的发生、发展及其变化。

3. 伴随症状　描述伴随症状及与主要症状的关系等有关情况。

4. 一般情况　结合中医"十问"，记录目前的寒热、饮食、睡眠、情志、二便、体重等情况。

5. 诊治情况　如果入院前经过诊治，应按时间顺序记录与本病有关的重要检查结果及所接受过的主要治疗方法（药物治疗应记录药物名称、用量、用法等）及其使用时间、效果，诊断名称应加引号。

既往史：指患者过去的健康和疾病情况。内容包括既往一般健康状况、疾病史、传染病史、预防接种史、手术外伤史、输血史、食物或药物过敏史等。有过敏史的要记录致敏药物、食物等名称及其表现。

个人史：记录出生地及长期居留地，生活习惯及有无烟、酒、药物等嗜好，职业与工作条件及有无工业毒物、粉尘、放射性物质接触史，有无夜游史。患者的出生地及经历地区在（或靠近）自然疫源地及地方病流行区，应说明居住、迁徙年月。

婚育史、月经史：记录婚姻状况、结婚年龄、配偶健康状况、有无子女等。女性患者记录经带胎产史，初潮年龄、行经期天数、间隔天数、末次月经时间（或闭经年龄），月经量、痛经及生育等情况。月经记录格式：月经初潮年龄，每次行经天数 / 经期间隔天数，闭经年龄或末次月经时间。

家族史：记录父母、兄弟、姐妹健康状况，有无与患者类似疾病，有无家族遗传倾向的疾病。

中医望、闻、切诊：记录神色、形态、语声、气息、舌象、脉象等。

体格检查：应当按照系统循序进行书写。主要包括：

生命体征：体温（T）、脉搏（P）、呼吸（R）、血压（BP）。

皮肤、黏膜、淋巴结。

头面部：头颅、眼、耳、鼻、口腔。

颈项：形、态、气管、甲状腺、颈脉。

胸部：胸廓、乳房、肺脏、心脏、血管。

腹部：肝脏、胆囊、脾脏、肾脏、膀胱。

二阴及排泄物：前阴、后阴，痰液、呕吐物、大便、小便、月经、带下、汗液等。

脊柱四肢：脊柱、四肢、指（趾）甲。

神经系统：感觉、运动、浅反射、深反射、病理反射。

经络与腧穴：经络、腧穴、耳穴。

专科检查：根据专科需要记录专科特殊情况。

辅助检查：采集病史时已获得的本院及外院的重要检查结果。应分类按检查时间顺序记录检查结果，如系在其他医疗机构所做检查，应当写明该机构名称及检查号。

辨病辨证依据：汇集四诊资料，运用中医临床诊断思维方法，归纳中医辨病辨证依据。

西医诊断依据：从病史、症状、体征和辅助检查等方面总结出疾病的主要诊断依据。

初步诊断：中医诊断：疾病诊断（包括主要疾病和其他疾病）。

证候诊断（包括相兼证候）。

西医诊断：包括主要疾病和其他疾病。

如初步诊断为多项时，应当主次分明。对待查病例应列出可能性较大的诊断。

实习医师:（签名）

经治医师:（签名）

本章小结

病历书写是临床医师必须掌握的基本功，是医院医疗管理信息和医护工作质量的客观凭证，也是进行临床科研和临床医学教育的重要资料。本章主要介绍了病历的内容与要求、中医病历的书写格式。病历书写必须具备真实性、系统性、完整性，必须符合统一的规格，且要按时按质完成各项病历书写。

附　录

附录1　中医临床诊疗术语（证候部分）（节选）

一、基本虚证类

1.气虚证　元气不足，脏腑功能衰退，以气短乏力，神疲懒言，自汗，舌淡，脉虚等为常见症的证候。

2.气陷证　气虚无力升举，应升反降，以头晕眼花，少气倦怠，脘腹坠胀，脱肛，内脏、子宫下垂，舌淡苔白，脉弱等为常见症的证候。

3.气脱证　真气因某种原因而急骤外泄，以突然面色苍白，口唇青紫，汗出肢冷，呼吸微弱，舌淡脉细数为常见症的危重证候。

同义词：元气虚脱（衰败）证。

4.血虚证　血液亏虚，脏腑、经络、形体失养，以面色淡白或萎黄，唇舌爪甲色淡，头晕眼花，心悸多梦，手足发麻，妇女月经量少、色淡、愆期或经闭，脉细等为常见症的证候。

（1）血虚动（生）风证　血液亏虚，形体失养，虚风内动，以面白无华，爪甲不荣，夜寐多梦，视物模糊，头晕眼花，肢体麻木，皮肤瘙痒等为常见症的证候。

（2）血虚风燥（盛）证　血虚风胜化燥，皮毛、筋脉失养，以皮肤粗糙、干燥脱屑、瘙痒，或枯皱皲裂，毛发失荣脱落，肌肤麻木，手足拘急，面白无华，爪甲淡白，头晕眼花，舌淡脉细等为常见症的证候。

同义词：血虚肤燥生风证。

（3）血虚津亏证　津血亏虚，形体失其濡养，以面白无华，皮肤枯槁，唇甲淡白，鼻燥咽干，目涩少泪，小便短少，大便干结，舌红少津，脉细而涩等为常见证的证候。

5.血脱证　突然大量出血或长期反复出血，血液亡脱于外，以面色苍白，头晕眼花，心悸怔忡，气微而短，四肢清冷，舌淡脉芤等为常见症的证候。

6.阴（液亏）虚证　阴液不足，不能制阳，以潮热盗汗，午后颧红，五心烦热，口燥咽干，舌红少苔，脉细数等为常见症的证候。

（1）阴虚阳浮证　阴液亏虚，阴不制阳，阳气上浮，以颜面烘热，两颧潮红，形瘦盗汗，头晕目眩，烦躁失眠，舌红少苔，脉细数等为常见症的证候。

（2）阴虚血燥证　阴液亏虚，津血被耗，以头晕目眩，口干咽燥，皮肤干涩、瘙痒，毛发不荣，午后潮热，盗汗颧红，舌红少津，脉细数等为常见症的证候。

（3）阴虚动血证　阴液亏虚，虚热迫血妄行，以咳血、吐血、衄血、尿血、便血，妇女月经量多，五心烦热，午后颧红，形瘦盗汗，舌红少苔，脉细数等为常见症的证候。

（4）阴虚动风证　阴液亏虚，经脉失养，虚风内动，以头目眩晕，肢体发麻，或手足瘛疭、震颤，形体消瘦，五心烦热，口燥咽干，小便短黄，大便干结，舌红少苔，脉细数等为常见症的证候。

（5）阴虚津亏证　阴津亏耗，形体失养，以口渴引饮，皮肤干涩，眼眶凹陷，小便短黄，大便干结，五心烦热，形瘦盗汗，舌红苔少而干，脉细数等为常见症的证候。

同义词：阴津亏虚证。

7.亡阴证　体液大量耗损，阴精欲竭，以身热汗出如油，口渴饮冷，烦躁，面红，舌干无津，脉细疾数等为常见症的危重证候。

同义词：阴脱证。

8.阳虚证　阳气亏损，失却温煦推动，脏腑功能衰退，以畏寒肢冷，神疲乏力，气短，口淡不渴，或喜热饮，尿清便溏，或尿少浮肿，面白，舌淡胖，脉沉迟无力等为常见症的证候。

同义词：阳气（亏）虚证，虚寒证，阳虚内寒证。

9.亡阳证　阳气衰竭而欲脱，以冷汗淋漓，身凉肢厥，神倦息微，面色苍白，脉微欲绝，舌淡苔润等为常见症的危重证候。

同义词：阳脱证。

10.虚阳浮越证　阳虚阴盛，格阳于上，以面红如妆，口咽干燥，皮肤灼热，下肢厥冷，尿清长，大便清，脉浮大无力等为常见症的证候。

11.气血两虚证　气血亏虚，形体失养，以神疲乏力，气短懒言，面色淡白或萎黄，头晕目眩，唇甲色淡，心悸失眠，舌淡脉弱等为常见症的证候。

（1）气随血脱证　因大量出血，气无所附而随之暴脱，以面色苍白，四肢厥冷，大汗淋漓，气息微弱，甚至昏厥，脉微欲绝，或虚大无力等为常见症的危重证候。

（2）气不摄（统）血证　气虚不能统摄血液，以便血、肌衄、齿衄，妇女崩漏、月经量多，神疲乏力，气短懒言，面色无华，舌淡脉弱等为常见症的证候。

（3）气血两虚动风证　气血亏虚，形体失养，虚风内动，以神疲乏力，气短懒言，面色淡白或萎黄，唇甲色淡，头晕目眩，肢体麻木，手足挛急，舌淡脉弱等为常见症的证候。

12.气阴两（亏）虚证　元气不足，阴津亏损，以神疲乏力，气短懒言，咽干口燥，烦渴欲饮，午后颧红，小便短少，大便干结，舌体瘦薄，苔少而干，脉虚数等为常见症的证候。

13.阴血亏虚证　阴液精血亏虚，形体失养，以形体消瘦，面色萎黄，低热颧红，肢体麻木，头晕目眩，心悸失眠，舌红苔少，脉细数等为常见症的证候。

14. 阴阳两（亏）虚证　脏腑阴液阳气俱虚，以眩晕耳鸣，神疲，畏寒肢凉，五心烦热，心悸腰酸，舌淡少津，脉弱而数等为常见症的证候。

（1）阴损及阳证　阴液亏损，日久及阳，终致阴阳俱虚的证候。

（2）阳损及阴证　阳气亏损，日久及阴，终致阴阳俱虚的证候。

（3）阴竭阳脱证　阴精亏损，阳无所附，随之而脱所表现的证候。

15. 津液亏虚证　津液亏少，脏腑组织失却濡养，以口燥咽干，唇焦或裂，渴欲饮水，小便短少，大便干结，舌红少津，脉细数无力等为常见症的证候。

（1）津亏（伤）证　津液亏虚之轻者，以口鼻、咽喉、唇舌、皮肤干燥，大便干结，脉细数等为常见症的证候。

（2）液亏（脱）证　津液亏虚之甚者，以形体消瘦，口唇焦裂，皮肤枯瘪，眼眶凹陷，关节不利，小便短少，大便干结等为常见症的证候。

16. 津气亏虚证　津液不足，正气亏虚，以神疲气短，烦渴欲饮，皮肤干燥，眼球凹陷，或汗出量多，舌红苔干，脉细无力等为常见症的证候。

17. 精气亏虚（不足）证　精气亏少，以形体瘦削，头晕脑鸣，身材矮小，动作迟钝，智力低下，或精少精稀、阳痿早泄等为常见症的证候。

同义词：精亏证。

18. 精血亏虚证　病久体弱，或生化不足，精亏血少，以眩晕，健忘，耳鸣，心悸，面白，损伤久不能复等为常见症的证候。

19. 髓亏证　精髓亏虚，形体失其充养，以眩晕耳鸣，头脑空痛，腰脊酸软，动作迟钝，肢体痿软，或足不任身等为常见症的证候。

20. 卫（气亏）虚证　卫气亏虚，卫外不固，以恶风汗出，容易感冒，脉浮无力等为常见症的证候。

同义词：卫表不固证。

21. 营（气亏）虚证　营血亏虚，机体失养，以疲乏，消瘦，自汗，面色少华，脉弱等为常见症的证候。

二、基本实证类

1. 外风证　泛指风邪或夹湿热疫毒等侵袭肤表，卫外功能失常所致的证候。其症因夹邪及所犯形体脏器的不同而各具特征。

（1）风邪犯表（外袭）证　风邪侵袭肌表，卫外功能失常，以恶风、发热、汗出、脉浮，或皮肤瘙痒、水肿，或咳嗽、咽喉痛、头身痛等为常见症的证候。

（2）风湿犯表（外袭）证　风湿侵袭肌表，卫外功能失常，以恶寒发热，肢体困重，关节酸痛，头重如裹，舌苔白腻等为常见症的证候。

同义词：风湿证。

（3）风热外袭（侵）证　风热侵袭肌表，卫外功能失常，以发热，微恶寒，汗出，口微渴，舌尖红，苔薄黄，脉浮数，或皮肤红肿灼痒等为常见症的证候。

同义词：风热证。

（4）风热痰毒（凝）证　风热痰毒壅滞，气血不畅，以发热面赤，咳嗽，痰多而黄稠，胸闷气喘，咽喉肿痛，或疮疡肿痛质硬、难溃难消，舌红苔黄腻，脉滑数等为常见症的证候。

同义词：风热夹痰证。

（5）风湿夹毒（毒聚）证　风湿毒邪侵渍肌肤，以下肢浮肿、溃疡，阴部湿疹、瘙痒、流黄水，或足趾间奇痒，妇女黄白带下等为常见症的证候。

（6）风热夹湿证　风热湿邪侵袭肌肤，以发热，渴不多饮，肢体困重，或目赤肿痛、睑缘湿烂，或皮肤湿疹、水疮、瘙痒、流水，舌红苔黄腻等为常见症的证候。

（7）风湿化热（火）证　风湿之邪郁久而化热，以肢体酸胀困重，关节肿痛、活动不利，或皮肤瘙痒、渗液，发热口渴，舌红苔黄白而干等为常见症的证候。

同义词：风湿郁热（热郁）证。

（8）风寒化（郁）热证　风寒之邪郁久化热，以恶寒发热，头身、关节酸痛，咳嗽痰稠，咽喉痒痛，舌尖红，苔黄白而干，脉数等为常见症的证候。

2.寒凝证　寒邪侵袭机体，阳气被遏，以恶寒甚，无汗，头身或胸腹疼痛，苔白，脉弦紧等为常见症的证候。

同义词：外寒证。

（1）寒湿阻（凝）滞证　寒湿之邪侵袭，阻滞气机，以头身困重，关节疼痛，屈伸不利，无汗，或面浮肢肿，大便稀溏，小便不利，舌苔白润，脉濡或滑等为常见症的证候。

同义词：寒湿（内阻）证。

（2）寒凝气滞证　寒邪凝滞气机，以头身关节疼痛，手足拘急，或脘腹胀满冷痛，泛吐清水，肠鸣腹泻，苔白润，脉弦紧等为常见症的证候。

（3）寒凝血瘀证　寒邪凝滞气机，血行瘀阻，以畏寒冷痛，得温痛减，肢冷色青，妇女月经后期、痛经、经色紫暗夹块，舌紫暗，苔白，脉沉迟而涩等为常见症的证候。

（4）寒湿化热证　寒湿之邪郁久化热，以发热，肢体沉重，关节红肿酸痛，口渴不多饮，恶心欲呕，腹痛腹泻，舌红苔黄白，脉滑数等为常见症的证候。

（5）寒湿瘀滞证　寒湿内蕴，血行瘀滞，以恶寒畏冷，肢体沉重、酸痛或刺痛，得温痛减，唇舌紫暗，舌有斑点，舌苔白滑，脉沉细涩等为常见症的证候。

（6）真寒假热证　泛指阴寒内盛，格阳于外，以既有手足厥冷，小便清长，大便清冷，舌淡苔白等真寒症状，又有身热反欲衣被，面色浮红，口渴欲热饮等假热表现的证候。

（7）寒热错（夹）杂证　泛指同一病人、同一时期，既有寒证又有热证的表现，寒热交错并见的证候。

（8）血寒（凝滞）证　寒邪客于血脉，凝滞气机，血行不畅，以恶寒，肢体麻木、冷痛，手足清冷，得热痛减，唇舌青紫，妇女月经后期、痛经、经色紫暗夹块，苔白滑，脉沉迟涩等为常见症的证候。

3.暑热（内郁）证　暑热侵袭，耗气伤津，以发热口渴，神疲气短，心烦头晕，汗出，小便短黄，舌红苔黄干等为常见症的证候。

（1）暑湿（内蕴）证　暑湿之邪交阻内蕴，以口渴，神疲倦怠，肢体困重，关节酸痛，心烦面垢，汗出不彻，舌红苔黄腻，脉滑数等为常见症的证候。

同义词：暑湿热郁证。

（2）暑热动风证　暑热炽盛，引动肝风，以高热，神昏，四肢抽搐，甚至角弓反张、牙关紧闭等为常见症的证候。

（3）暑闭气机证　暑热卒中，闭阻气机，以突然昏倒，身热汗少，手足厥冷，气喘不语，牙关紧闭等为常见症的证候。

4. 湿（浊困）阻证　湿浊邪气阻滞气机，以身体重困，关节、肌肉酸痛，屈伸不利，腹胀腹泻，食欲不振，苔滑脉濡等为常见症的证候。

同义词：湿邪阻滞证。

（1）湿阻气滞证　湿邪阻困，气机郁滞，以身体困重，脘腹胸胁等处胀闷或窜痛，苔滑或腻，脉弦等为常见症的证候。

（2）湿热（蕴结）证　湿热互结，热不得越，湿不得泄，以身热不扬，口渴不欲多饮，大便泄泻，小便短黄，舌红苔黄腻，脉滑数等为常见症的证候。

同义词：湿热内蕴（壅盛）证。

（3）气分湿热证　湿热侵迫气分，以身热不扬，胸闷腹胀，身目发黄，肢体困倦，呕恶，尿黄，舌红苔黄腻，脉濡数或滑数等为常见症的证候。

（4）湿热蕴蒸证　湿热蕴结熏蒸，以身热发黄，汗出热不退，或但头汗出，咽痛腮肿，肢酸困倦，尿短黄，舌红苔黄腻，脉濡数或滑数等为常见症的证候。

（5）湿热壅滞证　湿热邪气壅滞气机，以身热口渴，头身沉重胀痛，胸闷腹胀，脘痞呕恶，便溏不爽，舌红苔黄腻，脉濡数或滑数等为常见症的证候。

（6）湿热侵淫证　湿热邪气侵渍，以睑缘、耳、鼻、口角、手指、足趾等处红肿湿烂、瘙痒，溃破流水，舌红苔黄腻，脉滑数为常见症的证候。

（7）湿热毒蕴（疫毒）证　湿热毒邪蕴结，以手足、耳鼻、头面、阴部等处红肿溃烂、瘙痒流水，或发热身黄，神昏斑疹，小便闭涩，舌红苔黄腻，脉濡数等为常见症的证候。

（8）湿热瘀阻证　湿热蕴结，血行瘀滞，以身热口渴，头身肢体沉重刺痛，胁下痞块，小便不利，便溏不爽，舌质紫红，苔黄而腻，脉滑数或涩等为常见症的证候。

5. 外燥证　外界气候干燥，耗伤津液，以皮肤干燥，口鼻、咽喉干燥等为常见症的证候。

（1）温燥证　温燥之邪侵袭，耗伤阴津，以发热，微恶风寒，干咳痰少，心烦口渴，皮肤及鼻咽干燥，小便短黄，舌苔薄黄，脉浮数等为常见症的证候。

同义词：燥热证。

（2）凉燥证　凉燥之邪侵袭，犯表伤肺，以恶寒重，发热轻，头痛无汗，口、鼻、咽干燥，咳嗽痰少，舌苔薄白而干，脉浮紧等为常见症的证候。

同义词：寒燥证。

6. 火（邪）热炽盛证 火热内盛，以发热，口渴饮冷，胸腹灼热，面红目赤，大便秘结，小便短黄，舌红苔黄而干，脉数或洪等为常见症的证候。

同义词：实火（热）证。

（1）气分（热盛）证 外感温热病邪内入脏腑，正盛邪实，邪正剧争，以壮热烦渴，舌红苔黄，尿赤便结，脉洪或数等为常见症的证候。

同义词：热炽气分证。

（2）营分（热盛）证 温热病邪内陷，营阴受损，心神被扰，以身热夜甚，心烦不寐，神昏谵语，斑疹隐隐，舌质红绛，脉细而数等为常见症的证候。

同义词：热炽营分证，营热炽盛证。

（3）血分证 温热病邪深入血分，耗血伤阴，动风动血，以壮热或低热，手足抽搐或蠕动，神昏谵语，斑疹紫黑，吐血衄血，舌质深绛等为常见证的证候。

（4）热盛动风证 邪热炽盛，引动肝风，以壮热口渴，神志昏迷，手足抽搐，颈项强直，角弓反张，牙关紧闭，舌红绛，苔黄，脉弦数等为常见症的证候。

（5）热盛动血证 邪热炽盛，迫血妄行，以壮热口渴，面红目赤，便血、尿血、衄血，或斑疹显露，舌红绛，苔黄，脉洪数等为常见症的证候。

（6）热（极肢）厥证 邪热炽盛，阳盛格阴于外，以壮热口渴，烦躁不宁，胸腹灼热，手足厥冷，便秘尿黄，舌红苔黄，脉弦数等为常见症的证候。

同义词：真热假寒证。

7. 痰证 痰浊内阻，以咳嗽气喘，咯痰量多，呕恶眩晕，或局部有圆滑肿块，苔腻脉弦滑等为常见症的证候。

同义词：痰浊（阻滞）（凝聚）证。

（1）风痰证 外风夹痰浊为患，或肝风痰浊内扰，以咯吐泡沫痰涎，胸闷，眩晕，头目胀痛，或喉中痰鸣，口眼㖞斜，苔白腻，脉弦滑等为常见症的证候。

（2）寒痰证 寒邪与痰浊凝滞，以咯吐白痰，胸闷脘痞，气喘哮鸣，恶寒肢冷，苔白腻，脉弦滑或弦紧等为常见症的证候。

（3）湿痰证 痰湿内阻，以咯吐多量黏稠痰，痰滑易咯，肢体困重，胸脘痞闷，食少口腻，苔白腻，脉濡缓或滑等为常见症的证候。

同义词：痰湿（阻滞）（内阻）证。

（4）热痰证 痰浊与邪热互结，以咯吐黄痰，发热口渴，舌红苔黄腻，脉滑数等为常见症的证候。

（5）燥痰（蕴结）证 燥热痰浊内蕴，以咳嗽，咯痰不爽，或痰黏成块，或痰中带血，胸闷胸痛，口鼻干燥，舌干少津，苔腻，脉涩等为常见症的证候。

（6）痰热内扰（阻）（盛）证 痰热内盛，扰乱心神、气机，以咳嗽气喘，咯痰黄稠，发热口渴，烦躁不宁，失眠多梦，舌红苔黄腻，脉滑数等为常见症的证候。

同义词：痰热搏（蕴）结证，痰火郁结（内扰）证。

（7）痰热动风证 痰热内盛，引动肝风，以胸胁胀闷，咳嗽气喘，发热口渴，咯痰黄稠，或喉中痰鸣，四肢抽搐，或眩晕呕恶，舌红苔黄腻，脉滑数等为常见症的证候。

8. 水饮内停证　水饮停聚体腔，以眩晕，胸脘痞闷，呕吐清水、涎液，苔滑，脉弦等为常见症的证候。

同义词：饮证。

9. 水停（气）证　水湿停聚体内，以肢体浮肿，小便不利，或腹大痞胀，身体困重，舌淡胖，苔白滑，脉漏缓等为常见症的证候。

同义词：水湿内停（停聚）（侵渍）（泛溢）证。

10. 气滞证　某些脏腑或局部气机阻滞，以胸胁脘腹胀闷疼痛，时轻时重，走窜不定，胀痛常随太息、嗳气、肠鸣、矢气而减，脉弦等为常见症的证候。

同义词：气机阻滞（郁结）证。

（1）气滞血瘀证　气机阻滞，血行不畅，以胸胁脘腹胀闷窜痛，偶有刺痛，或有痞块、时散时聚，舌紫或有斑点，脉弦涩等为常见症的证候。

同义词：气血瘀滞证。

（2）气滞（郁）痰凝（阻）证　气机郁滞，痰浊内阻，以胸胁脘腹胀闷窜痛，或有圆滑痞块，或肌肤肿硬麻木，情绪抑郁，吐白痰，苔白腻，脉弦滑等为常见症的证候。

（3）气滞湿阻（困）证　气机郁滞，湿浊内阻，以胸胁脘腹胀闷窜痛，恶心欲吐，肢体困重，头晕嗜睡，或有浮肿，苔白腻，脉弦滑或濡缓等为常见症的证候。

（4）气滞热壅证　气机郁滞，邪热壅盛，以胸胁脘腹胀痛或灼痛，发热口渴，舌红苔黄，脉弦数等为常见症的证候。

（5）气郁（滞）化火（热）证　气机阻滞，日久化火，以情绪抑郁，烦躁易怒，胸胁胀闷、灼痛，口苦口干，舌红苔黄，脉弦数等为常见症的证候。

（6）气滞水停证　气机阻滞，水液内停，以肢体浮肿，小便不利，头身困重，胸胁脘腹胀闷、窜痛，舌淡苔白滑，脉弦缓等为常见症的证候。

11. 气（机上）逆证　泛指气机逆乱向上，以咳嗽气喘，或恶心、呕吐、呃逆、嗳气，或觉气从少腹上冲胸咽，胸胁胀闷，头胀眩晕等为常见症的证候。

12. 气闭证　气机闭塞不通，以脘腹绞痛，或阵发走窜剧痛，无肠鸣矢气，二便不通，或突然昏厥，牙关紧闭，肢体强直等为常见症的证候。

同义词：气机壅闭（闭塞）证。

13. 血瘀证　瘀血内阻，血行不畅，以局部出现青紫肿块、疼痛拒按，或腹内癥块、刺痛不移、拒按，或出血紫暗成块，舌紫或有斑点，脉弦涩等为常见症的证候。

同义词：瘀血内阻（阻滞）证。

（1）血瘀气滞证　瘀血内阻，气机郁滞，以腹内癥块、刺痛或胀痛、拒按，或局部青紫肿胀、疼痛，舌紫或有斑点，脉弦涩等为常见症的证候。

同义词：瘀滞证。

（2）血瘀动血证　瘀血阻塞，血溢脉外，以出血色紫暗、夹块，或局部刺痛、固定，或见青紫肿块，舌紫或有斑点，脉涩等为常见症的证候。

（3）血瘀（瘀滞）化热证　血瘀日久化热，以局部刺痛、灼热，或有青紫肿块，午后或夜间发热，口干漱水不欲咽，舌暗红或有斑点，脉涩而数等为常见症的证候。

同义词：瘀热内郁证。

（4）血瘀水停证 瘀血内阻，水液停聚，以腹内有癥块、刺痛，腹大而胀，小便不利，或局部青紫、漫肿刺痛，舌淡紫或有斑点，脉涩等为常见症的证候。

14. 食积证 乳食停积胃肠，以脘腹痞胀疼痛，呕吐酸馊，厌食，大便不爽、臭如败卵，苔腐腻，脉弦滑等为常见症的证候。

同义词：乳食内积证。

15. 虫积证 寄生虫积聚体内，以腹胀腹痛，贪食易饥，体瘦乏力，大便稀烂，面色萎黄等为常见症的证候。

16. 石阻证 泛指体内有结石阻滞，以脘腹痞胀疼痛，或腰连少腹痛等为常见症状，因结石停滞部位不同而其症各具特征。

17. 真实假虚证 泛指疾病本质为实证，而表现出某些类似虚弱症状的证候。

……

三、虚实夹杂证类

1. 气虚夹实证 泛指气虚兼夹痰湿、水饮、瘀血等邪的证候。其症除有气虚表现外，并因实邪不同而各具特征。

2. 血虚夹实证 泛指血虚兼夹寒痰、风热、瘀血等邪的证候。其症除有血虚表现外，并因实邪不同而各具特征。

3. 阴虚夹实证 泛指阴虚兼夹实热、水湿、痰浊、瘀血等邪的证候。其证除有阴虚表现外，并因实邪不同而各具特征。

（1）阴虚内热证 阴液亏虚，虚热内生，以低热不退，盗汗颧红，口干欲饮，小便短黄，大便干结，舌红少津，脉细数等为常见症的证候。

同义词：虚热证。

（2）阴虚火旺（炽）（炎）证 阴液亏虚，虚火亢旺，以心烦失眠，口燥咽干，盗汗遗精，两颧潮红，小便短黄，大便干结，或咳血、衄血，或舌体、口腔溃疡，舌红少津，脉细数等为常见症的证候。

同义词：虚火证。

（3）阴虚阳亢证 阴液亏虚，阳失制约而偏亢，以潮热盗汗，两颧潮红，头晕目眩，烦躁失眠，舌红少津，脉细数等为常见症的证候。

同义词：虚阳偏亢（旺）证。

（4）阴虚血热证 阴液亏虚，热迫血分，以低热颧红，心烦口渴，咽干痒痛，小便短黄，大便干结，或咳血、衄血、斑疹，舌红苔黄少津，脉细数等为常见症的证候。

4. 阳虚夹实证 泛指阳虚兼夹痰浊、水湿、瘀血、风寒等邪的证候。其证除有阳虚表现外，并因实邪不同而各具特征。

（1）阳虚气滞证 阳虚失温，气机阻滞，以畏寒肢冷，面色苍白，胸胁、脘腹胀痛，肠鸣，大便溏，尿清长，舌淡胖，脉沉迟无力等为常见症的证候。

（2）阳虚湿困（阻）证 阳气亏损，气化失常，水湿内停，以畏寒肢冷，肢体浮肿、困重，小便不利，大便溏泄，食少腹胀，舌淡胖，苔白腻或白滑，脉沉迟而滑等为常见症的证候。

（3）**阳虚饮停证**　阳气亏损，饮邪停聚，以畏冷肢凉，或咳嗽吐稀白痰，或眩晕，胸闷心悸，或脘痞，呕吐清水，或胁肋饱胀，舌淡胖，苔白滑，脉弦滑或弦紧等为常见症的证候。

同义词：寒饮内停证。

（4）**阳虚水泛（停）证**　阳气亏损，不能温运、气化水液，以肢体浮肿，小便不利，心悸喘促，腹胀濡泄，形寒肢冷，舌淡胖，苔白滑为常见症的证候。

5.津亏热结证　津液亏虚，热邪内结，以发热口渴，唇舌干燥，小便不利，大便秘结，烦躁不宁，舌红苔黄，脉数等为常见症的证候。

6.正虚邪恋（留）证　泛指正气亏虚，痰饮、湿热、寒湿、余热等病邪留滞所反映的证候。因正虚与病邪性质的不同而临床表现各异。

四、心系证类

1.心气（亏）虚证　心脏与心神气虚，以心悸气短，精神疲倦，或有自汗，面白舌淡，脉弱等为常见症的证候。

2.心气虚血瘀证　心气虚弱，运血无力，心脉瘀阻，以心悸气短，胸闷心痛，精神疲倦，面色紫暗，舌淡紫，脉弱而涩等为常见症的证候。

3.心气血两虚证　气血两虚，心与心神失养，以心悸，神疲头晕，多梦健忘，面白舌淡，脉弱等为常见症的证候。

4.心气阴两虚证　气阴两虚，心与心神失养，以心悸气短，神疲头晕，失眠多梦，颧红，舌红少苔，脉弱而数等为常见症的证候。

5.心阳（亏）虚证　心阳虚衰，温运失司，以心悸怔忡，心胸憋闷而喘，畏冷肢凉，面色㿠白，或下肢浮肿，唇舌色暗，苔白，脉弱或结代等为常见症的证候。

6.心阳气虚证　心阳亏虚，心气不足，温运失司，以神疲气短，心悸怔忡，畏冷肢凉，自汗懒言，唇舌暗淡等为常见症的证候。

7.心阳虚血瘀证　心阳虚衰，运血无力，心脉瘀阻，以心悸，胸闷心痛，畏冷肢凉，面色紫暗，舌淡紫，脉弱而涩或结代等为常见症的证候。

8.心血（亏）虚证　血液亏虚，心与心神失养，以心悸，头晕，多梦，健忘，面色淡白或萎黄，唇舌色淡，脉细等为常见症的证候。

9.心阴（亏）虚证　阴液亏虚，心与心神失养，以心悸心烦，失眠多梦，头晕健忘，舌红少苔，脉细数等为常见症的证候。

10.心阴血虚证　阴虚血亏，心与心神失养，以心悸心烦，面白颧红，头晕健忘，脉细或数等为常见症的证候。

11.心阴虚火旺（阳亢）证　心阴亏虚，虚热内扰，以心悸心烦，失眠多梦，潮热盗汗，口渴，颧红，舌红少津，脉细数等为常见症的证候。

12.心阴虚血瘀证　心阴亏虚，瘀阻心脉，以心悸、心烦、胸闷心痛，或失眠多梦、头痛，舌暗红或有斑点，脉细数涩或结代等为常见症的证候。

13. 心阴阳两虚证　心阳心阴均不足，以心悸怔忡，畏冷肢凉，五心烦热，胸闷，头晕，舌暗红，脉结代或弱等为常见症的证候。

14. 心血瘀阻（滞）证　血行不畅，瘀血阻滞心脉，以胸闷心悸，心痛如刺，痛引肩背内臂，唇舌紫暗，脉细涩或结代等为常见症的证候。

同义词：心脉瘀（痹）阻证。

15. 痰阻心脉证　痰浊阻痹心脉，血行不畅，以胸闷心痛，体胖多痰，身体困重，面色暗，舌淡紫，苔腻或滑，脉滑等为常见症的证候。

16. 寒滞心脉证　胸阳不振，寒邪凝滞，心脉痹阻，以恶寒畏冷，心胸闷痛、遇寒痛增、得温痛减，苔白，脉沉迟或沉紧等为常见证的证候。

17. 心脉气滞证　心脉气机阻滞，以胸闷，心胸胀痛或窜痛，脉弦等为常见症的证候。

同义词：气滞心脉证。

18. 饮停心包证　饮邪停积心包，阻滞气血运行，以心悸怔忡，心胸满闷，气喘，倚息不能平卧，舌淡紫苔白滑，脉沉伏或弱等为常见症的证候。

19. 心火炽（亢）盛证　火热炽盛，扰乱心神，以发热口渴，心烦失眠，甚或狂乱，便秘尿黄，面赤，舌红苔黄，脉滑数等为常见症的证候。

同义词：心经积热证。

20. 心火上炎证　心经火旺，上炎口舌，以发热口渴，心烦，口舌生疮、赤烂疼痛，面红，脉数等为常见症的证候。

21. 热闭心包（神）证　邪热炽盛而神闭，以发热口渴，神志昏迷，或谵语、狂乱，面赤气粗，舌红苔黄，脉滑数等为常见症的证候。

同义词：热陷（入）心包证。

22. 热（火）扰心神证　邪热炽盛，心神被扰，以心悸心烦，失眠多梦，甚或谵语，发热口渴，面赤，舌红苔黄，脉滑数等为常见症的证候。

23. 痰火（热）扰神（心）证　火热痰浊交结，闭扰心神，以发热口渴，面赤气粗，便秘尿黄，吐痰色黄，或喉间痰鸣，胸闷心悸，烦躁不寐，甚或发狂，或神昏谵语，舌红苔黄腻，脉滑数等为常见症的证候。

同义词：痰火闭窍证。

24. 痰迷（蒙）（阻）（闭）心窍（神）证　痰浊蒙闭心神，以神识痴呆，朦胧昏昧，或神情抑郁、举止失常，或昏不知人、喉中痰鸣，胸闷痰多，面色晦暗，苔腻脉滑等为常见症的证候。

25. 风痰闭神（窍）证　肝风夹痰浊上犯，蒙闭心神，以素有头晕头痛，突然昏仆，神志昏迷，喉中痰鸣，苔腻脉滑等为常见症的证候。

26. 瘀阻脑络（窍）证　瘀血犯头，阻滞脑络，以头晕，头痛如刺、痛处固定、经久不愈，或头部外伤后昏不知人，面色晦暗，舌紫暗或有斑点，脉细涩等为常见症的证候。

27. 惊恐伤神证　因卒惊、大恐，损伤神气，以面色苍白或青紫，胸闷心悸，神识痴呆，甚或昏倒，脉伏或结或动等为常见症的证候。

28. 心神不宁证　泛指各种原因导致以心悸心慌，心烦、失眠多梦，胆怯易惊等为常见症的证候。

五、肺系证类

1. 肺气（亏）虚证　肺气虚弱，以咳嗽无力，气短而喘，动则尤甚，吐痰清稀，声低，或有自汗，畏风，舌淡，脉弱等为常见症的证候。

2. 肺气阴两虚证　肺气虚弱，阴液亏虚，以干咳无力，气短而喘，声低或音哑，五心烦热，脉细无力等为常见症的证候。

3. 肺阳虚证　阳气亏虚，肺失温煦，以咳嗽气喘，畏冷肢凉，吐稀白痰，胸闷，苔白滑，脉弱等为常见症的证候。
同义词：肺虚寒证。

4. 肺阴（亏）虚证　肺阴亏虚，虚热内扰，以干咳少痰，或痰黏不易咯出，或痰中带血，口燥咽干，或音哑，潮热颧红，或有盗汗，舌红少津，脉细数等为常见症的证候。
同义词：肺虚热证。

5. 肺卫气虚（不固）证　肺气虚弱，卫表不固，以恶风自汗，时常感冒，气短乏力，舌淡脉弱等为常见症的证候。
同义词：肺虚表疏证。

6. 阴虚肺燥证　阴液亏虚，肺燥失润，以咽干口燥，干咳少痰，喉痒鼻燥，少苔少津，脉浮细数等为常见症的证候。
同义词：肺燥津亏（阴虚）证。

7. 肺热炽（壅）盛证　火热炽盛，壅积于肺，以发热口渴，咳嗽，气粗而喘，或有胸痛、咽痛，鼻扇气粗，便秘尿黄，舌红苔黄，脉数等为常见症的证候。
同义词：肺实热证，肺火证，邪热壅肺证。

8. 肺热阴虚（津伤）证　肺热炽盛，阴液亏虚，以发热口渴，咳嗽痰少，气喘，便秘尿黄，舌红苔黄少津，脉数等为常见症的证候。
同义词：阴虚肺热证。

9. 风热犯肺证　风热侵袭肺卫，以发热微恶风寒，身痛或咽痛，咳嗽，气喘，舌尖红，苔薄黄，脉浮数等为常见症的证候。

10. 痰热（火）壅（蕴）肺证　痰热交结，壅积于肺，以发热口渴，咳嗽气喘，吐痰黄稠，胸闷，舌红苔黄腻，脉滑数等为常见症的证候。

11. 痰浊（湿）阻（蕴）肺证　痰湿蕴结，肺气阻滞，以胸闷，咳嗽气喘，吐白痰量多，苔白滑腻，脉弦滑等为常见症的证候。

12. 痰瘀（瘀痰）阻肺证　瘀血痰浊蕴阻于肺，以咳嗽气喘，胸闷刺痛，吐痰多或痰中夹血，舌淡紫，苔腻，脉弦滑或弦涩等为常见症的证候。

13. 风寒袭（束）肺证　风寒侵袭，肺气失宣，以恶寒，无汗，咳嗽，胸闷气喘，吐白痰，苔白，脉浮紧等为常见症的证候。

14. 寒饮停肺证　寒饮停聚于肺，肺失肃降，以咳嗽气喘，或哮鸣有声，胸部紧闷，不能平卧，吐稀白痰涎，苔白滑，脉弦等为常见症的证候。

同义词：饮邪客（犯）肺证，肺寒饮停证。

15. 寒痰阻（停）肺证　寒痰停聚于肺，以恶寒畏冷，咳嗽气喘，胸闷，吐白痰量多，苔白滑，脉弦紧等为常见症的证候。

16. 燥邪犯（伤）肺证　秋燥伤津，肺失宣降，以微有寒热，干咳无痰，或痰夹血丝，口渴，舌燥少津，脉浮等为常见症的证候。

17. 凉燥袭肺证　凉燥犯肺，肺失宣降，以恶寒无汗，干咳少痰，苔白少津，脉浮紧等为常见症的证候。

同义词：燥寒犯肺证。

18. 温燥袭（伤）肺证　燥热之邪侵袭，肺失宣降，以发热，口渴，咳嗽少痰，苔薄黄少津，脉浮数等为常见症的证候。

19. 肺燥肠热证　肺燥津亏，肠热腑实，以发热，口渴，咳嗽气喘，大便秘结，腹胀满痛，舌红苔黄燥，脉沉实或弦数等为常见症的证候。

六、脾系证类

1. 脾气（亏）虚证　气虚脾失健运，以食少，腹胀，大便溏薄，神疲，肢体倦怠，舌淡脉弱等为常见症的证候。

2. 脾（中）气下陷证　脾气虚弱，中气下陷，以脘腹重坠作胀，食后益甚，或便意频数，肛门重坠，或脱肛、阴挺，或小便混浊，或久泄不止，或崩漏、胎漏，神疲乏力，食少，腹胀，便溏，眩晕，舌淡，脉弱等为常见症的证候。

同义词：脾虚气陷证。

3. 脾气不固证　脾气虚弱，肠道失固，以久泄不止，甚至滑泄失禁，气短气坠，食少，腹胀，舌淡脉弱等为常见症的证候。

4. 脾气郁结证　脾失健运，气机郁结，以食少，腹部胀痛，便溏不爽，脉弦等为常见症的证候。

5. 脾不统（摄）血证　脾气虚弱，不能统摄血行，以各种慢性出血，或紫癜，或妇女月经淋漓、量多、先期、崩漏，食少，腹胀，便溏，神疲乏力，舌淡脉弱等为常见症的证候。

6. 脾阳（亏）虚证　脾阳虚衰，失于温运，以腹胀食少，腹痛喜温、喜按，畏冷肢凉，大便稀溏，或下肢水肿，或妇女带下量多，舌淡苔白润，脉沉迟无力等为常见症的证候。

同义词：脾阳虚衰证，脾虚寒证。

7. 脾阴（亏）虚证　阴液亏虚，脾失健运，以食欲不振，腹胀便结，体瘦倦怠，涎少唇干，低热，舌红少苔，脉细数等为常见症的证候。

8. 脾虚血亏证　脾气虚弱，生血不足，以食少，腹胀，便溏，头晕，疲乏，妇女闭经、月经后期、量少，面白，舌淡，脉细无力等为常见症的证候。

9. 脾（气）虚动风证　脾气虚衰，虚风内动，以食少，腹胀，便溏，疲倦乏力，手足蠕动、瘛疭或抽搐，面白，舌淡，脉弱等为常见症的证候。

10. 脾虚气滞证　脾气虚弱，气机阻滞，以食少，腹胀痛，便溏不爽，肠鸣矢气，神疲乏力，脉弦等为常见症的证候。

11. 脾（气）虚水泛（停）（湿）证　脾气虚弱，运化失职，水液内停，以食少，腹胀，便溏，面浮肢肿，或有腹水，神疲乏力，面白，舌淡胖，苔白滑，脉濡或弱等为常见症的证候。

12. 脾虚湿困（蕴）（盛）（泛）证　脾气虚弱，湿浊内停，以食少，腹胀，便溏，身体困重，或有微肿，舌淡胖，苔白润或腻，脉濡缓等为常见症的证候。

同义词：脾虚夹湿证。

13. 脾虚湿热证　脾气虚弱，湿热内蕴，以食少，腹胀，便清不爽，身热不扬，身体困重，舌红胖，苔黄滑，脉滑数等为常见症的证候。

14. 脾虚痰湿证　脾气虚弱，痰湿内蕴，以食少，腹胀，便溏，体胖困重，疲乏嗜睡，舌淡胖，苔白腻，脉濡缓等为常见症的证候。

15. 湿热蕴（困）脾证　湿热内蕴，脾失健运，以腹胀，呕恶纳呆，肢体困重，便溏不爽，或面目发黄，或身热不扬，汗出热不解，渴不多饮，舌红苔黄腻，脉濡数等为常见症的证候。

同义词：脾经湿热证。

16. 痰热蕴脾证　痰热互结，蕴结于脾，以腹胀纳呆，便溏不爽，身体困重，发热，口腻，头重头晕，吐黄痰，舌红苔黄腻，脉滑数等为常见症的证候。

17. 寒湿困（蕴）脾证　寒湿内盛，困阻脾阳，以脘腹胀闷，口腻纳呆，泛恶欲呕，口淡不渴，腹痛便溏，头身困重，或身目发黄而晦暗，或白带量多，体胖，舌淡胖，苔白腻，脉濡缓等为常见症的证候。

同义词：湿困脾阳证，太阴寒湿证，寒湿中阻证。

18. 思伤脾气证　思虑太过，脾气郁滞，以神情呆滞，不思饮食，胸胁脘腹作胀，喜叹息，大便不爽，脉弦等为常见症的证候。

同义词：思虑伤脾证。

19. 胃气（亏）虚证　胃气虚弱，纳运失司，以胃脘痞闷、隐痛、喜按，食欲不振，或得食痛缓，疲乏，舌淡嫩，脉弱等为常见症的证候。

20. 胃气阴两虚（亏）证　胃气虚弱，胃阴亏虚，以胃脘痞闷、嘈杂、隐痛、喜按，饥不欲食，或干呕呃逆，口微渴，便结，脉弱等为常见症的证候。

21. 胃气虚血瘀证　胃气虚弱，瘀血阻滞于胃，以胃脘痞闷、刺痛、拒按，食欲不振，疲乏，舌淡或有斑点，脉细涩等为常见症的证候。

22. 胃气上逆证　因寒热等刺激，使胃气失于和降而上逆，以呕吐或呃逆、嗳气等为主症的证候。

23. **胃阳（亏）虚证**　阳气虚衰，胃失温煦，以胃痛绵绵、喜温喜按，食少脘痞，畏冷肢凉，舌淡苔白，脉沉迟无力等为常见症的证候。

同义词：胃虚寒证。

24. **胃气滞血瘀证**　气机不畅，瘀血阻滞于胃，以胃脘胀痛、刺痛拒按，呕恶呃逆，舌紫或有瘀斑瘀点，脉涩等为常见症的证候。

25. **胃阴（亏）虚证**　阴液亏虚，胃失濡润、和降，以口燥咽干，饥不欲食，或胃脘嘈杂、痞胀，或胃脘隐隐灼痛，或干呕呃逆，便结，舌红少津，脉细数等为常见症的证候。

同义词：胃虚热证。

26. **胃阴虚气滞证**　胃阴亏虚，气机阻滞，以口燥咽干，饥不欲食，胃脘嘈杂、痞闷、胀痛，或干呕顺逆，便结，舌红少津，脉弦细等为常见症的证候。

27. **胃阴虚血瘀证**　胃阴亏虚，瘀血阻滞于胃，以口燥咽干，饥不欲食，胃脘嘈杂、刺痛，便结，舌暗红或有斑点，脉细涩等为常见症的证候。

28. **胃火（热）（炽盛）证**　火热炽盛，壅滞于胃，以胃脘灼痛、喜冷，发热口渴，或口臭、牙龈肿痛、齿咽，便结尿黄，舌红苔黄，脉数等为常见症的证候。

同义词：胃实热证。

29. **胃热津伤（亏）证**　胃热炽盛，津液亏损，以胃脘灼痛，口渴欲饮，或消谷善饥，大便干结，舌红苔黄少津，脉数等为常见症的证候。

30. **胃热阴虚证**　胃热炽盛，阴液亏损，以胃脘灼痛，口渴，五心烦热，便结，舌红少苔少津，脉细数等为常见症的证候。

31. **胃燥津伤（亏）证**　津液耗损，胃失濡润，以胃脘嘈杂、痞闷，饥不欲食，口渴，便结，舌干少津等为常见症的证候。

32. **寒邪犯胃证**　寒邪侵袭胃脘，胃失和降，以胃脘冷痛、痛势急剧、喜温，呕吐清水，恶寒肢冷，苔白，脉弦紧等为常见症的证候。

同义词：寒滞胃脘证，胃实寒证，胃寒证。

33. **寒饮停胃证**　寒性水饮停积于胃，以胃脘痞胀，胃中有振水声，呕吐清水稀涎，苔白滑，脉弦等为常见症的证候。

同义词：胃寒饮停证，痰饮停胃证。

34. **瘀阻胃络证**　瘀血阻滞胃络，以胃脘部刺痛、拒按，或胃脘部触及包块，或呕血色暗成块，舌有斑点，脉弦涩等为常见症的证候。

同义词：胃脘瘀血证。

35. **肠道（大肠）湿热证**　湿热内蕴，阻滞肠道，以腹胀腹痛，暴注下泻，或下痢脓血，里急后重，或腹泻不爽、粪质黏稠腥臭，肛门灼热，身热口渴，尿短黄，舌红苔黄腻，脉滑数等为常见症的证候。

36. **肠道实热证**　肠道热盛，腑气不通，以发热口渴，大便秘结，腹胀硬满作痛，舌红苔黄少津，脉沉数等为常见症的证候。

37. **肠道（燥）津亏证**　津液亏损，肠失濡润，以大便干燥如羊屎，多日不便，腹胀作痛，少腹触及包块，口渴，舌干少津，脉弦涩等为常见症的证候。

同义词：大肠津（液）亏证。

38. **血虚肠燥（结）证** 血液亏虚，肠失濡润，以大便干结、艰涩难下，多日一便，或有便血，面白，舌淡，脉细涩等为常见症的证候。

39. **阴虚肠燥证** 阴液亏虚，肠失濡润，以大便干结、艰涩难下，多日一便，状如羊屎，口鼻、咽喉、皮肤干燥，舌红少津，脉细数涩等为常见症的证候。

同义词：肠燥阴虚证。

40. **血热肠燥证** 血分热盛，耗伤阴液，肠道失濡，以发热口渴，大便干燥、秘结，甚或便血，舌红绛少津，脉细数等为常见症的证候。

41. **湿阻（滞）（蕴）肠道证** 湿邪蕴阻肠道，传化失常，以腹胀隐痛，大便溏泄，便质黏垢而腥臭，苔白滑，脉濡缓等为常见症的证候。

42. **肠道寒湿证** 寒湿之邪蕴阻肠道，以腹胀冷痛、喜温，腹泻便质清稀，畏冷肢凉，苔白滑，脉弦紧或濡缓等为常见症的证候。

43. **脾胃（中焦）不和（气滞）证** 气机阻滞，脾胃失健，以脘腹痞胀，胃脘嘈杂，食欲不振，或食后腹胀，便溏不爽，嗳气肠鸣，脉弦等为常见症的证候。

44. **食滞（积）胃肠证** 饮食停滞胃肠，以脘腹痞胀疼痛，厌食，嗳腐吞酸，或呕吐馊食，肠鸣矢气，泻下不爽，便臭如败卵，苔厚腻，脉滑或沉实等为常见症的证候。

七、肝系证类

1. **肝阴（亏）虚证** 阴液亏虚，肝失濡润，以头晕眼花，两目干涩，视力减退，颧红，或胁肋灼痛，五心烦热，舌红少苔，脉细数等为常见症的证候。

同义词：肝虚热证。

2. **肝血（亏）虚证** 血液亏虚，肝失濡养，以头晕眼花，视力减退，或夜盲，或肢体麻木，妇女月经量少、色淡、经闭，面、脸、爪甲、舌色淡，脉细等为常见症的证候。

3. **肝气（亏）虚证** 气虚肝失疏泄，以两胁胀闷，情绪低沉，疲乏气短，头晕眼花，舌淡脉弱等为常见症的证候。

4. **肝阳（亏）虚证** 阳气虚弱，肝失条达，以两胁胀闷，畏冷肢凉，头晕眼花，苔白润，脉沉迟无力等为常见症的证候。

同义词：肝虚寒证。

5. **肝阳上亢（上扰）（亢盛）证** 肝阳亢扰于上，以眩晕耳鸣，头目胀痛，头重脚轻，面红目赤，急躁易怒，失眠多梦，腰膝酸软，口苦，舌红脉弦等为常见症的证候。

6. **肝（风）阳暴亢证** 肝阳亢盛，迫扰于上，以阵发头胀剧痛，面红目赤，急躁暴怒，眩晕欲仆，口苦口干，舌红苔黄，血压骤升，脉弦数等为常见症的证候。

7. **肝阴虚阳亢证** 阴液亏虚，肝阳偏亢，以头晕眼花，耳鸣腰痛，肢体麻木，五心烦热，颧红，性急易怒，口苦口干，舌红少苔，脉细数等为常见症的证候。

同义词：阴虚肝旺证。

8.肝郁（气滞）证　肝失疏泄，气机郁滞，以情志抑郁，喜叹息，胸胁或少腹胀闷窜痛，妇女乳房胀痛，月经不调，脉弦等为常见症的证候。

同义词：肝气郁结（滞）证。

9.肝郁血虚证　血液亏虚，肝气郁滞，以头晕眼花，两胁作胀，情志抑郁，多梦健忘，面白，舌淡紫，脉弦细等为常见症的证候。

同义词：血虚肝郁证。

10.肝郁血瘀证　肝气郁结，血瘀于肝，以两胁胀痛或刺痛，或胁下、少腹有肿块，情志抑郁，舌紫暗或有斑点，脉弦涩等为常见症的证候。

同义词：肝血瘀滞证，肝瘀气滞证。

11.肝郁阴虚证　肝气郁结，肝阴亏虚，以两胁胀痛或灼痛，五心烦热，头晕眼花，口干口苦，情志抑郁，舌暗红少苔，脉弦细等为常见症的证候。

同义词：阴虚肝郁证。

12.肝（血）瘀（阻）证　瘀血阻滞肝络，以胁肋固定刺痛、拒按，或胁下包块，舌紫暗或有斑点，脉弦涩等为常见症的证候。

同义词：肝经血瘀证，瘀滞肝络证。

13.肝（气）郁化火证　肝气郁滞，郁热内蕴，以两胁胀痛、灼热，烦躁易怒，口苦口干，舌红苔黄，脉弦数等为常见症的证候。

同义词：肝经郁热证。

14.肝郁血热证　肝气郁滞，血热内扰，以两胁胀痛、灼热，烦躁易怒，失眠多梦，口苦口干，舌绛少苔，脉弦数等为常见症的证候。

15.肝火炽（旺）（亢）盛证　火热炽盛，内扰于肝，以胁肋灼痛，口苦口干，或呕吐苦水，急躁易怒，失眠多梦，面红目赤，便秘尿黄，舌红苔黄，脉弦数等为常见症的证候。

16.肝火上炎证　肝火炽盛而上炎，以发热口渴，烦躁失眠，头痛，或目赤肿痛，或耳暴鸣暴聋，或吐血、衄血，面赤，舌红苔黄，脉弦数等为常见症的证候。

17.肝经湿热证　湿热蕴聚肝经，以胁肋胀痛，或阴部潮湿、瘙痒，阴器肿胀疼痛，或耳胀痛流脓水，舌红苔黄腻，脉滑数等为常见症的证候。

18.肝郁（滞）湿热证　湿热内蕴，肝气郁滞，以两胁胀痛，胁下痞块，或身目发黄，口渴口苦，舌红苔黄腻，脉滑数等为常见症的证候。

19.寒滞肝脉（经）证　寒邪侵袭，凝滞肝经，以少腹冷痛，或阴器收引疼痛，或巅顶疼痛，遇寒痛增，得温痛缓，恶寒肢冷，呕吐清涎，苔白，脉弦紧等为常见症的证候。

同义词：肝经实寒证，肝寒证。

20.肝风内动证　泛指因风阳、火热、阴血亏虚等所致，以四肢抽搐、眩晕、震颤等为主症的证候。

（1）**肝阳化风证**　肝阳上亢，肝风内动，以眩晕欲仆，头胀头痛，肢体麻木，耳鸣，急躁易怒，面赤，舌红，脉弦等为常见症的证候。

（2）肝热动风证 邪热炽盛，热极动风，以高热口渴，神昏谵语，四肢抽搐，角弓反张，舌红苔黄，脉数等为常见症的证候。

同义词：热动肝风证。

（3）肝阴虚动风证 肝阴亏损，虚风内动，以肢体抽搐或震颤，手足蠕动，潮热颧红，五心烦热，体瘦，口干，舌红少苔少津，脉细数等为常见症的证候。

（4）肝血虚动风证 肝血亏虚，虚风内动，以肢体震颤、麻木、瘙痒、拘急，头晕眼花，面白，舌淡，脉弱等为常见症的证候。

21.胆气（亏）虚证 胆气亏虚，心神不宁，以胆怯易惊，恐惧，神志不宁，闷闷不乐，悲伤欲哭，失眠多梦，舌淡脉弱等为常见症的证候。

同义词：胆虚气怯证。

22.胆郁痰扰证 痰浊内扰，胆郁失宣，以烦躁不宁，胆怯易惊，失眠多梦，胸胁胀闷，善太息，眩晕，恶心欲呕，吐痰涎，苔白腻，脉弦缓等为常见症的证候。

23.胆热痰扰证 痰热内扰，胆失疏泄，以烦躁不宁，胆怯易惊，失眠多梦，胸胁胀闷，眩晕，口苦，舌红苔黄腻，脉弦数等为常见症的证候。

同义词：胆经痰火证。

24.肝胆湿热证 湿热内蕴，肝胆疏泄失常，以身目发黄，发热，口苦，胁肋胀痛，或胁下有痞块，纳呆呕恶，厌油腻，尿黄，舌红苔黄腻，脉滑数等为常见症的证候。

25.肝胆火旺（郁热）（实热）（火热）证 火热炽盛，内扰肝胆，以胁肋灼热、胀痛，急躁多怒，口干口苦，头目胀痛，失眠多梦，耳暴鸣暴聋，舌红苔黄，脉弦数等为常见症的证候。

八、肾系证类

1.肾气（亏）虚证 肾气虚弱，以耳鸣，腰酸，性欲衰减，头晕健忘，脉弱等为常见症的证候。

2.肾气（虚）不固证 肾气亏虚，固摄无权，以小便频数而清，余溺不尽，遗尿，小便失禁，或大便失禁，男子遗精，早泄，女子月经淋漓，或胎动易滑，耳鸣，腰膝酸软，脉弱等为常见症的证候。

3.肾虚水泛（停）证 肾之精气或阳气亏虚，气化无权，水液泛溢，以水肿下肢为甚，尿少，耳鸣，腰膝酸软，舌淡，苔白滑，脉弱等为常见症的证候。

4.肾阳虚证 肾阳亏虚，机体失却温煦，以畏寒肢冷，腰膝以下尤甚，面色㿠白或黧黑，小便清长，夜尿多，舌淡苔白，脉弱等为常见症的证候。

同义词：元阳亏虚（虚衰）证，命门火衰证。

5.肾阴虚（热）证 肾阴亏损，虚热内扰，以腰膝酸软而痛，男子遗精，女子经少或经闭，齿松发脱，眩晕耳鸣，五心烦热，潮热颧红，舌红少苔，脉细数等为常见症的证候。

同义词：真（元）阴亏虚证，肾水亏虚证。

6.肾阴虚火旺（内热）证 肾阴亏虚，虚热内扰，以潮热，盗汗，颧红，五心烦热，梦遗，性欲旺盛，腰痛，耳鸣，尿黄，舌红苔黄少津，脉细数等为常见症的证候。

同义词：相火偏旺证。

7. 肾精（气）亏虚证　肾精亏损，以小儿生长发育迟缓，成人生殖功能减退，早衰，耳鸣，发脱，牙齿松动，健忘等为常见症的证候。

8. 肾虚髓亏证　肾精亏虚，精髓不足，以生长发育迟缓，或骨折久不愈合，或腰酸骨痿，头晕耳鸣，健忘痴呆等为常见症的证候。

9. 肾阴阳两虚证　肾的阴阳俱虚，以畏冷肢凉，五心烦热，眩晕耳鸣，腰膝酸痛，遗精早泄，尺脉弱等为常见症的证候。

10. 膀胱湿热证　湿热侵袭，蕴结膀胱，以小便频数、急迫、灼热、涩痛，或混浊，或有脓血、砂石，发热口渴，舌红苔黄腻，脉滑数等为常见症的证候。

11. 寒凝（滞）胞宫证　寒邪凝滞胞宫，以小腹冷痛，或痛经，喜温，或月经后期、色紫暗，或带下清稀色白，苔白，脉沉紧等为常见症的证候。

同义词：胞宫寒滞证。

12. 痰凝（阻）胞宫证　痰湿阻滞胞宫，以带下色白量多，或闭经，或不孕，肥胖乏力，舌淡，苔白腻，脉滑或濡缓等为常见症的证候。

同义词：痰湿凝结胞宫证。

13. 瘀阻胞宫证　瘀血阻滞胞宫，以小腹固定刺痛、拒按，或有肿块，或月经后期、量少、色紫暗、夹块，或闭经、崩漏，舌紫暗或有斑点，脉弦涩等为常见症的证候。

同义词：瘀滞胞脉证。

14. 胞宫虚寒（阳虚）证　阳气亏虚，胞宫失却温煦，以畏冷肢凉，小腹隐痛、喜温喜按，月经色淡、质稀，或带下清稀，或不孕，或流产，面色白，舌淡苔白等为常见症的证候。

15. 胞宫湿热证　湿热侵袭，蕴结胞宫，以带下量多、色黄、黏稠秽臭，阴部瘙痒、糜烂，舌红苔黄腻，脉滑数等为常见症的证候。

同义词：湿热蕴胞证。

16. 冲任失（不）调证　泛指冲任二脉功能失调，以月经不调，小腹胀痛等为常见症的证候。

17. 冲任不固证　冲任二脉不能固摄，以月经淋漓不尽，甚或崩漏，或滑胎小产等为常见症的证候。

18. 冲任瘀阻证　瘀血阻滞冲任二脉，以少腹刺痛或胀痛、拒按，月经夹块或闭经，舌紫暗或有斑点，脉弦涩等为常见症的证候。

同义词：瘀阻（滞）冲任证。

19. 惊恐伤肾证　大惊大恐损伤肾气，以惊慌不定，阳痿，滑精，或二便失禁等为常见症的证候。

同义词：恐伤肾气证。

九、脏腑兼证类

1.心肾阴虚（虚热）证　心与肾的阴液亏虚，以心悸心烦，失眠耳鸣，腰膝酸软，舌红少苔，脉细数无力等为常见症的证候。

2.心肾不交证　心与肾的阴液亏损，阳气偏亢，以心悸，心烦失眠，耳鸣，头晕，腰膝酸软，梦遗，便结尿黄，舌红少苔，脉细数等为常见症的证候。

同义词：心肾阴虚阳亢（火旺）证。

3.心肾阳虚（虚寒）证　心与肾的阳气亏虚，失却温运，以畏冷肢凉，心悸怔忡，小便不利，肢体浮肿，腰膝酸冷，舌淡紫，苔白滑，脉弱等为常见症的证候。

4.水气凌心证　心与肾的阳气亏虚，水液泛滥，以畏冷肢凉，肢体浮肿，下肢尤甚，心悸，气喘不能平卧，咳嗽吐稀白痰，舌淡胖，苔白滑，脉弱等为常见症的证候。

同义词：肾水凌心证，心肾阳虚水泛证。

5.心肾气虚证　心肾两脏气虚，以心悸，气短，腰膝酸软，夜尿多，小便不尽，舌淡脉弱等为常见症的证候。

6.心肾气阴两虚证　心与肾的气阴亏虚，以心悸，心烦失眠，耳鸣，腰膝酸软，神疲乏力，头晕健忘，脉细无力等为常见症的证候。

7.心肾阴阳两虚（亏虚）证　心与肾的阴液、阳气均虚，以畏冷肢凉，五心烦热，心悸失眠，耳鸣腰酸，脉弱等为常见症的证候。

8.心肺气虚证　心肺两脏气虚，以心悸咳嗽，气短而喘，胸闷，神疲乏力，舌淡脉弱等为常见症的证候。

9.心肺阴虚证　心与肺的阴液亏虚，以心悸咳嗽，五心烦热，颧红盗汗，舌红少苔，脉细数等为常见症的证候。

10.心肺气阴两虚证　心与肺的气阴亏虚，以心悸咳嗽，气短而喘，五心烦热，自汗或盗汗，神疲乏力，脉弱等为常见症的证候。

11.心肺阳虚证　心与肺的阳气亏虚，以心悸咳嗽，畏冷肢凉，胸闷，吐稀白痰，舌淡紫，脉弱等为常见症的证候。

12.心脾两虚证　泛指心脾阳气、阴血亏虚，以心悸，神疲，食少，腹胀，便溏，舌淡脉弱等为常见症的证候。

13.心脾气虚证　心脾两脏气虚，以心悸，神疲，头晕，健忘，食少，腹胀，便溏，舌淡脉弱等为常见症的证候。

14.心脾阳虚（虚寒）证　心脾阳气亏虚，失却温运，以畏冷肢凉，心悸，神疲，食少，腹胀，便溏，舌淡紫，苔白滑，脉弱等为常见症的证候。

15.心脾气血两虚证　心血与脾气亏虚，以心悸，神疲，头晕，健忘，食少，腹胀，便溏，面色萎黄，舌淡脉弱等为常见症的证候。

16.心肝火旺（实热）（热盛）证　邪热炽盛，心肝火旺，以发热口渴，烦躁易怒，面红目赤，胁痛口苦，失眠多梦，舌红苔黄，脉数有力等为常见症的证候。

17.心肝血虚证　血液亏虚，心肝失养，以心悸心慌，多梦健忘，头晕眼花，两胁隐痛，妇女月经量少，面、舌、爪甲色淡白，脉细等为常见症的证候。

18. **心肝阴虚证** 心肝阴液亏虚，虚热内扰，以心悸失眠，五心烦热，低热颧红，头晕眼花，舌红少苔，脉细数等为常见症的证候。

19. **心胆气虚（不宁）证** 心气亏虚，胆气不宁，以心悸失眠，胆怯易惊，头晕胸闷，舌淡等为常见症的证候。

同义词：心虚胆怯证。

20. **肝肾（精血）亏虚（损）证** 泛指肝肾精血阴液亏虚，以头晕眼花，耳鸣，两胁隐痛，腰膝酸软，月经量少等为常见症的证候。

21. **肝肾阴虚（虚火）证** 肝肾阴液亏虚，虚热内扰，以眩晕耳鸣，五心烦热，低热颧红，胁痛，腰膝酸软，舌红少苔，脉细数等为常见症的证候。

22. **肝肾阴虚阳亢（虚阳偏亢）证** 肝肾阴液亏虚，虚阳偏亢，以眩晕耳鸣，急躁易怒，头重脚轻，腰膝酸痛，多梦遗精，舌红少苔，脉弦细数等为常见症的证候。

同义词：水不涵木证，肾虚肝旺（亢）证。

23. **肝郁（滞）脾虚证** 肝失疏泄，脾失健运，以胁胀作痛，腹胀食少，情绪抑郁，便溏不爽，或腹痛欲便、泻后痛减，脉弦缓等为常见症的证候。

同义词：肝脾不调证。

24. **肝旺脾虚证** 肝郁横逆，脾虚失运，以胁胀胁痛，情绪抑郁，纳呆食少，腹胀欲泻，大便稀溏，脉弦缓等为常见症的证候。

同义词：肝木侮土证，脾虚肝旺证。

25. **肝脾气滞证** 肝脾气机阻滞，以胁胀胁痛，腹胀肠鸣，便泻不爽，脉弦等为常见症的证候。

26. **肝胃不和（调）证** 肝气郁滞，横逆犯胃，胃失和降，以胃脘、胁肋胀满疼痛，嗳气、呃逆、吞酸，情绪抑郁，不欲食，苔薄黄，脉弦等为常见症的证候。

同义词：肝气犯胃证。

27. **肝火犯胃证** 肝火炽盛，横逆犯胃，胃失和降，以胁肋、胃脘灼热作痛，口苦口干，呕吐苦水，便结尿黄，舌红苔黄，脉弦数等为常见症的证候。

28. **肝胃气滞证** 肝胃气机阻滞，以胁肋、胃脘胀痛或窜痛，嗳气呃逆，吞酸吐苦，脉弦等为常见症的证候。

29. **肝胃阴虚证** 阴液亏虚，肝胃失和，以口苦口干，胁肋、脘腹隐隐灼痛，便结尿黄，舌红少津，脉弦细数等为常见症的证候。

30. **肝胃虚寒证** 阳气亏虚，肝胃不和，以胁胀脘痞，脘腹冷痛、喜按，食少，舌淡，脉沉迟等为常见症的证候。

31. **肝火犯肺证** 肝火炽盛，上逆犯肺，肺失肃降，以胸胁灼痛，急躁易怒，口苦口干，咳嗽阵作，甚至咳血，舌红苔薄黄，脉弦数等为常见症的证候。

同义词：木火刑金证。

32. **脾肺两虚（气虚）证** 脾肺两脏气虚，以咳嗽声低，气短而喘，吐痰清稀，食少，腹胀，便溏，舌淡苔白滑，脉弱等为常见症的证候。

同义词：土不生金证。

33.脾肾阳虚（虚寒）证　脾肾阳气亏虚，虚寒内生，以畏冷肢凉，面色㿠白，腰酸，腹部冷痛，久泄久痢，或完谷不化，或浮肿少尿，舌淡胖，苔白滑，脉沉迟无力等为常见症的证候。

34.脾肾气虚证　脾肾两脏气虚，以神疲气短，食少，腹胀，便溏或久泄，腰酸，腰痛，耳鸣，舌淡脉弱等为常见症的证候。

35.脾肾两虚（亏虚）证　泛指脾肾两脏亏虚，以食少，腹胀，便溏，腰酸，腰痛，耳鸣等为常见症的证候。

36.脾肾（气虚）不固证　脾肾气虚，清气下陷，下元不固，以小便混浊，或大便失禁，气短气坠，舌淡脉弱等为常见症的证候。

同义词：脾肾气（虚下）陷证。

37.肺肾阴虚证　肺肾阴液亏虚，虚热内扰，以咳嗽痰少，或痰中带血，咽干或声嘶，腰膝酸软，体瘦，骨蒸潮热，盗汗，颧红，舌红少苔，脉细数等为常见症的证候。

38.肺肾气虚证　肺肾气虚，摄纳无权，以呼多吸少，咳嗽无力，动则尤甚，吐痰清稀，声低自汗，或尿随咳出，舌淡紫，脉弱等为常见症的证候。

同义词：肾不纳气证，肾失摄纳证。

39.肺肾阳虚证　肾阳虚衰，水液泛溢，上射于肺，以畏冷肢凉，咳嗽气喘，吐多量清稀痰，下肢水肿，尿少，古淡胖，苔白滑，脉弱等为常见症的证候。

同义词：水寒射肺证。

40.肺胃阴虚（津亏）证　肺胃阴液亏虚，以口渴喜饮，干咳少痰，胃脘嘈杂，或善食易饥，舌红少津，脉细数等为常见症的证候。

附录 2 常见舌诊彩图

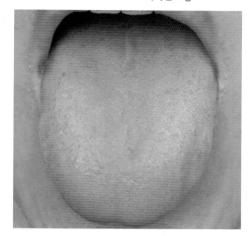

彩图 1 淡红舌

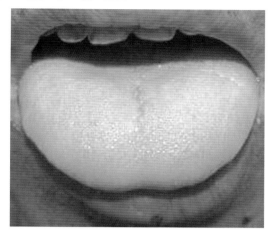

彩图 2 淡白舌

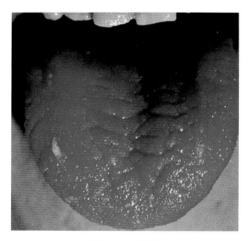

彩图 3 绛舌

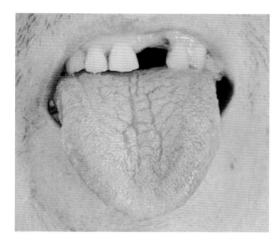

彩图 4 老舌

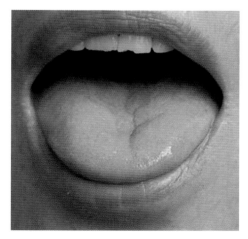

彩图 5 嫩舌

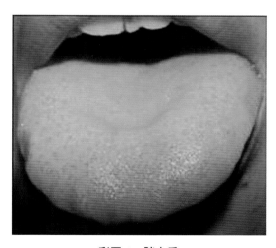

彩图 6 胖大舌

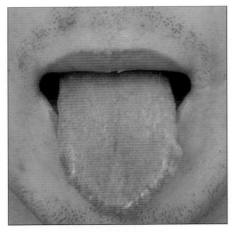

彩图 7　瘦薄舌

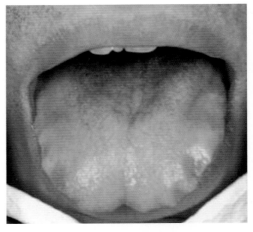

彩图 8　齿痕舌

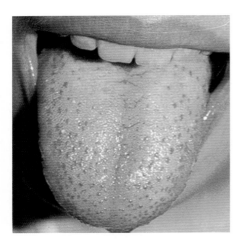

彩图 9　芒刺舌

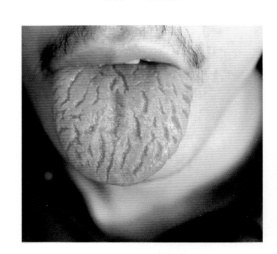

彩图 10　裂纹舌

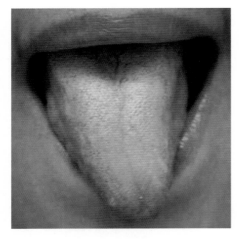

彩图 11　歪斜舌

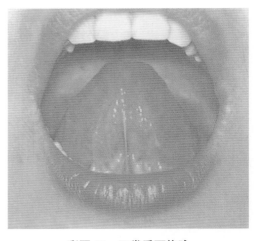

彩图 12　正常舌下络脉

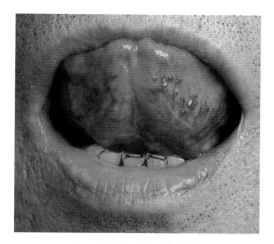

彩图 13 舌下络脉瘀阻

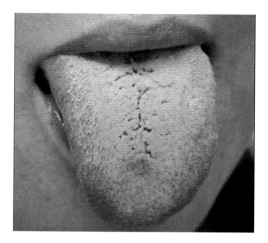

彩图 14 厚苔

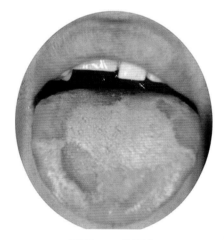

彩图 15 花剥苔

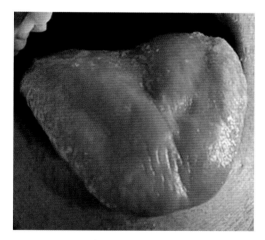

彩图 16 镜面舌

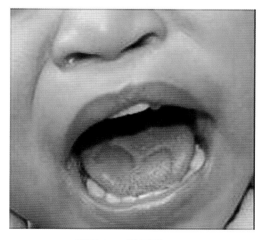

彩图 17 地图舌

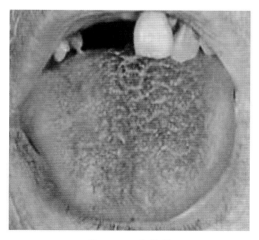

彩图 18 焦黄苔